事物的
奇怪順序

神經科學大師剖析生命源起、感受與文化
對人類心智發展的影響
[修訂版]

The Strange Order of Things

Life, Feeling, and the Making of Cultures

安東尼歐・達馬吉歐
Antonio Damasio

蕭秀姍──譯

獻給漢娜

我用感受來觀看。

——盲人格羅斯特對李爾說。

出自莎士比亞《李爾王》第四幕第六場。

果實是盲目的，能看見的是樹。

——法國詩人瑞內・夏爾（René Char）

各界好評

書中內容讀起來真是引人入勝……對於任何心理分析學家來說，這都是不容錯過的一本書——當然也不僅只是對心理分析學家而已。達馬吉歐是我們在後真相時代中一位最稱得上是偉大公共知識分子的人士。

——馬克・索姆斯（Mark Solms），《美國精神分析協會雜誌》

尼采會對這本錯綜複雜的論述書籍連聲喝采，因為這本書同時兼具科學的嚴謹以及人性的圓融，而且就尼采這位評論家的判斷，這本書還具有革命性的內容……從柏拉圖開始，西方哲學就喜愛心智更勝於「純粹」的身體，所以到笛卡兒的時代，人類已經變得像腦袋插在棍子上的竹馬玩具那般。這是達馬吉歐希望去除的人性概念。對達馬吉歐而言，也就是對尼采而言，身體所感受到的每一小部分都與心智所想的每個部分同樣重要，更進一步來說，這兩種功能是糾結交織在一起的……這裡也與哲學家中最受人喜愛的威廉・詹姆斯（William James）產生共鳴，達馬吉歐為此稍微停留並做了簡述，他以詹姆斯的思維來解析一件不合常理的事實，那就是儘管現代生活擁有所有高科技的精密產物，然而我們仍然緊抓著住家火爐所提供的原始樂趣和撫慰功效。詹姆斯也應會對達馬吉歐提到的「日常性」感到欣慰，達馬吉歐願意承認，即使是人類的最高成就也是以此為根本基礎……但達馬吉歐在向前輩和同儕致敬的同時，卻也是個忠於自己的人。在確認人類真正起源上，《事物的奇怪順序》是個令人耳目一新的大膽成果，而人類的起源，事實上也就是所有生物的起源，即為感受。

——約翰．班維爾（John Banville），《衛報》（*The Guardian*）

大膽且意義重大……達馬吉歐拔除了心智在腦中的崇高王座，以此對傳統神經科學的核心教條之一發出了猛烈的攻擊。就他的觀點而言，心智是分散各處的，舉例來說，就像是控制器官功能的周邊神經網絡這類遠端解剖區域。因此，身體中的不同組織都會逐步對心智的功能產生貢獻。達馬吉歐的視野為整合身體與心智的論點賦予了一個具體的新典型……其不但讓人折服還具有令人耳目一新的獨創性。

——《自然》（*Nature*）

對於我們如何理解心智、感受、意識和文化建構進行了根本性的修正……達馬吉歐在恆定狀態的迷人研究中，為生物學和社會科學之間建立了一個有遠見的連結。恆定狀態就是鞏固我們身體存在、確保我們生存並確立我們興盛的一種微妙平衡。而達馬吉歐對人類情感本質的終身興趣則是他的研究核心——為什麼我們能夠感受到我們所感受的東西、我們如何運用情緒來建構自我、是什麼讓我們的意圖及感受時常產生矛盾、身體和心智在情緒現實的開端如何協力合作。這裡出現的並不是大量的確定答案，而是一個好奇心的盛會，並提醒我們智力，也就是有見識的思考，是種經由將知識邊界進一步移動到未知境界來擴展知識領域的方式。

——瑪麗亞．波普娃（Maria Popova），《Brain Pickings》網站

在《笛卡兒的錯誤》出版的二十幾年後，安東尼歐・達馬吉歐又再度對心智、身體和人類感受起源之間的糾結關係進行了宏大的探索。達馬吉歐在這一路上帶領讀者展開了一場冒險，他以數十億年前存在的單細胞生物為起點，經由神經系統和腦部的發展持續前行，並在意識和人類文化的起源上達到高潮。這本書發人省思，非常具有原創性，可以改變你看待自己與自身物種的觀點。

——《潛意識》（*Subliminal*）作者
雷納・曼羅迪諾（Leonard Mlodinow）

《事物的奇怪順序》是本基礎書。其提供了概念、語言與知識，去解釋在一個整合架構內自然與文化之間位於人類處境核心處的相互作用。達馬吉歐揭開了讓人類得以成為人類的代碼和協議。在經歷了科學的長期分裂後，他開創了一種凝聚科學知識的典範，其超越了原探索領域的多樣性，並圍繞著與生物和社會存在網絡相互交流的心智網絡研究打轉。這是一場新式科學革命的開端。

——加州大學柏克萊分校社會學榮譽教授　曼紐爾・卡斯特爾（Manuel Castells）

在《事物的奇怪順序》一書中，安東尼歐・達馬吉歐為身為人類的意義提供了一個新視角。長久以來，我們一直認為自己是居住在機械式無知覺身體裡的理性心智。達馬吉歐以新視角的哲學打破了上述思維，展現了我們的心智如何深植於感受中，感受的演化歷史可追溯到古老的單細胞生命，感受是我們神經系統的創作，使我們能夠塑造出獨特的人類文化。達馬吉歐給了我們這本猶如稀世珍寶的書籍，讓我們了解感受對於藝術、科學和人類未來的意義，這本書能改變我們對於自身的想法及感受。

——《稻草狗：對人類與其他動物的思索》（*Straw Dogs: Thoughts on Humans and Other Animals*）作者　約翰・格雷（John Gray）

安東尼歐・達馬吉歐可能是繼奧利佛・薩克斯（Oliver Sacks）之後，科普著作對讀者最具貢獻的神經科學家，其著作告訴讀者有關人類腦中的生物裝置以及其如何產生思想與情緒，並創造出堅定的自我以及為了逃離的超然感受……〔本書〕為腦部所扮演的平等角色提出了最大膽的論點。

——凱文・伯傑（Kevin Berger），《鸚鵡螺》期刊（Nautilus）

達馬吉歐比傳統思維更進一步，認為恆定狀態是「強大主動且不言而喻的規範」，確保了生物體的持久與盛行。更微妙的是，它確保了生命會在某個範圍內進行調節，此範圍不僅與生存兼容並蓄，而且「有利於興盛，能將生命投射到生物體或物種的未來中」……。這是本讓人嘆為觀止、發人深省且內容有趣的書籍。無論你是否同意作者的觀點，閱讀本書都會是個愉快的體驗。它將挑戰現狀以及讀者的許多想法。

——《紐約書訊》（*New York Journal of Books*）

達馬吉歐在藝術、政治、道德和醫療層面的考量下，對自然生命和人類文化之間的連續性和差異性進行分析。在他的努力下，人類的邊界不會消失，而是變得具有可動性，能夠移動位置。因此，他對生命驚喜所進行的探索成為重新定義人類本身激勵人心且令人振奮的行動……達馬吉歐的書是科學驚喜及概念發明上的奇蹟，最終也是由謙虛所帶出的奇蹟，這裡的謙虛指的就是知識的極限，唯有知識才能造就的知識極限……在達馬吉歐的思維裡，活著的意義包括將自己投射到生命中、避開弱點和死亡，而這一切皆由一個他稱為恆定狀態的基礎力量所驅動，這也是《事物的奇怪順序》一書完整描述與詳細說明的概念。

——法國《世界報》（*Le Monde*）

達馬吉歐提出的整體原創性在於其所根植的生命本身機制，特別是在其調節的狀態中，也就是在「恆定狀態」一詞普遍能夠表現出來的整體現象中。這種大膽的手法讓我們能夠釐清文化與自然之間的連線，並以從未有過的方式深入探討文化過程如何變得人性化的方式……《事物的奇怪順序》為闡述文化和人類行為的兩個矛盾觀點搭起了橋梁，這兩個矛盾觀點即：文化自主現象與基因傳遞的天擇結果。達馬吉歐無須在它們之間做出選擇。達馬吉歐也拒絕將文化現象歸結到其生物起源，或者以純粹的科學用語來解釋整體文化現象……奇特的是，這種新式的哥白尼革命無損於人類的特殊性，相反地……這是一個新穎奇特且無懈可擊的生命定義。

——法國《石板》（*Slate*）雜誌

對〔達馬吉歐〕這位世界著名的科學家而言，腦部和身體不可分割，兩者共同產生了心智……自第一本著作以來，達馬吉歐對於努力恢復情緒和感受在認知過程中的地位一事從未動搖。在《事物的奇怪順序》一書中，他確立了成果，且超越過去……感受是恆定狀態的動力，是生命調節背後的強大原則。嚴格來說，人類的傳奇在很大程度上要歸功於高度發展的大腦皮質，但這個傳奇的本質在許久之前早已萌芽。

——法國《回聲報》（*Les Echos*）

〔達馬吉歐〕對當代思想的形成與神經學的所有相關爭論，都產生了相當大的影響。達馬吉歐是我們這個時代的偉大思想家之一。是其領域的先驅者。

——法國《快訊雜誌》（*L'Exparess*）

〔達馬吉歐〕將巴洛克式的概念引入了一個以人腦此單一器官為中心的科學中。《事物的奇怪順序》一書隨著巴洛克式的感受而振動。巴洛克一詞源自葡萄牙，意味著「不規則的珍珠」。人類的智力與其產品就是不規則的珍珠，也是不完美的演算法……《事物的奇怪順序》是對包括複雜人類社會在內的人類現象所進行的生物學解析。達馬吉歐在八〇年代有了首批發現後提出了一項論點：腦部只是整體的一部分，而整體就是身體。本書對此論點加以擴展。身體和腦部共同產生感受……感受是脆弱生命的衛兵，也就是捍衛身體有限生命的衛兵。這就是達馬吉歐如何在所有人類努力的源頭中嵌入恆定狀態的方式。如果沒有達到目標的欲望，簡而言之，也就是沒有欲望本身，我們就無法實現目標。

——《費加洛報》(*Le Figaro*)

這本引起騷動的著作震撼了我們對生命、心智與文化背後機制的概念。本書作者將上述內容集中在一個以恆定狀態為中心的單一視角中……它不但令人難以置信且銳不可擋，還讓人有耳目一新的感覺……這是一本值得紀念的著作。一本具有雄心壯志的奇特書籍，不但融合了多門學科，還跨越時空，為我們提供了一個極為簡單的新生命定義。

——《瑞士醫學評論期刊》(*Revue Medicale Suisse*)

達馬吉歐引領讀者走上其所創造的智力之旅，這是一項具有驚喜和洞察力的發現。他徹底解釋了自身的觀點，但沒有對複雜事物進行簡化。他善於運用比喻，避免使用不必要的專業術語。在當前的世界中，專業分工變得極為精細，以至於某個學科的話語往往變得讓外人完全無法理解，但安東尼歐·達馬吉歐卻能以清楚優雅的方式傳達他的想法，並善用作曲家、作家和哲學家的作品來說明。當我讀完了《事物的奇怪順序》，我想起了威廉·詹姆斯所著《心理學簡編》(*Psychology: The Briefer Course*)的結語，他告訴讀者「黑暗」是「偉大的」，並敦促讀者不要「忘記我們一開始在自然科學上所做的假設是暫時且能修改的東西。」

——席莉·胡思薇 (Siri Hustvedt)，
《洛杉磯書評》(*Los Angeles Review of Books*)

在依據任何標準且以我們理解自我之方式所認定的創新轉變之中，達馬吉歐卻向我們指出，我們的生命、我們的文化和我們自己都是感受的產物，它們源自存活在數十億年前的卑微微生物。

——約翰．格雷（John Gray），《文學評論》（*Literary Review*）

由生命起源開始，談到人類文化中的醫學、藝術與危機。達馬吉歐的專業素養深厚，能由細胞、神經系統、感受、情緒、記憶、意識、文化機制等不同層級的事物，嚴謹細緻的論述其共通性。閱讀過程，我經常需要停下來，再三咀嚼，重新詮釋過去所知。過去在教科書上分開呈現的單元，作者透過動態恆定的概念，提出一個整合的詮釋。這不是一本介紹科普知識的書，是用宏觀的角度，引領你重新看待生命科學的新觀點。

——國立臺中教育大學幼兒教育學系教授　邱淑惠

〈推薦專文〉

從意識的基礎到文化起源：簡介安東尼歐．達馬吉歐之心智觀

國立中央大學認知神經科學研究所副教授／張智宏

「我是什麼？我為何能存在？我存在的目的是什麼？」這約莫是人類的提問中最根本、也是最高深的問題了。人類在物質層面上的探索，從微觀至巨觀的各種尺度上成就斐然；然而對於能察覺到有「我」、並且主觀地思索「我是什麼」這樣的意識活動，直到上個世紀後期認知神經科學興起前，我們所知仍非常有限：哲學、宗教和心理學基本上關心的是意識的內容，但是它們無法（甚至也刻意無視於）回答意識的來源及物質基礎；相對地，神經科學與醫學擅長解析身體的生理結構及運作機制，但是身體與腦的運作如何與形而上意識內容搭上線，並未有太多研究積極投入，也沒有好的理論引導研究發展。

這樣涇渭分明的情況，在一九七〇年代以探討心智現象的生理機制為宗旨的認知神經科學的研究思潮出現後，有所改觀。在研究技術上，非侵入式腦造影工具快速發展，讓研究者能對健康正常的大腦運作方式取得高時間或空間解析度的資料；在理論發展上，各種搭起人文社會現象與神經科學橋梁的假說也紛紛出世。時至今日，探討經濟決策、道德原則、美學、宗教……等等高度抽象及社會性心智現象的大腦機制，已經成為科學研究的熱

門主題，時有具備啟發性及應用價值的研究成果發表在期刊，並且為媒體所關注。作為哲學、心理學以及神經科學的「金盃」（Holy Grail），關於意識的研究自然吸引眾多研究者投入。本書作者安東尼歐·達馬吉歐博士即是此一風潮的重要推手以及明星。

達馬吉歐博士自一九九五年開始，將他對於意識問題的神經科學研究成果及理論思考，出版為一系列的科普著作。系列首部曲《笛卡爾的錯誤》以情緒為出發點，從演化的角度為解釋人類意識的起源另闢蹊徑。達馬吉歐指出，笛卡爾的錯誤是將有形有相、機械動作且無限可分的軀體，以及無形無相、無法觸及且不可分割的心智，截然二分；他認為推理、道德判斷，以及肉體疼痛或情緒動盪所帶來的痛苦皆存在於軀體外。相反地，達馬吉歐提出「軀體標記假說」（somatic marker hypothesis），認為身體所感恰恰是構築意識的基礎；而意識面的理性思考，深受內外在環境所誘發的感受（feelings）及相伴隨的生理訊號所形塑與調節。

在接下來的幾部著作中，達馬吉歐持續深化其「意識由身體與環境共構、感受實為理性基礎」之理論觀點。他從演化角度解釋意識與心智的歷史，主張感受奠基於身體和腦部神經網絡在功能與結構上的緊密交織，此一整合在演化上最先浮現於古老、功能相對簡單的腦幹，而非較晚近演化出的大腦皮質。他也對意識的結構提出更細緻的假設：區分作為調理身體生理與環境恆定態（homeostasis）的「原型我」（protoself）、產生當下知覺的「核心自我」（core-self），以及將自我感在古往今來之時間感上展開的「自傳我」（autobiographical self）。本書《事物的奇怪順序》是達馬吉歐系列著作中最新的一部，他延續感受為意識與理性基礎的觀點，藉由對比單細胞生物、昆蟲行為與人類社會性行為和文化的相似性，進一步論述文化、感受與恆定態間的連結，將其理論從解釋個體自我意識擴展到文化的起源與發展。

在《笛卡爾的錯誤》的後記中達馬吉歐早已說道：「人類的基本體內平衡機制構建了人類價值觀的文化發展藍圖，這種價值觀讓我們能夠判斷行為的好與壞、事物的美與醜。」顯見他二十餘年前開始著書時的企圖，已不僅止於探索個體層面的意識起源，更想發展出一套能貫穿細胞生理到文化演化趨勢的大理論。這段期間認知神經科學研究的蓬勃發展，讓研究者們有了更多驗證其理論的工具。在接下來的數十年間，達馬吉歐的理論勢必會經歷更多神經科學實驗的挑戰；它的部份假設或許會禁不起檢驗，然而其理論體系絕對具有高度啟發性，能刺激這一世代讀者們據以問出更好的問題；而或許有那麼一天，在累積了足夠的研究結果後，「我是什麼」這個縈繞古今無數聰慧心靈的大哉問，終能被解開。

〈推薦專文〉

你選擇好聽又合理的故事，還是奇怪的那個？

輔仁大學心理學系副教授／黃揚名

以前有個卡通《大力水手》，講述一個水手每次吃了菠菜罐頭之後，就有很多力氣。我想不少爸爸媽媽當年用了這個伎倆讓孩子吃菠菜，除了有卡通助陣，孩子比較容易買單之外，也源自於一份錯誤的報導，說明菠菜含有大量的鐵質。同樣好聽又合理的故事實在很多，像是民眾減肥通常會把減少脂質的攝取放在優先順位，或是知道某款泡麵沒有防腐劑，就覺得這一定比起有含防腐劑的泡麵來得健康。很遺憾的，這些好聽又合理的故事，往往都不是正確的；它們的存在，或許只是希望掩飾人們不願意接受的事實。

安東尼歐．達馬吉歐的新書《事物的奇怪順序》不只想講那些好聽又合理的故事，而是想要在人類飽受人工智慧威脅的此時，帶我們重新思考生命、人類的本質。這樣的反思，在這個年代格外重要，因為我們比過去的人們更需要思考人類的價值是什麼。

人類真正的價值，絕對不只是或應該說不可能是那些可以被人工智慧所取代的部分。就拿「文化」這件事情來說好了，在書中，達馬吉歐提到這是生命很基本的要素，連多細胞的生命體都具有「文化」，可是我們是否有能力開發具備「文化」的人工智慧呢？現階段，這件事情難度極高，因為連什麼是文化，恐怕都不容易被定義；而不能被定義的事物，就很難用人工智慧去代勞。談論這些人工智慧的不能為，絕對有在人類同溫層中取暖的意味；但更重要的是：我們要思考該怎麼做，才能發揮人類與人工智慧的最大加權價值，讓我們一起面對未來的挑戰。

面對人工智慧神速發展，人類會焦慮是難以避免的，因為長久以來，我們都是以人為本的觀點去看待其他生命體，我們常常都只看到人類會、動物不會的事情。像是教科書就會告訴你，人類之所以能夠做到其他動物做不到的，是因為人類會社交或是人類有語言等的原因。這些論述，也不是無稽之談，但採用了怎麼樣的出發點，就決定了哪些論述是比較合理的，甚至會引導哪些證據會被找到。作者在書中或許沒有排除了人為萬物之靈的觀點，但是提供了另外的思考點，像是作者在談論腸胃系統為另一個腦的論述，就想要說或許人類和其他生命體的差異，關鍵是在於腸胃腦的不同，而不一定是我們一般認為的主要皮層（Primary Cortex）發育比較完全。

除了從個體內部的運作來思考生命的本質，個體如何詮釋外在的世界，對於個體的影響，可能也超乎我們的既定印象。生命的存在，絕對不是一個封閉的體系，不僅在其他生命體上是如此，在人類身上更是如此。也正因為每個生命體詮釋世界的方式都不同，我們都該提醒自己：我的詮釋不是唯一的詮釋方式，當別人和我的詮釋不同時，沒有誰一定是對的。這個提醒，不僅適用在人與人的互動上，也適用在人與其他生命的互動上，唯有彼此的尊重，才能讓彼此的生命得以延續。

看了這本書，你會發現生命的價值，或許跟你想的不盡相同。你也不用完全買單，但若你可以從中找到一些疑問，帶著探索家的精神去找答案，那麼這本書就值得了。你我都該練習像孩童一樣，用最無知的觀點去看世界；但同時又要像個嚴謹的老師傅，每個環節都再三確認後，才會做出結論。你最後得到的結論，或許一開始不一定是好聽又正常的故事，但你若確定這是真的，就請誠懇地跟世界分享，有一天這個結論或許也會變得好聽又正常。

目錄

各界好評............8

〈推薦專文〉 **從意識的基礎到文化起源：簡介安東尼歐・達馬吉歐之心智觀** 張智宏............16

〈推薦專文〉 **你選擇好聽又合理的故事，還是奇怪的那個？** 黃揚名............19

前言............26

第一部 關於生命與其調節（恆定狀態）

第一章

人類的處境............34

一個簡單的想法............34

感受對上智力............39

人類的文化心智有多原始？............41

卑微的起點............43

從具社會行為的昆蟲生活來看............48

恆定狀態............50

心智與感受的前身不等於心智與感受的產生............53

早期生物體與人類文化............54

第二章

在不同的區域中............59

生命............59

動態的生命............63

第三章

恆定狀態的變化............73

恆定狀態的不同變化............76

當前的恆定狀態............77

想法的根源............79

第四章
從單細胞到神經系統與心智…………83
從細菌的生命開始…………83
神經系統…………87
活生生的身體和心智…………97

第二部 ❙ 匯集組成文化心智

第五章
心智起源…………102
重大轉變…………102
具有心智的生命…………103
重大克服…………108
意像需要神經系統…………109
生物體外部世界的意像…………111
生物體內部世界的意像…………113

第六章
心智擴展…………117
隱藏的交響樂團…………117
形成意像…………120
意義、語言解譯和記憶建構…………122
豐富心智…………125
對記憶的註解…………127

第七章
情感…………133
感受是什麼？…………136
價值…………139
感受的種類…………141
情緒反應過程…………142

情緒反應從何而來？............145
情緒性的刻板印象............148
驅力、動機與常見情緒的內在社會性............150
層次感受............153

第八章
感受的結構............155
感受從哪裡來？............161
匯集組成感受............165
身體與神經系統的連續性............166
周邊神經系統的作用............169
身體與腦部關係的其他特性............173
被忽視的腸道作用............176
感受體驗的位置在哪兒？............180
解釋感受？............182
關於過去感受記憶的側寫............184

第九章
意識............187
關於意識............187
觀察意識............188
主觀性：意識中首要且不可或缺的部分............193
意識的第二部分：整合體驗............198
從感測到意識............202
意識難題的側寫............205

第三部 I 運作中的文化心智

第十章
論文化............210
行動中的人類文化心智............210

恆定狀態與文化的生物根源............212
獨特的人類文化............215
作為仲裁者與協商者的感受............216
評估一個想法的價值............217
從宗教信仰與道德到政治管理............221
藝術、哲學探索與科學............225
與想法發生矛盾............230
評斷............233
辛苦一天的夜晚............238

第十一章
醫學、永生與演算法............241

現代醫學............241
永生............245
以演算的說法來解釋人類............247
機器人為人類所用............254
回到非永生的有限生命上............257

第十二章
人類當前的處境............259

事物的模糊狀態............259
文化危機背後是否存有生物學？............267
尚未解決的衝突............276

第十三章
事物的奇怪順序............283

誌謝............295

前言

一、感受是主要動機

這本書講述的是我感興趣的一件事情與我的一個想法。我已經對人類情感（affect）這個議題，也就是情緒（emotions）與感受（feelings）的世界感興趣很久了，也在這個議題上花費多年時間去研究：我們為何與如何去表達情緒和感受，以及運用感受建構自我；感受又如何增強我們的最佳意圖；還有腦部與身體之間為何與如何互動才能支撐這些功能。在這些事情上，我想分享一些新的事實與見解。

我的想法其實非常簡單：作為促進人類文化進程上的各種動機、監督者與協商者，感受(feelings）卻沒有得到其應有的地位。人類之所以不同於其他生物，是因為創造出文化這個將事物、實踐與想法集大成的驚人組合。這組合包括了藝術、哲學探索、道德規範與宗教信仰、公平正義、管理、經濟制度，以及科技與科學。文化為何會產生，又是以何種方式產生？最常見的答案是因為人類擁有語言這項人類心智的重要能力，再加上人類有著極度社會化與卓越智力的特點。對於偏好生物學觀點的人士而言，答案還要包括在基因層級運作的天擇這一項。智力、社會化與語言在此過程中分量吃重無庸置疑，不用說我們也知道，經由天擇與基因遺傳的恩賜，人類這種生物具有了文化創新能力及運用在創新上的特殊官能。不過我個人則認為，要啟動人類文化的傳奇，還需要有別的東西，而這個東西就是動機。這裡特別指的是從難受痛苦到幸福快樂的那些感受。

以醫學這個人類最重大的文化產業之一為例。結合科技與技術的醫學是為了對付疾病的痛苦所產生，疾病包羅萬象，從身體創傷與感染到癌症，而這些痛苦與「幸福、快樂與美好的期待」相反並形成對比。醫學從一開始就不是一種為了診斷問題與探究生理奧祕所進行的智力訓練。醫學是因為早期病人與醫師有某些特定感受所產生的結果，這些感受可能包括了因同理（empathy）而生的同情心，但不局限於此。這些動機延續至今。你們不可能沒有注意到，牙醫與手術程序是如何改善了我們的生活。對於不舒服感受的處理，才是改善麻醉效率與器械操作精準度背後的主要動機。雖然在這些努力的過程中，工程師與科學家扮演了值得稱許的角色，不過感受才是主要動機。

想要在藥物與儀器產業上獲利的動機也有重大影響，因為大眾的確需要減輕痛苦，而產業則對需求做出反應。對於利益的追求來自於不同的渴望，對於優勢、名聲甚至貪婪的渴望，而這些全都是感受。若不把感受視為醫學發展過程中的動機、監督者與協商者，就無法理解為了治療癌症或阿滋海默症所付出的巨大努力；若不考慮刺激與抑制感受的個別網絡，我們也就無法理解西方文明並未傾全力治療非洲瘧疾，以及幾乎每個地方對毒癮的控管都未全力以赴。雖然主要發明與執行這些複雜過程的是語言、社會化、知識與理性，但是激發它們、持續檢查結果並幫忙協商以進行必要調整的則是感受。

基本上我認為，文化活動是從深層的感受之中開始啟動並持續存在。我們若想要了解人類處境中的衝突和矛盾，就必須接受感受與理性間存在著利**與**弊的交互作用。

二、生物構造與官能出現的順序

人類是如何同時成為受難者、善心人士、愉悅的主禮者、哲學家、藝術家、科學家、聖人、罪犯、地球上仁愛的萬物之靈，以及企圖摧毀地球的怪物呢？此一問題的答案除了需要歷史學家與社會學家的貢獻之外，當然也需要藝術家的貢獻，那些藝術家的敏感度時常能夠直覺感受到隱藏在人生劇場背後的模式，不過這個答案也需要生物學領域不同分支的貢獻。

當我思考感受是如何驅動文化初次產生還能在演化中完整保留時，我想要尋找一個方式，可以連結今日我們所知的人類生命與三十八億年前的古代生命，而今日人類生命的特性就是具有心智、感受、意識、記憶、語言、複雜社會化、創造性智力等官能。要建立這個連結，我需要提出這些重要官能在長期演化中發展與出現的次序（order）與時間軸。

我所發現的生物構造與官能出現的順序其實不同於傳統想法，也像本書書名所顯示的那麼奇怪。對於我偏好稱為文化心智的美妙工具是如何建立的，我們人類有一套傳統想法，但在生命的歷史中，事物並不依循這套想法而行。

我想要探討人類感受本質與其造成的後果，我開始了解到我們對於心智與文化的想法與生物的實際情況完全不同。當一個活體生物在社交場合表現得聰明且成功時，我們會認為這些具前瞻性、思考性與複雜性的行為，全都是在神經系統的協助下所產生。然而目前已經清楚知道，這類行為也可能從單一細胞的簡陋構造中蹦出來，也就是來自生物圈初生之時的細菌細胞裝備。用「奇怪」這個字眼來描述這樣的實際情況，其實還太過溫和了呢。

對違反我們直覺的發現，可以設想一個從開始就符合這些發現的解釋，也就是以生命本身的機制與本身的調節狀態來解釋，而這些機制與狀態的現象集合常以「**恆定狀態**」（homeostasis）此單一字詞來代表。感受是恆定狀態的心智表現，而在感受下作用的恆定狀態，則是讓身體與神經系統卓越合作關係與早期生命形式有了連結的功能性線索。合作關係促成了意識、感受與心智的出現，而意識、感受與心智的出現接續產生了人類最與眾不同之處：文化與文明。感受是本書的核心，它們從恆定狀態中取得力量。

將文化與感受及恆定狀態連結在一起，強化了它們與自然界的關聯，也加深了文化發展過程中的人性。感受與創意文化心智是在漫長的過程中匯集而成的，而恆定狀態所引導的天擇則在這個過程中扮演著重要角色。然而文化與感受、恆定狀態及基因間的連結現象，卻與生命發展過程中逐漸分離的各式文化想法、實務與事物相對立。

我正在建立的連結顯然不會削弱文化現象從歷史中所獲得的自主權。我不會把文化發展現象都歸結到其生物根源，或試圖利用科學來解釋文化過程的所有面向。沒有來自藝術與人性的光輝，科學本身並無法照亮人類整體。

討論文化形成時常會苦於二種對立的說法：一是人類行為是

自主文化現象所形成的結果，另一是人類行為是經由基因表現出的天擇結果，不過無須硬要在兩者中擇一。人類行為大部分都是**兩種**作用共同產生的結果，只是比例與順序不同而已。

有趣的是，在非人類生物學中探討人類文化的根源，完全無損於人類的特殊地位。每個人的特殊地位源自苦難與興盛對個人的獨特意義，這些獨特意義來自我們對過去回憶的脈絡中，也來自我們不斷想像未來而建構的記憶脈絡裡。

三、心智形成的背後

人類天生就是說故事的能手，我們發現創作故事解釋事物如何發生讓人感到非常愉快。當故事中所提到的事物是某種手段或某段關係時，我們的故事都說得成功又合理，因為愛情與友誼總是帶出故事的不朽主題。但轉向自然界時，我們就不是那麼拿手，也常常出錯。生命如何開始？心智、感受或意識如何誕生？社會行為與文化首次出現在什麼時候？試圖要回答這些問題並不容易。當享有殊榮的物理學家歐文．薛丁格（Erwin Schrödinger）將注意力轉向生物學，並寫了經典之作《生命是什麼？》（*What Is Life?*）時，我們注意到他沒有將書命名為《生命的「起源」》。因為當他看到「起源」時，他知道這不過是空談。

雖然如此，但這個空談無可避免。本書致力於呈現心智形成背後的某些事實：心智讓我們思考、創造故事與意義、記住過去並想像未來。本書也致力於呈現感受與意識機制背後的某些事實，而心智、外部世界與世界各個生命之間所產生的交互連結就建立在感受與意識的機制上。由於需要處理人類心理的衝突，也由於希望能夠調解痛苦、害怕、生氣所產生的矛盾以及追求幸福，人們轉而探索音樂、舞蹈、繪畫與文學，並對此產生了敬畏讚嘆之情。人們以宗教信仰、哲學探索與政治管理之名創造出時而優美時而爭議的史詩，並藉此持續不斷地貢獻心力。從人類的出生到死亡，這些都是文化心智處理人生劇場的某些方式。

第一部

關於生命與其調節（恆定狀態）

第一章

人類的處境

一個簡單的想法

當我們受傷以及遭受痛苦時，無論造成傷口或痛苦出現的原因為何，我們都可以做點什麼。不只是身體受傷會造成人類痛苦，失去摯愛的人或受到羞辱都會產生這類痛苦的感受。大量喚起痛苦的相關記憶還會持續及擴大痛苦感受。因為記憶會協助我們將情況投射到想像的未來中，讓我們得以預見結果。

人類藉由去試著了解自己的處境，以及發明補償、矯正或根本有效的解決方案，來因應痛苦感受。除了痛苦感受，人類也能夠從平凡簡單到莊嚴宏偉等等各類處境中，體驗到愉快及熱情這類與痛苦截然不同的感受。這些感受從對味道、氣味、食物、酒、性與生理舒適的愉悅反應，到對戲劇的讚嘆、沉浸於景緻之中所引發的敬畏與激動，或是對他人感到欽佩與深深愛慕等等。人類也發現施展權力、統治或甚至殺死他人，以及製造純粹的混亂與進行掠奪，所能得到的不只是策略上具有價值的成果，也會產生愉悅的感受。人類同樣可以將這些感受的存在運用在實際目的上：像是作為動機去質疑疼痛為何一開始就存在，或是去苦思在某些情況下人們可從他人痛苦中獲利的怪異現象。他們也許可以運用相關感受，包括害怕、驚訝、生氣、悲傷與同情等等，來引導自己想出對付痛苦與其根源的方法。人們也許已經意識到在自身擁有的各類社會行為中，與激進暴力迴然不同的夥伴關係、友誼、關心與情愛，顯然與他人及自身福祉有關。

為何感受能成功驅動心智去採取這類有利的行動？其中一個原因來自於感受**在心智中**形成了什麼，以及**對心智**做了什麼。在標準情況中，個別身體內的感受在任何時候都無須以言語傳達就能告訴心智，個體的生命歷程是走在對或錯的方向上。藉由這樣的作法，感受自然而然地就能確認生命歷程是否往幸福與興盛的方向前進[1]。

而一般想法做不到但感受卻能成功驅動心智的另一個理由，則與感受獨特的本質有關。感受並不是由腦部獨自建構而成。感受是身體與腦部合作關係下的產物，經由游離化學分子與神經路徑產生交互作用。這種能夠監督一切的特別安排，確保了感受能夠干擾那個應該就是心流（mental flow）的狀態。感受的源頭就是走在鋼索上的生命，在興盛與死亡之間平衡自身的作用。因此，感受就是心智上的起伏，會有困擾或愉悅之時、也有溫和或激烈之分。感受能夠以某種智能化的方式微妙地擾動我們的心智，或以明顯激烈並牢牢地抓住我們注意力的方式造成我們的心智起伏。即便是最正向的感受，也會干擾心理平和並打破內心寧靜[2]。

1. 此陳述無法套用在躁狂或憂鬱狀態等非標準的情況中。因為在這類情況中，感受或許不再是恆定狀態的準確指標。
2. 想要對驅力、動機、情緒與感受等人類情感有更多了解，請參閱第七章與第八章。其他相關研究文獻，請參考：Antonio Damasio, *Descartes' Error* (1994; New York: Penguin Books, 2010); Antonio Damasio, *The Feeling of What Happens: Body and Emotion in the Making of Consciousness* (New

而我所指的這個簡單想法就是：從各種程度的幸福到不安與疾病所獲得的疼痛感受與愉悅感受，將會催化質疑、了解並解決問題的過程。這也是讓人類心智與其他物種心智最為截然不同的差異。經由質疑、了解與解決問題，人類得以為生活困境建立有趣的解決方案，**也**得以建構促進興盛發展的工具。他們會精進在飲食、衣著與居住上的方式，也會更加完善地照顧身體創傷，並以更完美的方式開始發明醫學那類東西。無論疼痛與痛苦是由他人所造成（從自己對別人的感受，或從他們覺得別人對自己的感受所造成）或是疼痛是自身情況所造成，像是面對無可避免的死亡，人類會採取擴大個人與集體資源的方式，並且發明各種不同

York: Harcourt, 1999); Antonio Damasio and Gil B. Carvalho, "The Nature of Feelings: Evolutionary and Neurobiological Origins,"*Nature Reviews Neuroscience* 14, no. 2 (2013): 143–52; Jaak Panksepp, *Affective Neuroscience: The Foundations* (New York: Oxford University Press, 1998); Jaak Panksepp and Lucy Biven, *The Archaeology of Mind* (New York: W. W. Norton, 2012); Joseph Le Doux. *The Emotional Brain* (New York: Simon & Schuster, 1996); Arthur D. Craig, "How Do You Feel? Interoception: The Sense of the Physiological Condition of the Body," *Nature Reviews Neuroscience* 3, no. 8 (2002): 655–66; Ralph Adolphs, Daniel Tranel, Hanna Damasio, and Antonio Damasio, "Impaired Recognition of Emotion in Facial Expressions Following Bilateral Damage to the Human Amygdala," *Nature* 372, no. 6507 (1994): 669–72; Ralph Adolphs, Daniel Tranel, Hanna Damasio, and Antonio Damasio, "Fear and the Human Amygdala," *Journal of Neuroscience* 15, no. 9 (1995): 5879–91; Ralph Adolphs, Daniel Tranel, Antonio Damasio, "The Human Amygdala in Social Judgment," *Nature* 393, no. 6684 (1998); Ralph Adolphs, F. Gosselin, T. Buchanan, Daniel Tranel, P. Schyns, and Antonio Damasio, "A Mechanism for Impaired Fear Recognition After Amygdala Damage," *Nature* 433, no. 7021, (2005): 68–72; Stephen W. Porges: *The Polyvagal Theory* (New York and London: W. W. Norton, 2011); Kent Berridge & Morten Kringelbach, *Pleasures of the Brain* (Oxford: Oxford University Press, 2009); Mark Solms, *The Feeling Brain: Selected Papers on Neuropsychoanalysis* (London: Karnac Books, 2015); Lisa Feldman Barrett, "Emotions Are Real," Emotion 12, no. 3 (2012): 413.

的方式來因應，其範圍從道德規範與公正原則到社會組織與治理模式、藝術表現形式、宗教信仰都包含在內。

我們無法確切說出這些發展是在何時所發生。文化發展的速度差異顯然取決於族群本身與其所在地理位置。我們當然知道大約在五萬年前，在智人（*Homo sapiens*）出現的地中海沿岸、中歐與南歐以及亞洲地區，這樣的過程就已經在發展中，還有尼安德塔人（Neanderthals）出現的區域也是。智人大約是在二十萬年前或是更早之前就出現了[3]，所以文化發展是在智人出現的許久之後才發生。我們可以想見人類文化的開始約發生在狩獵採集時期，遠早於所謂的農業這個文化發明（農業大約是在一萬二千年前形成），也在文字與錢幣發明的許久之前。多種文字系統在不同地區出現的時間，是人類文化是以多個中心進行演化的極佳印證。文字最先於西元前三千五百年至三千二百年，在埃及以及美索不達米亞的蘇美（Sumer）發展出來。但不久之後，腓尼基（Phoenicia）也發展出一套不同的文字系統，這套系統最終由希

3. 這個日期還在回溯修正，也許可能早到四十萬年前的伊比利半島那時。Richard Leakey, *The Origin of Humankind* (New York: Basic Books, 1994); Merlin Donald, *Origins of the Modern Mind: Three Stages in the Evolution of Culture and Cognition* (Cambridge, Mass.: Harvard University Press, 1991); Steven Mithen, *The Singing Neanderthals: The Origins of Music, Language, Mind, and Body* (Cambridge, Mass.: Harvard University Press, 2006); Ian Tattersall, *The Monkey in the Mirror: Essays on the Science of What Makes Us Human* (New York: Harcourt, 2002); John Allen, *Home: How Habitat Made Us Human* (New York: Basic Books, 2015); Craig Stanford, John S. Allen, and Susan C. Anton, *Exploring Biological Anthropology: The Essentials* (Upper Saddle River, N.J.: Pearson, 2012). 美國人類學學術研究與培訓中心（CARTA）對於人類起源的研究，也就是所謂的人類起源論（anthropogeny），可以提供極佳的科學資訊，請參考：https://carta.anthropogeny.org/about/carta。

臘人與羅馬人使用。大約於西元前六百年，位於當今中美洲墨西哥的區域，也在馬雅文明下獨自發展出一套文字系統。

我們要感謝西塞羅（Cicero）及古羅馬將「文化」（culture）一詞應用在思想的範圍中。西塞羅用文化一詞來描述靈魂的栽種（*cultura animi*），他必定想到了土地耕作與其成果，也就是植物在生長上的完美改良。而可以應用在土地上的東西，同樣也適用於心智。

今日，對於「文化」一詞的主要含義殆無疑問。字典告訴我們，「文化」指的是著重在集體智力成就的表現，除非特別註明，否則一律指的是**人類**文化。藝術、哲學探索、宗教信仰、道德官能、公平正義、政治管理、經濟制度（市場、銀行）、科技與科學是「文化」一詞努力成就的主要項目。讓一個社會群體與其他群體有所區別的想法、態度、習慣、風俗、實踐與制度都在文化的整體範圍之中，而文化透過語言與特定事物及儀式在人群

感受與文化塑成

感受以三種方式對文化發展過程產生貢獻：

一、做為智力創造的動機；

甲、經由促進對恆定狀態缺陷的偵測與診斷

乙、經由確認出值得創造努力的理想狀態

二、做為文化發展工具與實踐之成敗的監督者

三、參與文化發展過程隨著時間所需的調整協商。

與世代中傳遞的此一理念，也同樣是在文化的整體範圍中（文化最先創造出來的就是特定事物及儀式）。在本書中，無論何時所提到的文化或文化心智，都在我所認定的現象範圍裡。

「culture」（文化）一詞還有另一個常見的用法。有趣的是，它指的是實驗室中對細菌之類的微生物進行培養：它暗指**在**「培養」（culture）**中**的細菌，而不是細菌具有我們現在提到的這種文化行為。無論如何，細菌都注定是文化偉大故事裡的一部分。

感受對上智力

要解釋人類文化企業如何產生，傳統上會從人類擁有卓越智力這個觀點來切入，若是不考慮隨著時間演化的基因程序，能夠擁有卓越智力在所有生物體中是非常值得驕傲的成就。反倒是感受很少被提起。人類智力與語言的擴展以及人類卓越的社會化程度，是文化發展的主角。乍看之下，我們有充足理由認定這是個合理的說法。因為要解釋人類文化，卻不分析我們稱為文化的那些新興工具與實踐背後的智力，那是不可能的。不用說也知道，語言在文化發展與傳遞上有決定性的貢獻。至於社會化這個具有貢獻的能力，過去經常被忽略，但現在已經清楚了解其扮演著不可或缺的角色。文化的實踐得仰賴人類所擅長的社會表現——例如一起思考相同事物的兩人，如何對事物產生共同的意圖[4]。然

---

4. Michael Tomasello, *The Cultural Origins of Human Cognition* (Cambridge, Mass.: Harvard University Press, 1999); Michael Tomasello, *A Natural History of Human Thinking* (Cambridge, Mass.: Harvard University Press, 2014); Michael Tomasello, *A Natural History of Human Morality* (Cambridge, Mass.: Harvard University Press, 2016).

而以卓越智力來解釋人類文化的說法似乎還缺少了什麼。就好像創造性智力沒有經過強力激發就成形了，並且除了單純理由外，在沒有背景動機的情況下就自行發展了。把生存視作動機是不可行的，因為這排除了生存為何非常重要的原因。就好像創造力並非蘊藏在情感的複雜體系之中；也好像是，文化創新過程的持續與監督只有透過認知手段才能進行，而在生活中實際產生的**感受**價值，無論是好是壞，在過程中卻沒有發言的權利。若是你採用 A、B 兩種方法治療你的疼痛，你會依據自己的感受說出哪個療法減輕了疼痛、哪個療法讓疼痛完全消失，哪個療法根本沒用。感受在這裡就是對問題做出反應的**動機**，也是反應療法成功與否的**監督者**。

感受，以及任何種類及強度的一般情感，都是文化會議桌上不被認定的存在。雖然每個與會者都感受到它們的存在，但除了少數例外，沒有人與它們交流，它們的名稱也沒有被標示出來。

我在這裡要補充說明的是，無論是在個體上還是社會上，若沒有強大的正當性，人類卓越的智力就無法往前發展出智慧性的文化實踐與工具。由實際或想像事件所造成的每種具有細微差異的感受，都會提供動機與徵召智力。人類的意圖創造出文化上的回應。人類試圖讓自己活得更好、更加舒適、更為愉快、在未來更能擁有幸福並減少麻煩及損失，這一切首先激發出的就是這類文化回應上的創造，實際上這最終不只是要求得一個更能存活的未來，還想要有一個活得更美好的未來。

最先定出黃金定律「我們怎麼待人，別人就怎麼待我們」的人類，是在感受的協助下定出這個定律的，那些感受來自於他們受到不當對待或看見他人被不當對待時所產生。雖然邏輯在分析事實上扮演著重要角色，但是某些重要的事實，其實就是感受。

猶如頻譜二極的苦難與興盛，是塑成文化創造性智力的主要動力。但情感的體驗也是動力，這些情感體驗與飢餓、貪婪、社交關係等基本欲望有關，或是涉及到害怕、生氣、對權力與名聲的渴求、憎恨、摧毀對手及他們所有物的欲望。事實上，我們在社會化的許多面向背後都會發現情感，其引導著大大小小群體的組成，並表現在圍繞著個人欲望與美好遊戲的結合關係之中，而情感也會出現在資源衝突與同儕衝突的背後，這類情感則以激進與暴力的形式表現出來。

其他強大的動力包括了有關提升、敬畏與超越的體驗，這些體驗來自對美學、自然或製造的研究上、來自於期盼發現能讓我們與他人成功的手段上、來自於超自然或科學奧祕可能出現的解答上，或者以這方面來說，純粹就是來自於對未解奧祕的對抗而已。

人類的文化心智有多原始？

在這一點上出現了幾個有趣的問題。根據我剛剛所寫的內容，文化企業是由人類創造產生。但問題在於，文化是由人類所獨創，還是其他生物也參與其中呢？人類文化心智提升的解答又是什麼？這完全是人類的原創發明嗎，還是至少有一部分是從在演化上早於我們的生物身上所獲得？相對於可能無法獲得的幸福及興盛，與痛苦、苦難及必然死亡的對抗，也許就是隱藏於人類某些創造性過程背後的動機（幾乎可以這樣斷定）；而這些過程產生了現代驚人的複雜文化工具。但這就可以說，人類的這類創造並沒有受到出現在人類之前的早期生物策略與工具的協助嗎？我們觀察大猩猩時，就意識到人類文化前身的存在。眾所皆知，一八三八年達爾文觀察剛到倫敦動物園的猩猩珍妮的行為時，他吃了一驚。同樣震驚的還有維多利亞女王，她發現珍妮是個「不開心的人」[5]。黑猩猩可以創造簡單的工具、運用智慧使用工具來進食，也能以眼觀察學習，將發明傳授給其他猩猩。牠們某些方面的社會行為可以說是具有文化性的（特別是倭黑猩猩〔bonobos〕）。與人類關係遙遠的物種，像是大象及海洋哺乳動物，也一樣具有文化性的行為。由於基因的傳遞，哺乳動物擁有精心規劃的情感裝置，其情感裝置表現出的情緒種類在許多方面都跟我們人類相似。認為哺乳動物的感受與牠們的情緒無關，不再是個經得起考驗的觀點。在非人類生物的「文化」表現上，感受可能也扮演著推動的角色。重要的是，牠們的文化成就之所以會這麼少，原因在於某些特性（像是共享意向性〔shared intentionality〕與語言）發展較少或缺乏，或更普遍的說法是牠們的智力較低。

但事情並沒有這麼簡單。考慮到文化實踐與工具廣大且複雜的好壞結果，認為只有具心智的生物（例如靈長類）才能想到與擁有文化概念，則是個合理的預期；也許在感受與創造性智力間的神聖結盟後，文化本身就能致力於解釋生存在群體中所會產生

5. 在一八四二年維多利亞女王參觀倫敦動物園的報導中；Jonathan Weiner, "Darwin at the Zoo," *Scientific American* 295, no. 6 (2006): 114–19.

的問題。文化表現要在演化中出現，首先必須等待心智及感受的演化發展（加入意識後，感受就能完整，也就可以被主觀感受到），然後等待心智導向創造力的正向發展。傳統看法也是這樣認為，但如同我們即將看見的，實際上這並不正確。

卑微的起點

社會管理有個卑微的起點，在它誕生之際，智人或其他哺乳動物物種的心智都尚未出現。極簡單的單細胞生物仰賴化學分子來**感測及反應**，換句話說，就是以此來偵測環境中是否有其他生物存在的這類狀況，並引導生物採取能在社會環境中維持生命及組織生活所需的行動。目前已知當細菌生長在富含所需養分的肥沃土壤中時，相對上生長得較為獨立；而在貧瘠土壤中生長的細菌則聚集成團。細菌可以感測到自己所形成之團體中的細菌數量，以無須思考的方式評估團體的實力；它們可以依據團體的實力，決定是否參與捍衛團體領域的戰爭。它們可以實際排列成柵欄狀，並分泌能夠形成薄膜的分子，這種薄膜可以保護它們全體，可能也在對抗抗生素的攻擊上扮演重要角色。順帶一提，這就是感冒或是咽喉發炎時，我們喉嚨中常常發生的情況。當細菌大舉占領喉嚨時，我們就會變得沙啞失聲。在細菌的這些冒險中協助細菌的就是「群體感應」（Quorum sensing）此程序。這項成就是如此卓越，讓人不禁聯想到感受、意識與理性思考這類能力，但細菌其實並沒有這類能力，不過它們擁有這類能力的強大**前身**。我認為它們缺少這類前身的心智表現。細菌不在現象學所探討的範圍之中[6]。

細菌是最早的生命形式，幾乎可以追溯到四十億年前。它們的身體由單個細胞所構成，此細胞中甚至沒有細胞核。它們沒有

---

6. 此部分的參考文獻包括：Paul B. Rainey and Katrina Rainey, "Evolution of Cooperation and Conflict in Experimental Bacterial Populations," *Nature* 425, no. 6953 (2003): 72–74; Kenneth H. Nealson and J. Woodland Hastings, "Quorum Sensing on a Global Scale: Massive Numbers of Bioluminescent Bacteria Make Milky Seas," *Applied and Environmental Microbiology* 72, no. 4 (2006): 2295–97; Stephen P. Diggle, Ashleigh S. Griffin, Genevieve S. Campbell, and Stuart A. West, "Cooperation and Conflict in Quorum-Sensing Bacterial Populations," *Nature* 450, no. 7168 (2007): 411–14; Lucas R. Hoffman, David A. D'Argenio, Michael J. MacCoss, Zhao-ying Zhang, Roger A. Jones, and Samuel I. Miller, "Aminoglycoside Antibiotics Induce Bacterial Biofilm Formation," *Nature* 436, no. 7054 (2005): 1171–75; Ivan Erill, Susana Campoy, and Jordi Barbé, "Aeons of Distress: An Evolutionary Perspective on the Bacterial SOS Response," *FEMS Microbiology Reviews* 31, no. 6 (2007): 637–56; Delphine Icard-Arcizet, Olivier Cardoso, Alain Richert, and Sylvie Hénon, "Cell Stiffening in Response to External Stress Is Correlated to Actin Recruitment," *Biophysical Journal* 94, no. 7 (2008): 2906–13; Vanessa Sperandio, Alfredo G. Torres, Bruce Jarvis, James P. Nataro, and James B. Kaper, "Bacteria-Host Communication: The Language of Hormones," *Proceedings of the National Academy of Sciences* 100, no. 15 (2003): 8951–56; Robert K. Naviaux, "Metabolic Features of the Cell Danger Response," *Mitochondrion* 16 (2014): 7–17; Daniel B. Kearns, "A Field Guide to Bacterial Swarming Motility," *Nature Reviews Microbiology* 8, no. 9 (2010): 634–44; Alexandre Persat, Carey D. Nadell, Minyoung Kevin Kim, Francois Ingremeau, Albert Siryaporn, Knut Drescher, Ned S. Wingreen, Bonnie L. Bassler, Zemer Gitai, and Howard A. Stone, "The Mechanical World of Bacteria," *Cell* 161, no. 5 (2015): 988–97; David T. Hughes and Vanessa Sperandio, "Inter-kingdom Signaling: Communication Between Bacteria and Their Hosts," *Nature Reviews Microbiology* 6, no. 2 (2008): 111–20; Thibaut Brunet and Detlev Arendt, "From Damage Response to Action Potentials: Early Evolution of Neural and Contractile Modules in Stem Eukaryotes," *Philosophical Transactions of the Royal Society B* 371, no. 1685 (2016): 20150043; Laurent Keller and Michael G. Surette, "Communication in Bacteria: An Ecological and Evolutionary Perspective," *Nature Reviews* 4 (2006): 249–58.

腦部；它們沒有你我所擁有的那種心智。它們顯然過著簡單的生活，根據恆定狀態的定律過生活，但沒有什麼事情是簡單的，它們製造的那些可以靈活運用的化學物質，讓它們得以在人類不能呼吸的情況下呼吸，並以人類不能吃的東西為食。

在細菌所創造的複雜且無心智的社會動態中，它們可以與其他細菌合作，無論對方在基因上是否與自己相關。結果顯示，它們在無心智的狀態下，甚至還擁有某種並該算是「道德態度」的東西。在細菌社會團體中最親近的成員（我們可以說是細菌的家人），可以經由它們所產生的表面分子或所分泌的化學物質來相互識別，這接續又跟它們個別的基因體相關。但細菌的團體必須對抗惡劣環境，也常得為了獲取領域及資源而與其他細菌團體對抗。為了讓自己的團體獲勝，成員之間必須合作無間。細菌在團體努力過程中所發生的事情值得我們注意。當細菌發現團體裡有「背叛者」，也就是某些無法一同出力協助抵禦的成員時，即便它們具有基因關聯性，也就是同為家庭成員的一分子，細菌還是會迴避這些背叛者。細菌不會與那類不盡本分又不同心出力的細菌合作，換句話說，它們會冷淡對待那些不合作的背叛者。最終至少會有一段時間，那些騙子細菌得付出極高代價才能得到團體其餘成員所提供的能源資源與防禦。細菌各式各樣可能的「行為表現」頗值得我們注意[7]。

微生物學家史蒂文・芬克爾（Steven Finkel）設計了一個可

7. Alexandre Jousset, Nico Eisenhauer, Eva Materne, and Stefan Sche, "Evolutionary History Predicts the Stability of Cooperation in Microbial Communities," *Nature Communications* 4 (2013).

以反映出細菌真實情況的實驗，他在數個燒瓶中放入不同比例的必須養分，讓數個細菌族群競相爭取燒瓶內的資源。在其中一個經歷數個細菌世代的實驗中，出現了三個成功存活且各自為陣的細菌族群：其中兩個族群彼此對打至死，在過程中傷亡慘重，另一個族群則在這段時間中小心行事，不正面參與衝突。三個族群都成功邁向一個繁衍長達一萬二千個世代的未來。我們不用花費太多力氣就可以想像大型生物社會裡的類似模式。我們馬上就會想到騙子所組成的社會，或是平和且守法市民所組成的社會。也很容易就會想到一些鮮明的人物，像是虐待者、霸凌者、惡棍及小偷，但社會上還有一些安靜消極的角色存在，他們安分守己，只是不夠出色，還有最後提到但不代表不重要的社會角色就是美好的利他主義者[8]。

若是有人將人類發展的複雜道德規範以及公平正義的應用，降級類比為細菌的無意識行為，那就太蠢了。當細菌最終與無關係的敵方細菌聯手而不是與有關係的友方細菌合作時，我們就不該將細菌所運用的這種策略模式跟人類法律規範的制訂與思考運用混為一談。在無心智引導下，細菌為求生存會加入有著共同目標的其他細菌陣營之中。依循著同樣無思考的規則，成群細菌對所有攻擊的因應之道就是，在尋找夥伴時會自動組成在數量上達到一定實力的群體，而其數量差不多就是依據最小作用量原理所得出的量[9]。細菌絕對遵守恆定規範。人類的道德原則與法律同樣也遵循「恆定」這樣的核心規範，但不僅僅是這樣。當人類碰

8. Karin E. Kram and Steven E. Finkel, “Culture Volume and Vessel Affect Long-Term Survival, Mutation Frequency, and Oxidative Stress of *Escherichia coli*,” *Applied and Environmental Microbiology*.

上必須面對的情況以及要管理集體創造與頒布的法律力量時，對此進行智力分析的成果就是道德原則與法律。道德原則與法律以感受、知識與推理為基礎，運用語言在心智空間（mental space）中運作進行。

簡單的細菌依據某種自主方式在幾十億年的時間中管理它們的生活，這可以視作人類數種文化建構行為與思想的前身。然而若是有人不能了解這一點，那也是一樣愚蠢。人類有意識的心智顯然沒有告訴我們，這類策略在演化中存在已久，或也沒有告訴我們這類策略首次出現的時間，但在我們反思並尋找如何因應一切的心智時，的確發現了「直覺與傾向」。直覺與傾向是依據感受而來，甚至其本身**就是**感受。那些感受溫和或強力地引導我們的思維與行動往特定方向前行，為智力的發展提供了支持架構，甚至為我們的行為提出了正當性，例如：歡迎及擁抱那些在我們需要時提供幫助的人；避開那些對我們困境漠不關心的人；懲罰那些拋棄或背叛我們的人。但若不是現代科學清楚揭示，我們從來就不知道細菌採用了效果相同的聰明作法。我們自然的行為傾向引導我們有意識地闡述合作與鬥爭的無意識基本原則，而這些早就出現在眾多生命形式的行為上。在很長的時間與許多物種中，這些原則也指引著情感的演化集合與其關鍵組成：所有的情緒反應都是感受到各種內外刺激，以及了解到需要情緒反應的情

9. Pierre Louis Moreau de Maupertuis, "Accord des différentes lois de la nature qui avaient jusqu'ici paru incompatibles," *Mémoires de l'Académie des Sciences* (1744): 417–26; Richard Feynman, "The Principle of Least Action," in *The Feynman Lectures on Physics: Volume II*, chap. 19, accessed Jan. 20, 2017, http://www.feynmanlectures.caltech.edu/II_toc.html.

況而產生。內外刺激指的是由欲望驅動的刺激，像是口渴、飢餓、性愛、依附、關心、情誼等等欲望，而所需的情緒反應則像是愉快、害怕、生氣與同情等等情緒。如同之前所提，這些在哺乳動物身上能夠輕易看見的原則，在生命的歷史中處處可見。在塑造社會化環境以建構人類文化心智的支持架構上，天擇與基因傳遞顯然已努力塑造出各種反應模式。主觀感受與創造性智力一同在此設定中運作，並創造出滿足我們生活所需的各種文化工具。如果情況確實就是這樣，人類其實在無意識中就已經回歸到早期生命的形式，其所達程度遠比佛洛伊德或榮格所想的更為深遠。

從具社會行為的昆蟲生活來看

現在來思考下面的情況。大約占所有昆蟲物種 2% 的少數無脊椎動物，具有複雜程度可媲美人類社會成就的多種社會行為能力。螞蟻、蜜蜂、黃蜂及白蟻就是最顯著的例子[10]。牠們的基因設定與不變的常規讓群體得以存活。牠們在群體中採用智慧型分工，以處理找尋能源資源的問題，並將資源轉變成為生活所需的產品，還可管理產品的物流。牠們還能做到依據可獲資源多寡來改變特定工作所需勞工的數量。無論什麼時候需要犧牲奉獻，牠們似乎都會採取無私的行動。牠們在群居地中所建造的巢穴，像人類城市建築般驚人並提供高效能的住所與交通模式，甚至還有

10. 艾德華．威爾森（Edward O. Wilson）曾對昆蟲的複雜社會生活做了廣泛的描寫。他的著作《*The Social Conquest of the Earth*》（New York: Liveright, 2012）為這個特殊研究領域提供了概述。

通風與廢棄物清除系統，更不用說女王還配有侍衛。我們都幾乎要認為牠們會用火及發明輪子了。牠們的熱忱和紀律在任何時候都能讓人類重要的民主政體蒙羞。這些生物的複雜社會行為，不是從蒙特梭利學校或常春藤大學中習得，而是從自己的生物學中獲得。然而，雖然無論是從個體還是群居者的角度來看，螞蟻及蜜蜂早在一億年前就擁有了這些驚人的能力，但牠們在同伴失蹤時不會為此難受，也不會問自己在宇宙中的定位是什麼。牠們不會探尋自己的起源，更不用說自己的命運了。牠們看似負責且成功的社會行為，並非來自對自己或他人的責任感，也非來自對身為昆蟲的哲學反思。那些行為完全是由生活規範所需的引力所主導，它作用在牠們的神經系統上，並在基因體的微調控制下，產生了歷經多個演化世代篩選出的特定行為組合。群居的昆蟲想得並沒有做得多，我在這裡的意思是當牠們提出某項需求時，無論是牠們自己的需求，或是整個群體的需求，還是女王的需求，牠們都不會像人類那樣地去想些替代辦法來滿足需求。牠們就只是去達成。牠們的行動方式有限，在許多情況下就只有一種選擇。牠們複雜社會的整體模式與人類文化的整體模式類似，但那是個固定的模式。威爾森（E. O. Wilson）稱社會性昆蟲像「機器人」一樣，他的理由很充分。

現在我們把重心轉回人類身上。人類的確會為自己的行為想出替代方法、會悼念消逝的人、會想彌補損失並將獲利最大化，也會對自身起源與命運提出問題與解答，在源源不絕又相互矛盾的創造力中，我們顯得雜亂無序，常常就是一團糟。我們並不清楚人類確切在何時開始會哀傷、對損失及獲利產生反應、對自身情況發表意見，並問出生命從何而來且往哪而去的此種難題。根據從埋葬地點和洞穴出土的文物顯示，目前已經知道，這些過程中的某些部分在五萬年前就已經成形。但值得注意的是，這個演化過程短暫得令人驚奇，相較於社會性昆蟲**一億年**的生命還有細菌**數十億**年的歷史，人類卻只發展了**五萬年**而已。

雖然人類不是直接源起於細菌或社會性昆蟲，但我相信反思以下三條線索能帶來啟發：一、無腦或無心智的細菌會依據相當於行為規範的準則，來捍衛自己的地盤、發動戰爭及採取行動；二、企業化的昆蟲創造出了城市、管理系統與功能性經濟；三、我們人類發明文學、創作詩詞、信仰上帝、征服地球與進入周邊太空領域、對抗疾病以減輕痛苦，但也會為了自己的利益而毀滅他人，我們還發明網路、找到方法將網路轉變成進步或是災難性的工具，並開始問出關於細菌、螞蟻、蜜蜂以及自己的問題。

恆定狀態

在人類處境的問題上，感受激發出智能化的文化解決方案，這個想法看似合理。而實際上，無心智細菌表現出的有效社會行為，則可視作某些人類文化反應的前身。對於人類處境的想法與細菌表現出的事實，我們要如何自圓其說？這兩套生物現象出現的時間點在演化歷史上差距了幾十億年，連結它們的線索又是什麼？我相信它們的共同點與線索可以在動態**恆定狀態**中找到。

恆定狀態指的是在生命核心處運作的基本設定，而這裡的生命是指從早期生物化學中消失已久的最早起始點至現今的生命。恆定狀態是無須思考且不用語言的強大規範，無論對大大小小的哪一種生物體而言，實行這樣的規範就意味著完全的持久與盛行。恆定規範中有關「持久」的部分是一目了然的：持久力讓物種得以生存，無論考量的是任何生物或物種的演化，都是如此理所當然，無須有任何特別的參考資料，或也不用帶有敬畏之意。恆定規範中有關「盛行」（prevailing）的部分則更為微妙且幾乎無人知曉。它確保了**生命會在一定範圍中進行調節，在此範圍中不只適合生存還能興盛發展，並藉此將生命投射到生物體或物種的未來之中。**

感受是對每個個體心智的根本啟發，而心智則存在於個別生物體的生命狀態之中，一種從正面到負面都有的狀態。恆定狀態的缺乏會以大量負面的感受表現出來，而正面感受則展現出適當的恆定狀態，並為生物體開創了冒險的機會。感受與恆定狀態彼此有密切且具一致性的關係。在所有具有心智與意識觀點的生物中，感受是生命狀態的主觀體驗，也就是對恆定狀態的體驗。我們可將感受視作恆定狀態的心智代表[11]。

我對感受在文化本身的歷史中受忽視感到遺憾，但相較之下，恆定狀態和生命本身的情況更為糟糕。恆定狀態和生命完全被排除在外。二十世紀最卓越的社會學家之一塔爾科特．帕森斯（Talcott Parsons），確實將恆定的概念應用與社會系統做了連結，但他並未將此概念與生命或感受加以連結。帕森斯就是感受在文

11. 如前所述，在強大的負面感受下，感受與恆定狀態的一致關係會被打破。極度的悲傷不一定會表現出基本恆定狀態的極端缺乏，雖然它會造成這樣的結果，甚至會導致自殺。情境式的悲傷與憂鬱會表現出不利的社會處境，在這樣的情況下，感受就是事先評估恆定調節狀態是否有問題的指標。

化概念中被忽視的最佳例證。對帕森斯而言，腦是文化的生物基礎，因為它是「控制複雜運作的主要器官，特別是在手工技能方面，它也負責協調視覺與聽覺的資訊。」最重要的是，腦是「學習與運用符號能力的生物基礎」[12]。

在無意識也非審慎的情況下，恆定狀態無須事先設計就能引導出生物構造與機制的天擇，這些構造與機制不只能夠維持生命，還能推動在演化樹（evolutionary tree）不同分支上的物種演化。這種恆定概念非常符合物理、化學與生物學上所獲得的證據，與了無新意的傳統恆定概念截然不同，因為傳統的恆定狀態本身受限在生命運作的「平衡」調節上。

我的觀點是，恆定狀態不可動搖的規範以各種形式成為所有生命的主宰。恆定是天擇背後價值的基礎，而這接續又有利於能表現出最創新與有效恆定狀態的基因，以及這類基因所造就的生物種類。基因裝置的發展能將生命調整得更完美，並將其傳承給後代子孫，而這一切在沒有恆定狀態的情況下是無法想像的。

根據前述內容，我們可以對感受與文化的關係提出一個有用的假設：**能夠開啟人類文化的那些反應，其催化劑就是代表恆定狀態的感受**。這樣合理嗎？難道真是感受激發了各類智慧發明而賜予了人類：（1）藝術、（2）哲學探索、（3）宗教信仰、（4）

12. Talcott Parsons, "Evolutionary Universals in Society," *American Sociological Review* 29, no. 3 (1964): 339–57; Talcott Parsons, "Social Systems and the Evolution of Action Theory," *Ethics* 90, no. 4 (1980): 608–11. 社會科學中的其他思想家，例如皮耶．布迪厄（Pierre Bourdieu）、米歇爾．傅柯（Michel Foucault）及亞蘭．杜漢（Alain Touraine），他們的想法很容易就可以轉化成我的生物觀點。

道德規範、（5）公平正義、（6）政治管理系統與經濟制度、（7）科技與（8）科學？我會真心誠意地回答是的。我可以證明在前述這八個領域中的文化實踐或工具，都需要去感受實際或預期的恆定狀態衰退（如疼痛、痛苦、急需、威脅或損失），或是可能讓人受惠的恆定狀態（如獲得回報），感受在此做為動機，運用知識與理性工具，去探究降低需求或經由回報得到富足的可能性。

但這不過是事情的起頭而已。成功的文化反應是要能夠降低或消除引發動機的感受，這個過程需要**監督**恆定狀態的變化。然後，最終納入文化主體內的實際智力反應與其內涵（或被捨棄掉的東西），是各種社會團體隨著時間相互作用的複雜過程結果。這取決於團體的多種特性，從團體大小與過去歷史到地理位置與內外部力量的關係等等。這也牽涉到智力與感受後續所會採行的步驟，例如文化衝突發生時，正負兩面的感受會牽涉其中，也許能化解衝突，或也可能會擴大衝突。這裡運用了文化篩選。

心智與感受的前身不等於心智與感受的產生

沒有恆定狀態所賦予的特性，生命不會存在，而且我們知道，打從生命開始出現，恆定狀態就已經存在。但生物體內恆定狀態的短暫主觀體驗，也就是感受，在生命出現時尚未現身。我認為感受是在生物具有神經系統之後才現身的，而這約是在六億年前才開始發生的極近期發展。

神經系統逐漸啟動一個對周遭世界多維映射（mapping）的過程，也就是在生物體內開始建造一個世界，心智以及心智內的感受因此得以成真。此映射過程奠基於各種感覺能力上，這些能力最終可以歸結為嗅覺、味覺、觸覺、聽覺與視覺。心智的形成，特別是感受的形成，是立基於神經系統與其生物體之間的**相互作用**上，這部分將在第四章到第九章中描述清楚。**神經系統並非獨立產生心智，而是與自身生物體的其餘部位一同產生**。這背離了傳統上認為腦部是心智唯一根源的觀點。

雖然感受的出現比起恆定狀態開始的時間要晚許多，但依舊非常早於人類出現的時間。並非所有生物都具有感受能力，不過**所有**的生物則都配有可視為感受前身的調節裝置。（其部分內容將在第七章及第八章討論。）

當我們考量到細菌及社會性昆蟲的行為時，會突然發現到早期生命形式只不過是在名稱上比較卑微而已。最終成為人類生命、人類認知與心智陣容（我喜歡稱為文化心智）的東西，真正的起點可以回溯到地球歷史中已經消失的點上。哺乳動物的腦部與人類腦部有許多共同特徵，而認為人類心智與文化的成就是立基於腦部的說法是不夠的。我們還得要加上其他部分，也就是人類心智及文化與遠古單細胞生命及許多居中生命形式的方式及工具都有關。有人可能會打個比方說，人類心智與文化已經毫無尷尬與愧疚地向過去大量借入了。

早期生物體與人類文化

這裡非常重要的是，確認「生物過程」與「心智及社會文化現象」之間有連結，並不意味著我們概述的生物機制就能完全解釋社會形態與文化形成。當然，無論行為法則的發展是在何時何地出現，我對此發展是經由恆定規範所啟發的說法仍然只是種猜想。這類法則的目標通常在於降低個體與社會團體的危機與風險，並確實減輕苦難與促進人類福祉。它們會強化自身與內部的社會凝聚力，而這有利於恆定狀態。然而除了這些法則是由人類設想出來的這件事實之外，漢摩拉比法典、十誡、美國憲法與聯合國憲章都是在它們所屬時代與地點的特定環境中，由特定人士所建立。這類發展背後有數個公式，而不是只有一個全面性的公式，雖然任何可能公式的其中某些部分是通用的。

生物現象可以促進與形塑在特定環境中成為文化現象的事件，而且必定是在文化剛出現時由情感與理性的相互作用產生；而所謂的特定環境，則是由個體、團體、其位置、其過去等等來定義。而情感的介入也不局限於最初的動機。它會重新在過程中扮演監督的角色，持續介入許多文化發明的未來之中，像是情感與理性永久協商所需的那類發明。但在文化心智中之感受與智力這類重要生物現象，只是故事裡的一部分而已。文化篩選也必須列入考慮，而且要這麼做，我們還需要用上歷史、地理與社會學等等其他學科的知識。同時我們還必須了解，文化心智所採行的應用與官能，是天擇與基因傳遞所產生的結果。

從早期生命形式到今日的人類生命，基因都具有相當重要的作用。這是顯而易見的事實，但在解答基因如何出現且如何作用的問題上，更完整的答案也許是：即便是在已經消失的最早時間點上，生命過程中的物理與化學條件都肩負著建立出一個能充分表現恆定一詞的狀態，而包括基因裝置在內的所有其他事物都是從這項事實中生成。上述情況就發生在沒有細胞核的細胞（或稱原核生物〔prokaryotes〕）中。接下來，具有細胞核的細胞（或稱真核生物〔eukaryotes〕）進行天擇的背後出現了恆定狀態。再接下來，具有許多細胞的複雜生物體就出現了，最終這類多細胞生物體將現行的「全身系統」精心規劃成內分泌、免疫、循環與神經系統。這類系統產生出心智、感受、意識、情感裝置與複雜的動作。若是沒有這類全身系統，多細胞生物將無法運作牠們的「整體」恆定。

協助人類發明文化想法、實踐與工具的腦部，是歷經數十億年的天擇與基因遺傳匯集而成。相較之下，人類文化心智與人類歷史的產物則主要來自文化篩選，並大多藉由文化工具傳承給後代人類。

在人類文化心智形成的過程中，感受的出現讓恆定狀態產生了戲劇性的躍進，因為它們可以代表生物體內的心智生命狀態。感受一旦加入到心智組合之中，恆定過程就會因生命及必須狀態中的直接知識而變得更加豐富，這種知識當然就是意識。在明確參照經驗主體的情況下，每個感受驅動的意識心智最終在心智層面上能代表兩項重要的事實與事件：（1）生物體本身內在世界的狀態；（2）生物體所處環境的狀態。後者明顯包括了其他生物在各種複雜處境中經由社交互動與共同意圖所產生的行為，許多行為取決於參與者的驅力、動機與情緒。

隨著學習能力與記憶的進步，個體變得能夠建立、回想與操縱事實與事件的記憶，開啟以知識與感情為基礎的智力新層級。

於是我們進入智力擴展過程中出現語言的階段，語言提供我們易於在想法、文字與句子之間運用傳遞的一致性工具。從此之後，創意的潮流就不受局限。現在天擇又征服了另一個戰場，那就是隱藏在特定行為、實踐與文物背後的各種想法。現在，文化演化可以加入基因演化的行列中了。

驚人的人類心智與複雜的腦部，讓人類與促成心智及腦部出現的長串先前生物有所不同。心智與腦部輝煌的成就，讓我們可以想像人類這個生物體的本身與心智，就如從未知中誕生的鳳凰般躍出成形。然而在這樣的奇蹟背後，存在著長串先驅者與程度驚人的競爭與合作。在我們心智的故事中，複雜生物的生命只有在能夠被策劃的情況下，才能持久與盛行；而腦部之所以在演化中受到青睞，就是因為腦部擅長協助策劃工作，特別是在它們能夠協助生物體製造出富有感受與思想的意識心智之後。前述的一切是多麼容易被忽略的事實。人類創造力最終根植於生命之中，也立基於生命具有明確使命的驚人事實上，這項使命就是：無論如何，對抗並將生命本身投射到未來。當我們面對不穩定與不確定的當前局勢時，想想那些卑微但強大的起源，也許會有幫助。

當前生存的指示就纏繞蘊藏在生命的規範與其表象恆定的魔法中，而這些指示包括了：細胞組織新陳代謝與修復的調節、團體中的行為法則、偏離恆定狀態的正負偏差量測標準，這一切讓適當的反應得以啟動。而生命規範還包含了在更複雜且更強健結構中尋求未來安全的傾向，並持續不懈地投入未來之中。藉著促成天擇的無數合作、突變與殘酷競爭，這個傾向得以成真。早期生命預示出許多未來的發展，我們現在可以在充滿感受與意識並被文化滋養的人類心智中觀察到，而文化也就是由人類心智所形成。複雜且有意識的感受心智，啟發並引導了智力與語言的擴展，並發明能在生體物外動態恆定調節的新興工具。這類新興工具的目標仍與早期生命規範具有一致性，不只是要能持久，還要能夠盛行。

那麼，為何這些非凡發展的結果是如此的不一致，更別說也毫不穩定呢？為何人類歷史中有這麼多偏離恆定的情況與這麼多苦難呢？初步的答案是（將於本書後續加以說明）：文化工具首先是建立在有關個人與核心家庭及部族等小群體的恆定需求上。將其擴展到大型人類群體上，在過去還未被納入考量，也無法納入考量。在大型人類群體中，文化團體、國家、甚至區域政治聯盟都會如同個別生物體那般在單一恆定控制下運作，不會認為自己是大型生物體中的一部分。每個團體運用個別的恆定控制來捍衛**本身**的利益。文化恆定不過是個目前正在進行中的工作，而且常在逆境中遭到破壞。我們可能會大膽認為，文化恆定的終極成功，取決於一個以調和不同規範目標為宗旨的脆弱文明成就。這也是為何費滋傑羅（F. Scott Fitzgerald）的《大亨小傳》中有段對人類處境淡然且絕望的描述，至今仍是一段適當且具有先見之明的描寫——「因此我們努力向前，但只是逆水行舟，不斷被推回到過去之中。」[13]

13. F. Scott Fitzgerald, *The Great Gatsby* (New York: Scribner’s, 1925).

第二章

在不同的區域中

生命

生命，或至少是人類演化起源的生命，顯然是在三十八億年前出現。在著名的大霹靂出現許久之後，生命以謹慎不張揚的方式，在我們銀河系的太陽保護下，於地球上宣告其驚人的出現。

當時出現的還有地球的地殼，與其上的海洋及大氣，還有溫度這類特定環境狀態以及某些重要元素：碳、氫、氮、氧、磷與硫。

接著，膜包圍出一個我們目前所知為細胞的不同區域（region of unlikeness），有數種過程就在膜的保護區域中現身[1]。生命開始在第一個細胞中出現，這個細胞**就是**生命，它以具有特定本質的非凡化學分子組合出現，然後產生能夠自我持續的化學反應，如此這般滴答運作、蓬勃跳動、重覆循環。根據細胞本身與其自身意願，細胞開始修復無法避免的磨損與傷口。當有一部分破損時，細胞或多或少恰如其分地替換它，讓細胞的功能排程得以維持，也讓生命得以延續。完成此壯舉的化學途徑其唯一名稱就

1. 聖奧古斯丁（Saint Augustine）使用了「不同區域」這個用語，而詩人喬麗．格雷厄姆（Jorie Graham）則將其當做首批著作的書名之一。對我而言，此用語捕捉到生命發生在細胞這個不同區域中的想法，也捕捉到其過程與眾不同的概念。

是「新陳代謝」，這個過程需要細胞盡可能有效地從環境中提取必須能源，也要同樣有效地運用能源去重建受損裝置並除排廢棄物。「新陳代謝」（metabolism）這個用語源自希臘文中的「改變」一詞，是個在十九世紀末期才創出的新詞。新陳代謝包含了分解的過程（分解分子以釋出能量）與合成代謝的過程（需要消耗能量的建造工程）。英文與羅曼語系（Romance languages）中的「metabolism（新陳代謝）」一詞其意思不夠清楚，不像德文中的同義詞「Stoffwechsel（物質的交換）」那麼清楚明白。正如同弗里曼・戴森（Freeman Dyson）所勇於指出的，德文的Stoffwechsel才完整涵蓋了新陳代謝的涵義[2]。

但生命的過程不只是維持平衡，在可能存在的好幾種「穩定狀態」中，處於能力高峰的細胞自然會傾向生存在最具有正面能量平衡的穩定狀態中，在此狀態中額外產出的能量，可以讓生命更完美並將其投射到未來之中。因此，細胞就會興盛發展。這裡的興盛不只意味著更有效率的生活方式，也代表著足以繁衍的能力。

無須思考也無須意圖，生命就會渴求能在任何情況下同心協力堅持推進到未來。要達到這樣的目標所需的大量調整過程就是所謂的恆定狀態。我知道「無須意圖」、「無須思考」與「渴求」看似是相互衝突的字眼，但除了字義上的矛盾，這些用詞是描述此過程最合宜的用語。雖然我們可以想像出分子與原子行為的某些前身是什麼樣子，但在生命出現之前，顯然並未出現過任何可比擬的過程。不過生命出現的狀態似乎與特定種類的基質及

---

2. Freeman Dyson, *Origins of Life* (New York: Cambridge University Press, 1999).

化學程序有關。我們可以說，恆定狀態源起於生命最簡單的細胞層級，在各種形狀與大小的生物中，細菌是細胞層級中最好的例子。恆定狀態所指的那種過程，對於物質趨於無秩序的傾向有對抗作用，也因此能在新的層級，也就是最有效率的穩定狀態中維持秩序。這個對抗作用能從最小作用量原理中獲得好處，因為它會盡可能更快速地對游離能量進行最有效率的消耗使用（最小作用量原理由法國數學家皮埃爾．莫佩爾蒂〔Pierre Maupertuis〕所發表）。想像一下小丑努力不懈地把所有球拋到空中不讓球落地的那個神奇把戲，其便戲劇性地呈現出生命的脆弱與風險。現在再想像一下小丑也想讓你注意到他的高超技巧與速度，以及他的出色表現，然後你這時就明白他已經在想難度更高的動作了[3]。

簡單來說，每一個細胞永遠都會表現出強大且看似不屈不撓的「意圖」，以維持自己的生命並啟動運作。只有在生病或老化時，這種不屈不撓的意圖才會無法運作，這時的細胞就會在一個被稱為凋亡的過程中產生內爆。具有心智或意識的生物會擁有意圖、欲望或意志，但要強調的是，我並不認為細胞擁有這樣的意圖、欲望或意志，不過無論是在過去及現在，它們似乎表現得如同它們確實擁有這些東西般。當你我有了意圖、欲望或意志時，我們能以**心智**的形式明白表現出此過程中的數個面向；個別細胞則無法這樣，至少無法經由同樣的方式這樣做。不過它們無意識的行為仍是以延續生命到未來為目標，而這些行為則是特定化學

---

3. Maupertuis, “Accord des différentes lois de la nature qui avaient jusqu’ici paru incompatibles”; Feynman, “Principle of Least Action.”

基質與交互作用所產生的結果。

這種不屈不撓的意圖對應到哲學家史賓諾莎（Spinoza）直覺命名為「*conatus*」的「力量」。我們現在知道它出現在每個活體細胞的微觀世界中，也可以想像將其投射到宏觀世界的情況，也就是它存在於我們眼中所見大自然的每一處：像是由百萬兆個細胞所組成的整個生物體、我們腦中的幾十億個神經元、腦中具體產生的心智，還有數千年以來人類集體建構與修補的無數文化現象。

為了維持生命的正向狀態而持續努力，就是我們存在的部分意義，也是我們存在的首要事實，如同史賓諾莎在描述每個生物為了維持生命不斷努力時所說的那樣。拉丁文「*conatus*」這個字的意思近似於奮鬥、努力與傾向三個字詞的混合體，也是史賓諾莎在《倫理學》（*Ethics*）第三部分第六、七、八項論點中所運用的字詞。史賓諾莎寫道：「每個東西，只要能夠成為自己的力量，都會致力於維持自己的存在，」而且「每個東西致力於維持自己存在的那份努力，正是事物的確切本質。」得益於後續的了解，我們可以這樣解讀史賓諾莎的話：生物體的建構是為了盡可能長時間地維持其結構與功能的一致性，以對抗威脅其生命的危機。有趣的是，史賓諾莎在莫佩爾蒂的最小作用量原理出現之前就已經得到這些結果（史賓諾莎約在最小作用量原理出現的半個世紀前過世）。若他還活著，他應該會歡迎這個支持他的理論[4]。

雖然身體在發展過程中會產生變化，像是會更新它的組成部分也會老化，但「*conatus*」會堅持維持同樣的個體、遵循最初

---

4. 請見 Antonio Damasio, *Looking for Spinoza: Joy, Sorrow, and the Feeling Brain* (New York: Harcourt, 2003).

的建構計畫，也因此會讓與計畫相關的那類生命狀態出現。這些過程的狀態會有差異，有的是只為求得生存的生命過程，有的卻是能達到最佳狀態的生命過程。

法國詩人保羅・艾呂雅（Paul Éluard）有本名為《*dur désir de durer*》的著作，那是以優美押韻且讓人難以忘懷的美聲法語來描述「*conatus*」的另一種方式。硬要翻譯的話，只能無趣地翻成「對於持久的堅定欲望」。威廉・福克納（William Faulkner）則曾寫下人類對於「持久與盛行」的欲望。在驚人的直覺之下，他在這裡一樣也是指「*conatus*」在人類心智中的投射[5]。

動態的生命

今日在我們周遭、身上與體內存在著眾多的細菌，但是出現在三十八億年前的那些極早期細菌，卻沒有任何一個存留至今。它們是什麼模樣，那些早期生命究竟是何模樣，只能從不同的證據中拼湊出來。最初的生命與現在的生命之間，存在有缺乏實證的差距。對於生命究竟如何開始，我們只能根據資料進行猜測。

由於 DNA 結構的發現、RNA 作用的闡明與基因密碼的破解，乍看之下，生命顯然必定來自遺傳物質，但這個想法有個重大困境：要發生如此複雜的分子自發性聚集行為並成為生命建構的第一步，這樣的機會微乎其微[6]。

---

5. 這是艾呂雅一九四六年著作的書名，書中的插畫由馬克・夏卡爾（Marc Chagall）所繪。福克納則是在一九四九年獲得諾貝爾獎的致辭中提到，文句則發表於一九五〇年。
6. Christian de Duve, *Vital Dust: The Origin and Evolution of Life on Earth* (New York: Basic Books, 1995); Christian de Duve, *Singularities: Landmarks in the Pathways of Life* (Cambridge, U.K.: Cambridge University Press, 2005).

這個謎團與對此含糊其辭的說法完全可以理解。一九五三年法蘭西斯・克里克（Francis Crick）、詹姆斯・華生（James Watson）與羅莎琳・富蘭克林（Rosalind Franklin）發現了雙螺旋DNA，這個發現從過往至今都是科學史上的顛峰時刻之一，當然也影響了後世對於生命的構想。DNA必然會被視為生命的分子，再進一步延伸，DNA也會被當做生命初始的分子。但在原生湯（primordial soup）中，一個分子如何自發性地組合出這麼複雜的自己？從這個觀點來看，生命自主出現的可能性不大，正如克里克對生命源自地球的說法有所懷疑一樣。克里克與在沙克研究所（Salk Institute）的同事萊斯利・奧格爾（Leslie Orgel）認為，生命也許來自外太空，由無人駕駛的太空船帶來。恩里科・費米（Enrico Fermi）的想法則是，可能有來自其他星球的外星人來到地球，並帶來了生命。有趣的是，這個說法只是將問題推到其他星球上而已。外星人可能在這段期間消失了，或者還存留在我們周遭，只是我們不知道而已。匈牙利物理學家利奧・西拉德（Leo Szilard）大膽地表示，外星人當然還在我們之中，「但他們自稱匈牙利人。」[7]這很有趣，因為另一位著名的匈牙利生物暨化學工程學家堤伯・甘特（Tibor Gánti），則質疑生命是從其他星球被運送到地球來的此一想法，而克里克最終也放棄了這個想法[8]。某些二十世紀最卓越的生物學家對於生命如何出現的這個謎團，目前意見仍極為分歧。比如雅克・莫諾（Jacques

7. Francis Crick, *Life Itself: Its Origins and Nature* (New York: Simon & Schuster, 1981).
8. Tibor Gánti, *The Principles of Life* (New York: Oxford University Press, 2003).

Monod）是「生命懷疑論者」，他相信宇宙「不會孕育生命」，而克里斯汀・德・杜維（Christian de Duve）的觀點則完全相反。

今日我們仍然要面對兩個各執一詞的觀點：一個是稱為「複製子（replicator）先出現」的觀點，另一個則是「新陳代謝先出現」的觀點。複製子先出現的觀點很吸引人，因為基因裝置極好理解又具有說服力。當人們停下來思考生命起源時（雖然令人感到驚訝的是，人們很少這樣做），他們腦中會想到的就是複製子先出現這個觀點。因為基因協助管理生命還可以傳播生命，由它們來啟動生命有什麼不可以呢？像理查・道金斯（Richard Dawkins）就鍾情於這個觀點[9]。複製子分子從原生湯中生出，生物又從複製子分子中生出，然後生物又在既定的壽命中拚命保護基因的完整性與在演化中經天擇勝出的進展。史丹利・米勒（Stanley Miller）與哈羅德・尤里（Harold Urey）也在一九五三年的研究報告中表示，在試管內做出類似閃電風暴的東西，即可產生出蛋白質的結構元件胺基酸，因此簡單的化學起源似乎是可信的[10]。最終，像我們人類這樣具有腦部、心智與創造性智力的精良個體，也是因為要執行基因的指令而存在於世。無論這個說法是否合理或是否令人折服，都是個人喜好的問題。這個問題絕非簡單就可解決，因為在生命起源的問題上沒有什麼是明白清楚的。贊成此一觀點者已經提出了一個說法：大約在三十八億年前

9. Richard Dawkins, *The Selfish Gene* (New York: Oxford University Press, 2006).
10. Stanley L. Miller, "A Production of Amino Acids Under Possible Primitive Earth Conditions," *Science* 117, no. 3046 (1953): 528–29.

時的地質環境能讓某些 RNA 核苷酸自動聚集。這個 RNA 世界解釋了自發性的化學催化循環，而此循環本身則定義了新陳代謝並以基因傳遞做為目標。同觀點的另一種說法是，會起催化作用的 RNA 具有複製與進行化學反應的雙重任務。

不過我覺得最具有說服力的卻是新陳代謝先出現的這個觀點。就如甘特所提出的，起初這只是尋常的化學反應。原生湯中含有關鍵成分，再加上熱泉與閃電暴風等等各種有利條件，某些分子與某些化學途徑就開始集合進行永無止境的原始代謝運作。生命物質是以巧妙的化學手法做為開始，這些手法是大量化學反應必然產生的結果，不過生命物質深受恆定規範所影響，並以此排定程序。為增加穩定分子與細胞構造所篩選出的力量，達到了延續生命與正向能量平衡的目標，再加上一系列的偶發事件促成了核酸這類分子自我複製。此一過程達到了兩項成就：生命內部調節的中央組織模式，與取代細胞單純分裂的生命遺傳模式。從此之後，讓具有雙重任務的基因裝置更為完善的運作就不曾停歇。

在弗里曼・戴森的論述下，這個生命起源的說法極具說服力，也得到包括約翰・伯頓・桑德森・霍爾丹（J. B. S. Haldane）、斯圖亞特・考夫曼（Stuart Kauffman）、凱思・巴文斯托克（Keith Baverstock）、克里斯汀・德・杜維與皮埃・路易吉・路易斯（P. L. Luisi）等等多位化學家、物理學家及生物學家的青睞。智利生物學家溫伯托・馬圖拉納（Humberto Maturana）及弗朗西斯科・瓦雷拉（Francisco Varela）命名為**自生**（*autopoiesis*）的過程，則完整捕捉到前述過程有自主性的涵義，也就是生命是源起於「內部」，且在各個方面都是自發性啟動並自我維持的事實[11]。

11. 除了先前引用的資料之外，本文還參考了以下文獻：Eörs Szathmáry and John Maynard Smith, "The Major Evolutionary Transitions," *Nature* 374, no. 6519 (1995): 227–32; Arto Annila and Erkki Annila, "Why Did Life Emerge?," *International Journal of Astrobiology* 7, no. 3–4 (2008): 293–300; Thomas R. Cech, "The RNA Worlds in Context," *Cold Spring Harbor Perspectives in Biology* 4, no. 7 (2012): a006742; Gerald F. Joyce, "Bit by Bit: The Darwinian Basis of Life," *PLoS Biology* 10, no. 5 (2012): e1001323; Michael P. Robertson and Gerald F. Joyce, "The Origins of the RNA World," *Cold Spring Harbor Perspectives in Biology* 4, no. 5 (2012): a003608; Liudmila S. Yafremava, Monica Wielgos, Suravi Thomas, Arshan Nasir, Minglei Wang, Jay E. Mittenthal, and Gustavo Caetano-Anollés, "A General Framework of Persistence Strategies for Biological Systems Helps Explain Domains of Life," *Frontiers in Genetics* 4 (2013): 16; Robert Pascal, Addy Pross, and John D. Sutherland, "Towards an Evolutionary Theory of the Origin of Life Based on Kinetics and Thermodynamics,"*Open Biology* 3, no. 11 (2013): 130156; Arto Annila and Keith Baverstock, "Genes Without Prominence: A Reappraisal of the Foundations of Biology," *Journal of the Royal Society Interface* 11, no. 94 (2014): 20131017; Keith Baverstock and Mauno Rönkkö, "The Evolutionary Origin of Form and Function," *Journal of Physiology* 592, no. 11 (2014): 2261–65; Kepa Ruiz-Mirazo, Carlos Briones, and Andrés de la Escosura, "Prebiotic Systems Chemistry: New Perspectives for the Origins of Life," *Chemical Reviews* 114, no. 1 (2014): 285–366; Paul G. Higgs and Niles Lehman, "The RNA World: Molecular Cooperation at the Origins of Life," *Nature Reviews Genetics* 16, no. 1 (2015): 7–17; Stuart Kauffman, "What Is Life?," *Israel Journal of Chemistry* 55, no.8 (2015): 875–79; Abe Pressman, Celia Blanco, and Irene A. Chen, "The RNA World as a Model System to Study the Origin of Life," *Current Biology* 25, no. 19 (2015): R953–R963; Jan Spitzer, Gary J. Pielak, and Bert Poolman, "Emergence of Life: Physical Chemistry Changes the Paradigm," *Biology Direct* 10, no. 33 (2015); Arto Annila and Keith Baverstock, "Discourse on Order vs. Disorder," *Communicative and Integrative Biology* 9, no. 4 (2016): e1187348; Lucas John Mix, "Defending Definitions of Life," *Astrobiology* 15, no. 1 (2015): 15–19; Robert A. Foley, Lawrence Martin, Marta Mirazón Lahr, and Chris Stringer, "Major Transitions in Human Evolution," *Philosophical Transactions of the Royal Society B* 371, no. 1698 (2016): 20150229; Humberto R. Maturana and Francisco J. Varela, "Autopoiesis: The Organization of Living," in *Autopoiesis*

有趣的是，在新陳代謝先出現的這個說法中，恆定狀態「告訴」細胞，要一如往常地盡力做好自己的工作，好讓**細胞**的生命得以延續。新陳代謝先出現與複製子先出現兩種觀點皆一致提倡，建造出活體細胞的應該是基因，不過在複製子先出現的觀點中，基因的目標在於自身的延續，而非細胞生命的延續。最後，與事物究竟如何開始無關，恆定規範不只在細胞的代謝裝置上表現自我，也在生命調節與複製的機制上顯現自我。在 DNA 的世界中，單細胞生物與多細胞生物這兩種截然不同的生命，最終都具有能夠自我複製與繁衍後代的基因裝置，不過協助生物體複製的基因裝置，也能夠協助調節生物體的基本代謝。

以簡化的角度來說，無論有無細胞核，在渺小細胞層級或像人類這樣的大型多細胞生物層級，被稱為生命的不同區域可以根據下列兩種特性來定義：一個特性為經由盡可能長久維持內部構造與運作來調節**自我**生命的能力；另一個特性則是複製自己與試圖永存的可能性。以非凡的角度來看，這就好像每個人類、人類身上的每個細胞與每個其他細胞都是單一一個超級巨大且無所不及之生物體的一部分，就是那個誕生於三十八億年前且至今依然存活的唯一生物體。

回顧一下前面的內容，這與薛丁格對生命的定義完全一樣。薛丁格這位擁有殊榮的物理學家，於一九四四年大膽進入生物學的領域並獲得卓越成果。他精簡的傑作《生命是什麼？》預告了帶有基因密碼的小型分子可能排列的方式，而他的想法對克里克

---

and Cognition, ed. Humberto R. Maturana and Francisco J. Varela (Dordrecht: Reidel, 1980), 73–155.

與華生有重大的影響。對於他書名上的那個問題，以下一些書中重要段落可做為解答。[12]

「生命似乎是有秩序且具規範的物質行為，其並非完全都立基於物質從有秩序到無秩序的傾向上，有部分則立基於持續存在的秩序上。」「持續存在的秩序」全然就是史賓諾莎的想法，而薛丁格也在此書開頭就引用了史賓諾莎的文字。用薛丁格的話來說，「*conatus*」就是對抗「事物趨向無秩序之自然傾向」的力量，薛丁格在生物體中及他想像的遺傳分子中看到這種對抗力。

薛丁格問道：「生命的特性是什麼？什麼時候可以說一個東西是活著的？」而他的回答則是：

當它持續「做某事」時，像是移動、與環境交換物質等等，而且這段時間比我們看到一個在同樣環境中之無生命物質「持續」的時間要長許多。一個沒有生命的系統是單獨處在一個具一致性的環境中的，在各種摩擦力的作用下，所有動作通常都會很快停止下來；電位或化學位能會變得一樣、物質會傾向於形成化學混合物、在熱傳導下溫度會達到平衡。之後，整個系統會達到一片死寂，變成死氣沉沉的一團物質。當達到這樣的永久狀態時，就觀察不到任何事件的發生。物理學家稱此為熱力學平衡狀態，或是「最大熵」（maximum entropy）狀態。

精心調整的新陳代謝，也就是在恆定狀態指引之下的新陳代謝，將會訂定出生命的起源與它的前進動力，並成為演化的驅動

12. Erwin Schrödinger, *What Is Life*? (New York: Macmillan, 1944).

力。能夠最有效率地從環境中取得養分與能源的方式引導出天擇，而天擇則包辦了集中代謝調節與複製等等的其餘事物。

約在四十億年前，地球上的熱消散，產生了液態水。在這之前，生命與其規範似乎都還未出現，這表示宇宙花了將近一百億年的時間，才有對的化學反應出現在對的地方，時間就在地球誕生並有時間冷卻下來的不久之後。然後新興的生命出現，接著開啟了邁向各種複雜物種演化的無止境過程。太空中其他地方是否存有生命仍是個疑問，需經由適當的探索才能回答這個問題。甚至也許還會有不同化學基礎的生物存在，只是我們不知道而已。

我們仍然無法在試管中從頭開始創造出生命。我們知道生命的配方、知道基因如何將生命傳遞到新的生物體中，也知道基因如何在生物體中操控生命，同時也能在實驗室中創造出生物體內的化學物質。將基因體植入已被移除自身基因體的細菌中，是有可能成功的。被植入的新基因體將執行細菌的恆定狀態，讓自身或多或少可以完美複製。有人可能會說，新的基因體是經由自己的「*conatus*」在生活，擁有自由意圖。但從頭開始創造生命，也就是在最初曾經出現的不同區域中產生出那種完全由前基因化學物質所組成的生命，卻還是難倒我們了[13]。

運用化學反應來創造生命，膽小者勿試。

---

13. Daniel G. Gibson, John I. Glass, Carole Lartigue, Vladimir N. Noskov, Ray-Yuan Chuang, Mikkel A. Algire, Gwynedd A. Benders et al., "Creation of a Bacterial Cell Controlled by a Chemically Synthesized Genome," *Science* 329, no. 5987 (2010): 52–56.

關於生命科學的多數對話都集中在神奇的基因裝置上，這是可以理解的，此裝置目前也負責傳遞與調節部分生命。但是，一旦談及生命本身，基因就不是全部的內容了。事實上，有個合理的假設是：基因物質其實是接在最初生命形式所碰上的恆定規範之後出現，而非恆定規範在基因物質之後出現。這是基因在本質上為了最佳化生命所付出無可取代之努力的結果，這就是基因本身在天擇背後的作用。遺傳物質可以協助恆定規範發揮最大的優勢：透過產生後代以竭力確保自身永存，遺傳物質即可造就出恆定狀態的終極結果。

負責恆定狀態的生物結構與運作，具體呈現出天擇運作基礎的生物學價值。這種說法有助於解答生物起源的問題，並在生命過程及其基礎化學的特定條件中定位出關鍵的生理過程。

基因在何處進入生命歷史中並不是個微不足道的問題。生命、其恆定規範與天擇都指明了基因程序可能現身之處，並從中獲利。生命、其恆定規範與天擇也都解釋了在演化中產生的智力行為，包括單細胞生物體的社會化行為，以及多細胞生物體最終產生的神經系統與深受感受、意識及創造力影響的心智。無論如何，心智都是種基礎工具，讓人類得以在各方面質疑自我處境，並能夠支持或反制最先容許我們提出質疑的恆定規範。再次重申，基因的重要性、效率性，甚至是其專制的相關行為都不是重點，它們在事物順序上的定位才是重點。

地球上的生命

地球誕生	大約四十五億年前
產生化學反應與原型細胞	四十億到三十八億年前
首批細胞出現	三十八億到三十七億年前
真核生物出現	二十億年前
多細胞生物體出現	七億到六億年前
神經系統出現	大約五億年前

第三章

恆定狀態的變化

年度體檢這種例行公事的首要步驟中有一項就是量血壓。所有明智的讀者都會定期量血壓，也熟悉醫師所說「舒張壓」及「收縮壓」的測量數值範圍。部分讀者甚至曾有高血壓或是低血壓的經驗，還被醫生告誡要改變飲食或服用藥物以讓血壓回到適當範圍。為什麼要這樣大驚小怪？因為個人血壓有個容許的變化範圍，只能接受有限的波動起伏。生物體應該要能自動調節此一過程，並避免出現接近下上界線的過度偏差。但是，當自然安全裝置故障時，麻煩就會接踵而來，若是故障程度太高，問題馬上就會發生。一旦發生永久性故障，就會對生物體的未來造成嚴重後果。這時醫生要找的跡象就是，在你身上的數個系統中，是否有某一個不像往常那般正常運作。

恆定狀態與生命調節常被視為同義詞。這與傳統上對恆定的概念一致，指的是在所有生物體中所出現的一種能力，能夠在生存所需的一定範圍值內持續與自動維持化學與一般生理性的功能運作。如此狹義的概念，無法公正評斷出恆定狀態此用詞所指現象的複雜度與所及範圍。

無疑的，無論是單細胞的生命形式或像人類這樣的複雜生物，在生物運作上幾乎都無法逃過自我檢查的責任。因此，恆定的機制首先被嚴格認定成，只附屬在生物體內部環境狀態中的自動機制。按照這個定義，就常會以恆溫器的比喻來解釋恆定的概念：恆溫器在達到之前所設定的溫度時，就會適時自動命令自己去暫停或啟動（冷卻或加熱的）運作。然而傳統定義與其對恆定的典型解釋，卻無法涵蓋恆定應用到生命系統的所有環境範圍。讓我解釋一下為何傳統觀點不夠充分。

首先，恆定過程追求的不只是一個穩定的狀態而已。回想一下，它就好像是單細胞或多細胞生物在努力追求一種能夠興盛發展的特別穩定狀態。可以說是以生物體的未來為目標自然而然發生的向上調節，也是藉著**最佳化**生命調節與產生可能後代的方式終將自己投射於未來的傾向。有人可能會這麼說，生物體希望能夠擁有的，不僅僅只是健康的個體而已。

第二點，生理運作極少會遵守像恆溫器那樣的設定點。相反的，它會逐漸變化並具有調節等級；而調節步驟所依循的標準，最終則與調節過程的完善程度相對應。這個過程會與感受這類的一般體驗相對應，而兩者也密切相關：前者（也就是特定生命狀態相對的好壞情況）即是後者（感受）的基礎。在這一點上值得我們去思考的是，通常我們不會為了想確定自己的健康基礎是否良好而去看醫生。也不會為了這個理由做血液檢查。感受提供我們一種隨時觀察自我健康狀態的洞察力。健康與不適的程度是我們的警示裝置。當然，感受可能會遺漏某些疾病的發生，而情緒性的感受則會蒙蔽自動恆定狀態所釋出的感受，阻礙它們傳遞清楚的訊息。不過，情況通常不會是這樣，感受會告訴我們需要知道的事。雖然我們沒有理由只靠感受來照顧自己，但重要的是去指出感受的基礎角色與其實際價值，這無疑也是它們在演化中被保留下來的原因。

第三點，對於恆定狀態的全面性觀點必須包含對系統概念的應用，在這些系統中，個人與社會群體的意識及能夠深思熟慮的心智，都可介入自動調節機制**並**創造生命調節的新形式。這種生命調節形式與自動化的基本恆定狀態有著一模一樣的目標，那就是向上提升生命的狀態，致力於產生興盛發展的情景。**我把建構人類文化所做的努力視為恆定狀態變化的表現。**

第四點，無論我們思考的是單細胞或多細胞生物體，恆定狀態的本質就是種管理能源的巨大企業，也就是獲得能源，並將能源分配到修復、防禦、增長、參與產生及保護後代之類的重要工作上。對於任何生物體而言，這都是一項巨大的努力，對於構造、組織與環境變化如此複雜的人類而言，更是如此。

這個企業的規模如此巨大，以致它的效果能以低階生理現象開始，並在稱為認知的高階功能上表現出來。舉例來說，我們都知道當周遭溫度上升時，我們不只會因水分與電解質的喪失而需要調整內部生理狀態，還會發生認知功能下降的情況。內部生理狀態調節不佳會造成疾病及死亡，這樣的結果絲毫不令人意外。我們已經知道在長期熱浪期間死亡人數會增加，而熱浪也會造成更多的凶殺案及幫派鬥毆[1]。學生的考試成績也明顯不佳，而禮貌程度也與溫度高低有關[2]。恆定狀態與生理情況的相關性，掌握了

1. Paul Butke and Scott C. Sheridan, "An Analysis of the Relationship Between Weather and Aggressive Crime in Cleveland, Ohio," *Weather, Climate, and Society* 2, no. 2 (2010): 127–39.

從低到高的所有生命經濟層級。文化上因應熱浪的聰明回應就是，想出各種宛如處在陰涼處的可能辦法，一開始是扇子，最終出現冷氣。這就是恆定狀態驅動科技發展的好例子。

恆定狀態的不同變化

恆定一詞在傳統的狹義概念，讓人不容易或不常聯想到，大自然至少演化了兩種截然不同的內部環境控制，而「恆定」一詞可以單指其中之一，或也可以代表全部。結果就是，這項演化發展的卓越重要性很容易就被忽略。「恆定」一詞通常是指無意識的生理控制形式，這類控制會自主運作，生物體本身的主觀意識與思考並未參與其中。如同我們在細菌身上所見，在沒有神經系統的生物體中顯然也能運作良好。

當然，在能源資源短缺時，大部分的生物體無須自主意志的介入就會尋求食物或飲水。若環境中找不到食物與飲水時，大部分生物體也會自動自發地著手處理這項問題。荷爾蒙會主動分解儲存的糖分，將其運送到血液中以補充能源資源即刻短缺的問題。生物體同時也會自發性地驅策自己加強搜尋能源。採行這樣的手段主要是為了生存，然而取得食物這項待解決的問題還是沒有解決。同樣地，當體內水平衡過低時，腎臟會自動關閉或減緩運作。在生物體等待環境變好的這段期間，這樣可以避免或減少排尿，以恢復水分含量。而當氣溫下降又缺乏能源時，自然發生

2. Joshua S. Graff Zivin, Solomon M. Hsiang, and Matthew J. Neidell, "Temperature and Human Capital in the Short- and Long-Run," *National Bureau of Economic Research* (2015): w21157.

的因應策略就是冬眠[3]。

然而對於眾多生物，特別是對於人類而言，「恆定」一詞的狹義解釋是不夠的。人類確實善加利用了自動控制，也從中大大獲益：如同之前所提，血糖值能夠經由一套複雜的運作自動調節至最佳濃度，這套運作無須任何個人自我意識介入；還有胰臟細胞分泌胰島素以調節葡萄糖濃度；同樣的例子還有水分子循環的數量會經由排尿來自動調節。然而在人類與眾多具有複雜神經系統的其他物種身上，還存在著一種補充機制，能夠表現出心智體驗的價值。如同我們所見，這種機制的關鍵在於感受。但如同「心智」與「體驗」等字詞所表達的，只有於心智與個別心智現象的存在下，也只有在心智可以形成意識並具有體驗之下，（意義完整的）感受才會出現[4]。

當前的恆定狀態

我們在細菌、簡單動物與植物身上所發現的那類自動恆定調節，出現時間早於心智的發展，而心智的發展後續則深受感受與意識的影響。這類發展讓心智擁有可以刻意預先介入恆定機制的可能性，甚至之後允許具創意與智慧的發明將恆定狀態擴展至社

3. Maya E. Kotas and Ruslan Medzhitov, "Homeostasis, Inflammation, and Disease Susceptibility," *Cell* 160, no. 5 (2015): 816–27.
4. Antonio Damasio and Hanna Damasio, "Exploring the Concept of Homeostasis and Considering Its Implications for Economics," *Journal of Economic Behavior & Organization* 2016: 125, 126–29, 本章節部分據此 ; Antonio Damasio, *Self Comes to Mind: Constructing the Conscious Brain* (New York: Pantheon, 2010); Damasio and Carvalho, "Nature of Feelings"; Kent C. Berridge and Morten L. Kringelbach, "Pleasure Systems in the Brain," *Neuron* 86, no. 3 (2015): 646–64.

會文化領域。然而有趣的是，從細菌開始就存在的自動恆定狀態，事實上含括也需要感測與反應的能力，而這即是心智與意識卑微的前身。感測細菌膜上化學分子濃度的作用，也出現在植物身上。植物能感測土壤中某些分子的存在，因為植物的根尖實際上是感測器官，所以它們可以據此採取行動：朝著達到恆定狀態所需之分子可能存在的方向生長[5]。

當前流行的恆定狀態概念，讓人聯想到「平衡」與「和諧」（請大家多多包涵在同一句話中使用「當前流行」與「恆定」這兩個用語所造成的不協調）。但我們在處理生命事物時，完全不想處於平衡狀態，因為熱力學上的平衡即代表沒有溫度差異與死亡。（在社會科學中，「平衡」一詞的含義較為正向，因為它單純是指兩種程度相當的對立力量所造成的穩定狀態。）我們也不想習慣於「和諧」狀態，因為這讓人聯想到停滯與無聊！我有幾年是這樣定義「恆定狀態」的：它代表的不是種自然狀態，而是種感受到生命想向上提升達到幸福的運作狀態。經由對幸福的基本感受表現出對未來的強力投射。

近來我偶然接觸到類似約翰・托代（John Torday）理念的觀點，托代也反對那類恆定狀態的準靜態（quasi-static）觀點，也就是反對維持現狀的觀點。他認同的反而是將恆定狀態視為演化驅動力的觀點，一種創造出受保護的細胞空間，讓催化循環可以

---

5. 關於此研究的簡明概述，請參見 Michael Pollan, “The Intelligent Plant,” *New Yorker*, Dec. 23 and 30, 2013; Anthony J. Trewavas, “Aspects of Plant Intelligence,” *Annals of Botany* 92, no. 1 (2003): 1–20; Anthony J. Trewavas, “What Is Plant Behaviour?,” *Plant, Cell, and Environment* 32, no. 6 (2009): 606–16.

在其中作用並確實創造出生命[6]的方式。

想法的根源

我們能知道恆定狀態背後的理念，應該要歸功於法國生理學家克洛德·貝爾納德（Claude Bernard）。在十九世紀最後的二十幾年間，貝爾納德有了突破性的觀察發現：生命系統需要在狹小的範圍內維持自身內部環境的眾多變化，讓生命得以延續。[7]當此種嚴格控管喪失時，生命的魔法就會消失。內部環境（原始內部環境）的本質就是大量相互作用的化學過程。典型的化學作用與其關鍵分子可在血流、內臟（協助完成新陳代謝）、胰臟或甲狀腺之類的內分泌腺及神經系統的某些區域及迴路之中發現。生命各層面就是在神經系統中統合調節——下視丘就是主要的這類區域。藉由確保活體組織所需的水分、養分與氧氣存在，這些化學過程可以讓能源來源轉變成能源本身。這是構成身體所有組織與器官的細胞，用於維持其個別生命所需的過程。唯有密切監測恆定狀態的界限，由活體細胞、組織、器官與系統整合成的生物體才能存活下來。某些恆定變化所需的層級一旦產生偏差，就會導致疾病，而且除非或多或少能馬上加以校正，不然極端的結果就是死亡。所有的生物體都具有自動調節機制。這些機制立即現身運作，並且附帶了自身基因體簽署的保證書。

---

6. John S. Torday, “A Central Theory of Biology,” *Medical Hypotheses* 85, no. 1 (2015): 49–57.
7. Claude Bernard, *Leçons sur les phénomènes de la vie communs aux animaux et aux végétaux* (Paris: Librarie J. B. Baillière et Fils, 1879). 密西根大學圖書館藏書翻印版。

「恆定狀態」一詞事實上是由晚貝爾納德數十年的美國生理學家懷特・坎農（Walter Cannon）所命名[8]。坎農的恆定狀態也是指生命系統的恆定，他在將此過程命名為「恆定狀態」（homeostasis）之時，選用了希臘字根 *homeo-*（有類似之意）而不是 *homo-*（為相同之意），因為他想到由大自然設計建構的系統，通常在可作用範圍內產生異動——像是含水量、血糖、血鈉、體溫等等項目。他所想的顯然不是固定的值，而像恆溫器這種由人類所設計的系統通常會採用固定值。與「恆定狀態」為同義詞的兩用語「allostasis」及「heterostasis」後來被提出，目的是為了喚起對此範圍問題的確實關注，因為生命調節實際上是運作在相關值的範圍中，而不是固定值上[9]。無論如何，這兩個近期用語背後的概念，與貝爾納德所提出的想法及坎農所命名的原先用語完全相符。不過這兩個新用語並沒有成為常見用語[10]。

我也非常讚同由馬吉爾・艾昂（Miguel Aon）與大衛・洛依德（David Lloyd）所命名的另一個用語「恆動狀態」（homeodynamics）[11]。恆動系統當然也是生命系統，能在系統失去穩定時自我管理運

---

8. Walter B. Cannon, "Organization for Physiological Homeostasis," *Physiological Reviews* 9, no. 3 (1929): 399–431; Walter B. Cannon, *The Wisdom of the Body* (New York: Norton, 1932); Curt P. Richter, "Total Self-Regulatory Functions in Animals and Human Beings," *Harvey Lecture Series* 38, no. 63 (1943): 1942– 43.
9. Bruce S. McEwen, "Stress, Adaptation, and Disease: Allostasis and Allostatic Load," *Annals of the New York Academy of Sciences* 840, no. 1 (1998): 33–44.
10. Trevor A. Day, "Defining Stress as a Prelude to Mapping Its Neurocircuitry: No Help from Allostasis," *Progress in Neuro-psycho-pharmacology and Biological Psychiatry* 29, no. 8 (2005): 1195–1200.

作。在系統失去穩定的分歧點上，恆動系統會表現出具有雙穩定開關、臨界值、波動、梯度、動態分子重新排列等等這類新興特質的複雜行為。

貝爾納德對內部環境調節的看法領先了當時的時代，因為他所指的不只有動物，也包括了植物。貝爾納德一八七九年所出版書籍的書名《動植物常見生命現象論述》（*Leçons sur les phénomènes de la vie communs aux animaux et aux végétaux*），即便在今日也極為驚人。

傳統上，動植物學個別領域的學者皆認這兩個領域相距甚遠。但貝爾納德知道動植物有類似的基本需求。植物跟動物一樣，都是需要水分及養分的多細胞生物體；植物也有複雜的新陳代謝，但它們沒有神經、肌肉或大量顯著動作（雖然有少數明顯例外），不過卻有著晝夜節律。在恆定調節上，它們也使用了某些跟人類神經系統中一樣的分子，像是血清素、多巴胺、正腎上腺素等等。植物看起來不會動，但它們的動作卻比我們肉眼所見的還要多。我指的不是捕蠅草那種快速闔上花瓣捕捉大膽昆蟲的動作，或是某些花在陽光下盛開、在夜晚降臨時閉合的動作；而是指單純加入實際物理元素所產生的那類根或枝幹結構生長動作。將植物生長的情況耐心進行縮時攝影即可輕易呈現此一情況。

---

11. David Lloyd, Miguel A. Aon, and Sonia Cortassa, "Why Homeodynamics, Not Homeostasis?," *Scientific World Journal* 1 (2001): 133–45.

貝爾納德也了解，動植物的恆定狀態皆能從共生關係中受益。以下就是個好例子：花的香氣吸引蜜蜂前來，蜜蜂因需製造蜂蜜而採蜜，卻也同時完成植物授粉，為整個世界提供了種子。

今日我們發現共生組成的範圍比貝爾納德所預期的大得多了。它包括了動植物與來自廣闊和多樣化的原核生物國度的生物體細菌領域。幾兆的細菌生活在人體內良好的居住環境中，提供人類生命所需之物，同時也獲得住宿與膳食的回饋。

第四章
從單細胞到神經系統與心智

從細菌的生命開始

我要請你暫且先把人類心智與腦部丟在一邊，只去想想細菌的生命。目的在於檢視單細胞生命是在何處以何種方式進入引領人類出現的漫長歷史中。乍聽之下，這個作法可能有點抽象，因為我們無法直接以肉眼看見細菌。但是，當你從顯微鏡中看見它們，以及當你知道它們達成的驚人成就時，就一點也不會覺得這些微生物抽象了。

無庸置疑，細菌是最初的生命形式，今日也還與我們同在。但若說它們之所以還存在是因為它們是勇敢的倖存者，也太過輕描淡寫了。它們恰巧是地球上數量與種類最多的住民。不只如此，許多細菌物種實際也是人類身體的一部分。在演化過程中，許多細菌併入人體的大型細胞中，也有許多細菌生活在我們每個人的身體中，彼此有著極為和諧的共生關係。在每個人體內的細菌細胞要比同個體內的人類細胞還要多。兩者有十倍的驚人差異。光是人類的腸道通常就有大約一百兆個細菌，而就算計入整個人體所有類型的細胞總量也不過只有十兆個。微生物學家瑪格莉特・麥克福爾－恩蓋（Margaret McFall-Ngai）說了句相當有道理的話：「動植物皆是微生物世界長久累積而成的樣貌。」[1]

能有這樣重大的成就是有其道理的。細菌是極有智力的生物；這是唯一可以描述細菌的方式，即使它們的智力並非由具有感受及意圖與意識觀點的心智所引導。它們能夠感測到環境狀態，並做出有利於生命延續的反應，其中包括複雜的社會行為。它們可以相互溝通——這是真的，不透過語言，而是經由能夠充分表達的分子來溝通。它們進行能夠評估自我情勢的計算，並在必要時據此決定去承擔獨立或群聚的生活。這些單細胞生物體內沒有神經系統，也沒有人類所具有的那種心智。但它們擁有各種不同的感知、記憶、溝通與社會管理。支撐所有「無腦或無心智之智力」的功能性運作，得仰賴化學與電位網絡，而最終在後續演化上取得控制、進步與探索能力的那類神經系統，就是以化學與電位網絡來運作。換句話說，在演化的後期——非常後期，神經與神經迴路有效地利用了仰賴分子反應及某些細胞本體結構運作的老舊發明；這裡提到的細胞本體結構就是所謂的細胞骨架（cytoskeleton，如字面所述，即是在細胞內的骨架）與細胞膜。

歷史上，細菌（無核細胞，也就是所謂的原核生物）的世界出現二十億年後左右，就出現了有核細胞（即真核生物）這個更加複雜的世界。多細胞生物體，或稱後生動物（metazoans），則

---

1. Margaret McFall-Ngai, "The Importance of Microbes in Animal Development: Lessons from the Squid-Vibrio Symbiosis," *Annual Review of Microbiology* 68 (2014): 177–94; Margaret McFall-Ngai, Michael G. Hadfield, Thomas C.G. Bosch, Hannah V. Carey, Tomislav Domazet-Lošo, Angela E. Douglas, Nicole Dubilier et al., "Animals in a Bacterial World, a New Imperative for the Life Sciences," *Proceedings of the National Academy of Sciences* 110, no. 9 (2013): 3229–36.

於六億至七億年前跟著出現。雖然在演化與成長的歷史中通常最明顯可見的是競爭，但這段長期過程中也充滿了強大合作的例子。舉例來說，細菌細胞與其他細胞合作而創出了更複雜細胞的胞器。粒線體就是胞器的其中一個例子，也是細胞生物中的微小器官。嚴格來說，某些人類自身細胞是經由本身結構與細菌的結合才開始成形。接著，有核細胞合作構成組織，組織再接著合作形成器官與系統。它們的原則都一樣：生物體放棄某些東西，藉以交換其他生物體能夠提供的某些東西；長期下來，能讓它們活得更有效率，也更有可能生存下來。整體來說，細菌、有核細胞、組織或器官所放棄的就是獨立運作；而它們所換回的是「共同資源」，就是像在合作安排下所取得的必需養分或一般有利條件，而所謂的一般有利條件就如容易取得氧氣或氣候的優勢。下次聽到有人說國際貿易協定是個爛主意的時候，就想想這裡所寫的吧。在複雜生命結構中存有共生關係的想法還不受重視的時代，著名生物學家琳．馬古利斯（Lynn Margulis）就已經贊成這個想法了[2]。

恆定規範是合作過程的後盾，也在多細胞生物體全身「一般」系統成形的背後占有一席之地。若是沒有這樣的「全身系統」，多細胞生物體的複雜結構與功能就無法運作。這類發展的主要例子就是循環系統、內分泌系統（負責將荷爾蒙釋放到組織與器官之中）、免疫系統與神經系統[3]。循環系統讓營養分子與氧

2. Lynn Margulis, *Symbiotic Planet: A New View of Evolution* (New York: Basic Books, 1998).

3. 循環系統、免疫系統與荷爾蒙系統可能出現的時期有顯著差異。循環系統早在七億年前就出現了。刺胞動物（cnidarians；約在七億四千萬年前出現）

氣可以分布到全身的所有細胞之中。循環系統將腸胃系統消化產生的分子運送至生物體的全身。沒有這些分子，細胞就無法存活，同樣地，沒有氧氣，細胞也無法存活。可以把循環系統想成是原始的亞馬遜網購系統。循環系統還有其他出色的表現：它們

的消化循環腔即是循環系統的原型，可參考 Eunji Park, Dae-Sik Hwang, Jae-Seong Lee, Jun-Im Song, Tae-Kun Seo, and Yong-Jin Won, "Estimation of Divergence Times in Cnidarian Evolution Based on Mitochondrial Protein-Coding Genes and the Fossil Record," *Molecular Phylogenetics and Evolution* 62, no. 1 (2012): 329–45.

出現在六億前年節肢動物中的開放性循環系統，則將血液與淋巴液任意混合。（Gregory D. Edgecombe and David A. Legg, "Origins and Early Evolution of Arthropods," *Palaeontology* 57, no. 3 [2014]: 457–68）

脊椎動物封閉性循環系統的特點就是具有細胞屏障，也就是內皮組織，其可將組織與血流隔開。約在五億一千萬至五億四千萬年前，內皮組織在脊椎動物祖先中進行演化，讓血液動力、屏障功能、區域免疫與凝血作用的運作更佳。（R. Monahan-Earley, A. M. Dvorak, and W. C. Aird, "Evolutionary Origins of the Blood Vascular System and Endothelium," *Journal of Thrombosis and Haemostasis* 11, no. S1 [2013]: 46–66.）刺胞動物於前寒武紀時開始出現內建免疫系統。（Thomas C. G. Bosch, Rene Augustin, Friederike Anton-Erxleben, Sebastian Fraune, Georg Hemmrich, Holger Zill, Philip Rosenstiel et al.,"Uncovering the Evolutionary History of Innate Immunity: The Simple Metazoan Hydra Uses Epithelial Cells for Host Defence," *Developmental and Comparative Immunology* 33, no. 4 [2009]: 559–69）

約在四億五千萬年前，有頜脊椎動物（jawed vertebrates）演化出適應性免疫系統。（Martin F. Flajnik and Masanori Kasahara, "Origin and Evolution of the Adaptive Immune System: Genetic Events and Selective Pressures," *Nature Reviews Genetics* 11, no. 1 [2010]: 47–59.）

如同所預期的，荷爾蒙調節的起源更為早遠，可以追溯到單細胞生物體上。細菌運用類似荷爾蒙的分子來「溝通」，這種稱為自體誘導物（autoinducers）的分子，可以調節基因表現。（Vanessa Sperandio, Alfredo G. Torres, Bruce Jarvis, James P. Nataro, and James B. Kaper. "Bacteria-Host Communication"）此外，單細胞生物體中也發現了類似胰島素的分子。（Derek Le Roith, Joseph Shiloach, Jesse Roth, and Maxine A. Lesniak, "Evolutionary Origins of Vertebrate Hormones: Substances Similar to Mammalian Insulins Are Native to Unicellular Eukaryotes," *Proceedings of the National Academy of Sciences* 77, no. 10 [1980]: 6184–88）

聚集了新陳代謝交換產生的大多數廢棄物，並成功清除這些垃圾。最後，它們還擴大發展出恆定狀態的兩大關鍵助力：荷爾蒙調節與免疫力。雖然如此，神經系統仍是整個生物恆定系統的山頭，而我接下來要談的就是神經系統。

神經系統

神經系統是於何時進入演化之列的呢？五億四千萬至六億年前終止的前寒武紀是個不錯的估計值，這的確是個古老的年份，但若是與最初生命出現的時代相比，就顯得不是那麼古老了。生命，甚至是多細胞的生命，無須神經系統就能良好運作三十億年。在我們確認感知、智力、社交與情緒首次出現在世界舞台的時間之前，我們應該仔細思考這個時間軸。

從今日的觀點來看，神經系統一出場，就讓複雜的多細胞生物體更能運用全身的恆定系統，也因此讓這類生物能有身體及功能上的擴展。神經系統出現的宗旨是成為生物體（更精確的說是身體）其他部分的僕人，所以反過來則不成立。可以說在某種程度上，今日它們仍然是僕人。

神經系統具有數個獨特特徵。最重要的特徵則與最具代表性的「神經元」細胞有關。神經元是**可被激發的**。這表示當神經元「活化」時，從細胞體往軸突（從細胞體延伸出來的纖維）的方向會產生放電現象，接著在神經元與其他神經元或肌肉細胞接觸的點上，造成化學分子（所謂的神經傳導物質）的釋放。這個接觸點就是所謂的突觸，在這裡釋出的神經傳導物質會激發後續的另一個神經元或肌肉細胞。身體內少數其他類型的細胞也有能結合電化學過程來激發活化其他細胞，達到同樣的豐功偉業。神經元、肌肉細胞與某些感覺細胞就是典型的例子[4]。這種電生理訊號最初在細菌這類單細胞生物體內簡單現身，而後續在神經系統中出現的豐功偉業更將其發揚光大[5]。

獨特神經系統背後的另一項特徵，就是神經纖維末端能到達身體每個角落（神經纖維即是從神經細胞體生出的軸突）——包括了身體內部器官、血管、肌肉、皮膚……只要你叫得出名字的部分都包含在內。神經纖維自中央母體細胞向遠方延伸，遍布全身各處。而延伸至遠端的神經纖維會表現出適當的相互回應。在已演化的神經系統中，相互回應的一組神經纖維會以相反方向穿梭在身體無數部位與中樞神經系統（人類的中樞神經系統就是腦部）之間。從中樞神經系統延伸到周邊的神經纖維所承擔的任務，其實就是刺激化學分子分泌或刺激肌肉收縮這類作用。想想這些作用的非凡重要性：將分泌出的化學分子運送到周邊，讓神經系統可以改變接收分子的組織運作；而藉由肌肉收縮，則讓神經系統可以產生動作。

在此同時，傳遞方向相反的神經纖維，也就是從生物體內部各處往腦部傳遞的纖維，會執行一項名為內感受（interoception）的運作（或稱為內臟感受〔visceroception〕，因為其運作與內臟中的運作有重大相關）。這類運作的目的為何呢？就是為了監測

---

4. 關於神經運作的進一步參考資料，請見：Eric Kandel, James H. Schwartz, Thomas M. Jessell, Steven A. Siegelbaum, and A. J. Hudspeth, *Principles of Neural Science*, 5th ed. (New York: McGraw-Hill, 2013).
5. František Baluška and Stefano Mancuso, "Deep Evolutionary Origins of Neurobiology: Turning the Essence of 'Neural' Upside-Down," *Communicative and Integrative Biology* 2, no. 1 (2009): 60–65.

生命的狀態，簡單來說，這是一種需要大量調查與報告的運作，目的在於讓腦部知道身體其餘部分的情況，好讓腦部可以適時必要地介入[6]。

在這點上有些細節要注意。首先，內感受的神經監測運作是繼承自較早期的原始系統，原始系統讓化學分子在血流中傳送時，可以**直接**作用在中央與周邊神經結構。而此化學內感受的古老途徑會將身體本身的情況知會神經系統。這明顯是條能夠相互回應的古老途徑，也就是說，源自神經系統的化學分子會進入血流並影響新陳代謝的各個面向。

再來，在人類這種具有意識的生物中，第一層的內感受訊號是傳送到意識層次之下，而腦部在無意識監測基礎上所產生的修正反應，絕大部分也是無意識的作為。如同我們所見，監測運作最終產生有意識的感受，並進入主觀心智。只有超越功能性這一點，反應才會受到意識思考所影響，同時仍然能從無意識的過程中受益。

第三，對於生物體功能的大規模監測，有利於複雜多細胞生物體在適當恆定狀態上的發展，這即是「大數據」監測技術在自然界的前身。人類還厚著臉皮引以為傲地認為自己發明了「大數據」監測技術。對於生物體功能的大規模監測運用在兩方面：身體狀態的直接資訊，以及對於未來相關狀態的期望與預測[7]。在生命歷史中所出現的生物現象裡，這是有關其奇怪順序的另一個例子。

---

6. Damasio and Carvalho, "Nature of Feelings."
7. Anil K. Seth, "Interoceptive Inference, Emotion, and the Embodied Self," *Trends in Cognitive Sciences* 17, no. 11 (2013): 565–73.

簡而言之，腦部將特定化學分子傳送至特定身體區域或傳送至循環的血液中，再依序按路線將分子運送到不同的身體區域，經由這樣的方式作用在身體上。藉由活化肌肉，腦部也可以更加確實地**作用**在身體上；這裡的肌肉包括了當我們**想要**活動時所運作到的肌肉（我們可以自己決定要走要跑，或拿起一杯咖啡）以及因身體所需而在無自主意志下運作的肌肉。例如，脫水且血壓下降時，腦部會命令血管壁的平滑肌肉收縮以增加血壓。同樣地，胃腸系統中的平滑肌也有自己一套消化和營養吸收的方式，幾乎或完全不會受到個人意志的干擾。腦部代表整個生物體進行自我恆定代償，而「我們」無須付出努力就能從中獲益。當我們自發性地微笑、大笑、打哈欠、呼吸或打嗝時，其無意識運動的程度會稍微複雜一點，因為這些是需要用到橫紋肌的無意識動作。心臟就是由無意識巧妙控制的橫紋肌所組成。

神經系統一開始並不複雜，事實上還相當簡單。它其實是由神經網絡所組成，那就是一種由網路或線路所組成的網狀結構（此用語從拉丁文的 *rete*〔網絡〕一詞衍生而出）。人類的神經網絡的確類似「網狀」結構，我們今日仍可在許多物種的脊髓和腦幹中找到這種結構，人類當然也包括在內。在那類簡單的神經系統中，「中樞」與「周邊」部分並沒有多大差別。它們都是由在身體中縱橫交錯的一組神經元線路所組成[8]。

8. Andreas Hejnol and Fabian Rentzsch, "Neural Nets," *Current Biology* 25, no. 18 (2015): R782–R786.

神經網絡首先出現在前寒武紀時的刺胞動物這類物種中。它們的「神經」起源於身體的外細胞層，也就是外胚層（ectoderm），這樣的分布有助於它們能以簡單形式達成一些主要功能，那是演化極後期出現的複雜神經系統才能達成的功能，而且至今仍然在使用。較為表層的神經提供基本的感知作用，因為它們會受到生物體外的刺激。它們感測到生物體的周圍環境。而其他神經則可以讓生物體產生動作以因應外部刺激。將這個動作簡化來說，其實就是水螅（hydras）的游泳動作。水螅還有另一組神經可以負責調節身體的內臟環境。對於由胃腸系統支配的水螅而言，神經網絡負責整個胃腸運作的順序：攝入含養分的水，接著進行消化與排泄廢物。這些運作的秘訣是蠕動。經由有順序地活化消化管的肌肉進行收縮以及產生蠕動波，水螅的神經網絡可以運送物資，想想這跟人類本身的情況沒什麼兩樣。有趣的是，曾經被認為不具神經系統的海綿動物，則有種更簡單的裝置來控制本身管腔的口徑，因此它們也一樣可以吸收含養分的水並且排出帶有廢棄物的水。換句話說，海綿自己會擴張打開或收縮關閉。當它們收縮時，就像在「咳嗽」或「打嗝」一樣。

這是多麼有趣的情況，腸道神經系統，也就是我們胃腸道中存在的複雜神經網狀物，與舊有的神經網絡結構類似。一般認為腸道神經系統是身體的「第二」腦，但前述情況讓我懷疑腸道神經系統其實是「第一」腦，而非「第二」腦。

在寒武紀大爆發後可能經過了數百萬年的時間，才發展出無數物種中更為複雜的神經系統，最終形成靈長類動物極其複雜的神經系統，特別是人類的神經系統。雖然水螅的神經網絡可以調節眾多運作，也可以根據外部環境的條件來調整恆定需求，但其能力有限。它們可以**感測**到環境中某些刺激的存在，以便觸發一些合宜的反應。標準寬鬆一點的話，水螅具備的感應能力應該可以算是窮人版的觸覺了。我們能給的最好說法就是：水螅的神經網絡達成了非常基本的感知能力。這個神經網絡也對內臟進行調節，這是一種初步的自主神經系統，它們執行動作，並協調所有這些功能。

了解神經網絡做不到什麼同樣也很重要。它們的感測能力可以產生有用且近乎瞬間的反應。實際進行感測和行動的神經元會因活動而產生改變，從而自它們參與的事件中學習事物，但是鮮少有知識會從個別生物體的日常生活中保留下來，我們可以說它們的記憶有限。它們的感知能力也很簡單。神經網絡的設計簡單，其中沒有任何東西可以準確對刺激物的結構層面（形式或材質）或刺激物對生物體所造成的影響產生映射。神經網絡的結構也無法呈現出接觸過物體的形態模式。它們缺乏映射的能力，這也意味著神經網絡無法形成最終構成心智的意像，那是複雜神經系統才創造得出的豐富心智。缺乏映射和形成意像的能力會造成其他致命的後果：沒有心智就無法產生意識，甚至更根本的是，沒有心智就無法產生被稱為感受的特殊過程，這些過程經由與身體運作密切相關的意像所組成。換句話說，從我的觀點及此用語的充分技術意義上來看，意識和感受取決於心智的存在。演化必須等待更複雜的神經裝置出現，以讓腦部能夠依據眾多組成特性的映射來進行多種精準的感知。正如我所見，只有這樣才能為意像創作和心智建構開創康莊大道[9]。

意像為何如此重要？意像真正達成了什麼？意像的存在意味著每個生物體可以根據對內部**及**外部事件的持續感官描述來創建**內在表徵**（*internal representations*）。這些在生物體神經系統內產生並與身體適當合作的表徵，讓體內發生這種過程的生物體有了不同的世界。那些**只有**特定生物體才具有的表徵，能夠達到精確引導肢體或整體動作的這類作用。意像引導的動作，也就是由視覺、聽覺或觸覺意像引導的動作，對生物體更為有利，更有可能產生有利的結果。恆定狀態因而獲得改善，生物體也得以生存下來。

簡而言之，即使生物體沒有意識到自身內部所形成的意像，但意像對生物體依然有利。雖然這樣的生物體還不具備主觀能力，也無法自行在心智中檢查意像，但意像仍可自動引導動作的執行，使得該動作在目標上更為精確，並且能夠成功而不會失敗。

隨著神經系統的發展，它們獲得精巧的周邊探測網絡——周邊神經遍布身體內部與全身表面的每一處，還有視覺、聽覺、觸覺、嗅覺與味覺等等特定感覺裝置上。

在中樞神經系統內，神經系統還擁有一個由中央處理器聚

---

9. Detlev Arendt, Maria Antonietta Tosches, and Heather Marlow, “From Nerve Net to Nerve Ring, Nerve Cord, and Brain—Evolution of the Nervous System,” *Nature Reviews Neuroscience* 17, no. 1 (2016): 61–72.「智力」是單細胞生物所大量擁有的能力，而我認為「心智、意識與感受」需要神經系統。我正將兩者進行比對，這部分於後續內容中會更為清楚明白。

集而成的複雜組合，一般稱為腦部[10]。腦部包括了：（一）脊髓；（二）腦幹和關係密切的下視丘；（三）小腦；（四）位於腦幹上方的許多大型腦核——在視丘、基底核和基底前腦中；（五）大腦皮質，此為系統中最為先進複雜的部分。這些中央處理器管理各種可能訊號的學習和記憶儲存，並控管這些訊號的整合；對於因內部狀態和傳入刺激所引發的多種複雜反應，它們會協調這些複雜反應的執行，這是包括驅力、動機與適當情緒在內的關鍵運作；它們也會管理意像如何運用的過程，也就是我們所知的思考、想像、推理與決策。最後，意像與其序列轉換成符號，甚至最終轉換為語言的轉變過程，也是由腦部所管理。語言是對聲音與手勢的編碼，而聲音與手勢的結合可以用來表示任何事物、特性與動作。聲音與手勢之間的聯結則是由一套稱為文法的規則所掌控。具有語言能力的生物可以對非語言到語言的項目產生連續性的解譯，並建立有關這些項目的雙軌描述。

值得特別注意的是，由不同腦部部位所組織與協調的主要功能分工，例如：在腦幹、下視丘和端腦中的數個腦核，負責產生上面提到的驅力、動機和情緒行為，而腦部則運用這些行為帶出預設的動作程序（例如：某些分子的分泌與實際動作等等），來因應各種內外部情況。

另一個重要的分工是關於動作的執行和動作順序的學習。主要參與其中的是小腦、基底核和感覺運動皮質。還有一些與學習

10. 有關神經解剖學的詳細內容，請見 Larry W. Swanson, *Brain Architecture: Understanding the Basic Plan* (Oxford: Oxford University Press, 2012); Hanna Damasio, *Human Brain Anatomy in Computerized Images*, 2nd ed. (New York: Oxford University Press, 2005); Kandel et al., *Principles of Neural Science*.

以及意像性事實與事件回憶相關的重要分工部位——這裡的要角是迴路可自我回饋並互動的海馬迴和大腦皮質。對於腦部為了敘述事物而持續產生的所有非語言意像，還有另一個分工區域能夠建構語言解譯。

神經系統如此豐富的裝備和能力，最終賦予其感受能力，使其能夠獲得對內部狀態進行產生映射和形成意像的成就，這就如同一份夢寐以求的獎勵。而對於這些具有產生映射與形成意像能力的生物體而言，能擁有意識這項不確定的獎勵也歸功於此。

人類心智的光輝，也就是能夠廣泛記憶、產生感覺共鳴、以語言編碼解譯任何意像與意像關係以及產生各類智力反應的能力，卻在神經系統眾多平行發展的故事中姍姍來遲。

平心而論，我們對於整個神經系統已經知之甚多，而且我剛才提到的許多部分其主要功能都已被闡明。但我們也知道，在神經迴路的微觀和宏觀運作上還有許多細節尚不清楚，而且在構造部位的功能整合上，其概念也尚未完全成形。舉例來說，因為可用活化與否一詞來描述神經元，所以它們的運作就可用布林代數的 0 或 1 來描述。對於將腦部視為電腦的想法而言，這即是其背後的核心信念[11]。但是，微觀神經迴路運作所表現出的意外複雜度，瓦解了這種簡單的觀點。舉例來說，在某些情況下，神經元可以在不使用突觸的情況下直接與其他神經元溝通交流，而神經

11. 我們將此一核心信念歸功於沃倫．麥卡洛克（Warren McCulloch），他是現代神經科學的先驅，也是計算神經科學的創立者之一。如果今日他還與我們同在，應會激烈批評自己早期的構想。Warren S. McCulloch and Walter Pitts, "A Logical Calculus of the Ideas Immanent in Nervous Activity," *Bulletin of Mathematical Biophysics* 5, no. 4 (1943): 115–33; Warren S. McCulloch, *Embodiments of Mind* (Cambridge, Mass.: MIT Press, 1965).

元和具有支持功能的神經膠質也可以大量相互作用[12]。會有這些非典型接觸的情況，是神經迴路的一種調整。它們的運作不再符合簡單的開關模式，也無法以簡單的數位設計來解釋。此外，腦部組織與腦部所在軀體之間的關係尚未被完全了解。而對於我們如何感受、意識如何建構以及心智如何參與智力創造上，也就是在解釋我們人類最重要的腦功能層面上，腦部組織與腦部所在軀體之間的關係才是能提供完整說明的關鍵。

為了解決這些問題，我堅信從適當的歷史觀點來看待人類神經系統非常重要。該觀點需要接受以下事實：

一、對複雜的多細胞生物體而言，神經系統的出現是賦予其生命的不可或缺因素；神經系統一直是維持整個生物體內恆定狀態的僕人，儘管神經系統的細胞也仰賴同樣的恆定過程維生；在行為和認知的討論中，這種一體化的相互關係往往會被忽視。

二、神經系統是其所服侍之生物體的一部分，特別是其身體的一部分，因此它與身體有著密切的相互作用；這些相互作用的本質與神經系統為因應生物體周遭環境而產生的作用，在本質上完全不同；這種特殊關係的性質也容易被忽視。我將在第二部分對此關鍵問題著墨更多。

三、卓越神經系統的出現為神經居中調節的恆定狀態打開了一條路，也就是化學／內臟途徑以外的另一種方式；在具有感受與創造性智力的意識心智發展之後，就為在社會和文化空間中產

12. 神經元要與其他神經元進行交流，可透過的不只有突觸，還有「由細胞外電流居中傳導的側向交流」。這種現象被稱為旁觸傳遞（ephapsis；關於此特性的相關假設，請參考 Damasio and Carvalho, "Nature of Feelings".）。

生複雜反應所需的創造力開啓了一條路，這些複雜反應是因恆定的啟發而開始存在，但後來超越了恆定的需求並獲得了相當大的自主權；這裡是我們文化生命的開始，而不是中間或結束；即使在最高層次的社會文化創造中，也存在著與簡單生命過程相關的遺跡，這些過程出現在最卑微的生物體中，那就是細菌。

四、高階神經系統有一些複雜功能，這些功能的基礎位在低階系統設備的簡單運作中；因此，一開始就在大腦皮質的運作中尋找感受和意識的基礎，不會有太大的成效；反倒是如本書第二部分所探討那般，從腦幹神經核和周邊神經系統的運作中找起，反而較有機會確認感受與意識的前身。

活生生的身體和心智

所謂的心智生命，也就是關於感知、感受、想法、記錄感知與想法的記憶、想像與推理、用於解譯內部描述及發明的用語等等，我們通常會認為是由腦部所獨創。在這類想法裡，其中的主角常常都是神經系統，但這不僅太過簡化也是種誤解。就好像身體不過是個旁觀者，只是支撐著神經系統，只是個適合放置腦的容器。

毫無疑問地，神經系統是促進我們心智生命的要項。以神經、腦部、甚至是大腦皮質為中心的傳統觀點，忽略了神經系統是因輔助身體才開始存在的這件事實。神經系統負責協調身體中的生命過程，在這樣複雜且多樣化的身體中，組織、器官與系統的功能銜接以及它們與環境的關係，需要專門的系統來進行協調。神經系統即是執行協調的裝置，因此神經系統也成為複雜多細胞生命不可缺少的特徵。

對我們心智生命的更適切說法是，其簡單層面和非凡成就都是神經系統的部分副產品。在非常複雜的生理層級上，神經系統提供了簡單生命形式在沒有神經系統的情況下長期提供的東西，那就是：恆定調節。為了讓複雜身體能夠擁有生命，在完成此主要任務的途中，神經系統發展了策略、機制和能力，這些發展不僅照顧了重要的恆定需求，還產生了許多其他的結果。這些結果在生命調節上並非立即所需，與生命調節也缺乏明確的相關性。心智仰賴神經系統的存在，而這些神經系統負責在各個身體中協助生命有效運作，心智也仰賴神經系統與身體間的大量相互作用。「沒有身體，心智就不存在。」人類這個生物體具有身體、神經系統**以及**從兩者衍生而來的心智。

心智可以高飛在其基本任務之上，而且心智所形成的產物乍看之下與恆定狀態無關。

描述身體和神經系統間關係的故事需要修正。當我們談論崇高的心智時，對於身體若沒有忽視也是漫不經心地看待。身體是大型複雜生物體的一部分，而大型複雜生物體是由合作的系統所組成，而合作的系統是由合作的器官所組成，而合作的器官又是由合作的細胞所組成，而合作的細胞又是由合作的分子所組成，而合作的分子又是由合作粒子所構成的合作原子所組成。

事實上，生物體最顯著的特徵之一是其組成元件所展示的非凡合作程度，以及由此產生的異常複雜性。正如生命從細胞組成間的特定關係中現身般，生物體增加的複雜性也造就了新功能。簡單檢視個別組成並無法解釋新興的功能與性質。簡而言之，在生物體的整體結構從小變大的過程中，新興功能的出現成了生物體複雜性增加的標記。最佳例子就是生命本身在細胞組成中獨特的現身。另一個關於合作的好例子則是，極後期出現的主觀心智狀態。

生物體的生命超越了每個參與細胞的生命總和。生物體的整個生命是**總體**生命，是由在內部有所貢獻的生命經高度整合而產生的。生物體的生命超越本身所有細胞的生命，其運用了細胞，也支援細胞生存來交換有利的回報。真正「生命」的整合就是讓整個生物體能夠活著的東西，同樣的概念下，當前複雜的電腦網絡就不算是活著。生物體的生命意味著，**每個組成細胞**仍然需要也能夠使用本身複雜的微小組成，把從環境中獲得的養分轉化為能量；細胞在恆定調節的複雜規則下這樣進行，也就是在讓自己能夠克服重重困境並持續存活的恆定規範下這樣進行。但是活體生物非常複雜，人類的多樣性就是最好的例子，只有在神經系統的支持、協調和控制裝置的協助下，這才得以實現。這些系統完全都是它們所服侍身體的一部分。就系統本身而言，它們也與身體其他部分的一切相同，都是由活體細胞所組成。它們的細胞也需要定期攝取養分以保持完整性，而且它們也跟身體中的其他任何細胞一樣，都處於疾病和死亡的風險中。

器官、系統和功能在活體生物內出現的順序，對於理解這些功能如何出現並開始運作至關重要。最明顯的莫過於在思考神經系統發展史中部位和功能的**優先順序**上，其中最為顯著的就是人類神經系統與其重大產物：心智和文化。事物出現是有順序的，至於這個順序是否奇怪就取決於個人觀點了。

第二部

匯集組成文化心智

第五章

心智起源

重大轉變

近四十億年前那種看似簡單的生命，是以何種方式轉變成五萬年前左右那個蘊藏著人類文化心智的生命呢？對於這段歷程與歷程中所運用的工具，我們說得出什麼呢？說天擇和遺傳是這個轉變的關鍵，這樣的說法雖然完全正確但仍不夠。無論恆定規範有用與否，我們都需將恆定規範的出現視為天擇壓力中的一個因素。同時還要認知到一個事實，演化從來不會只遵循單一路線發展，而生物體的複雜性和效率也不會單純只是向前進步，總是會有起起落落甚至物種滅絕的情況發生。我們還要注意到，神經系統和身體必須合作才能產生人類心智，而且心智不會出現在獨自生活的生物體中，而是出現在處於社會環境中的生物體身上。最後，我們還需注意到，心智會變得豐富是因為有了感受與主觀性、基於意像的記憶，還有能以敍述形式串起意像的能力；而這些敘述形式一開始可能是類似影片的非語言序列，但最終在語言出現之後，會將語言與非語言的元素結合在一起。心智的豐富帶來了包括發明與產生智力創造性等等的能力，我偏愛將此過程稱為「創造性智力」，這是在聰明才智上的提升，好讓包括人類在內的眾多活體生物，能夠在日常生活中採取快速有效且致勝的行動。經由刻意結合心智意像與行為的方式，創造性智力為人類所要分析的問題提供了新穎的解決方案，並為人類已預見的各種機會建構新興世界。

我將在本章與接續四章當中探討這些問題，從心智的起源和產生開始談起，最後以最初讓創造性智力成真的心智組成，也就是感受及主觀性來做為結束。這裡的目標不在於全面性地討論這些能力的心理學和生物學，而是要勾勒出其本質，並認知到它們作為人類文化心智工具的角色。

具有心智的生命

一開始，那只是一個全身能夠產生些許動作的單細胞生物體所具有的感測與反應。要想像出感測與反應是什麼樣子，需先想像其細胞外膜中有孔洞，並了解當某些分子存在於這些孔洞中時，它們會作為化學訊號傳送到其他細胞，同時也會接收來自其他細胞與環境的訊號。想像一下，這就像是散發氣味及聞到氣味那樣。感測與反應首先是這樣產生的：釋出一個表示某個生物體存在的訊號，並收到具有同等能力的生物體回應訊息。這些訊號如同刺激物般，會產生相對應的刺激。雖然這些感測分子的行為就好像它們真的擁有「眼睛」與「耳朵」一樣，但實際上並沒有[1]。嗅覺和味覺則會是更接近的比喻，但這些感測分子也沒有這兩種感覺能力。

1. 有充分的證據支持此一想法。全面性的論述請參考：František Baluška and Michael Levin, “On Having No Head: Cognition Throughout Biological Systems,” *Frontiers in Psychology* 7 (2016).

這個過程與「心智」完全無關。在此單細胞之中，沒有任何能夠**象徵**外部世界或內部世界的表徵，也就是沒有可以稱為意像的東西，更不用說是心智或意識了。這只是某種感知過程的開始，隨著時間過去，神經系統一旦現身，就會對系統周圍的世界確實進行模擬並產生表徵，以此作為心智的基礎，並最終形成主觀性。邁向心智形成之路要從基本感測與反應開始，而今日在我們生物體內以及每個動物、植物、水和土壤，甚至是地球深處裡的細菌世界中，感測與反應仍在運作之中。在細菌中，感測與反應傳達出其他細菌存在的訊息，甚至有助於估算附近有多少其他細菌存在。但簡單的感測與反應無須用到心智與心流的特性。除了打個比方時可能會這麼說之外，細菌和許多其他單細胞生物並不具心智或意識。不過，感測與反應對於最終變得更加複雜的感知與心智仍然有所貢獻。若要解析感知與心智，就需要先認知並理解感測與反應，並取得串起它們的連結。就歷史上而言，感知的感測與反應層級比心智的要早出現，而**目前**也還存在於具有心智的生物體中。在大多數正常情況下，我們自己的心智會對被感測的物質做出反應，並以心智表徵與心智引導行動的形式產生進一步的反應。只有處於麻醉和睡眠狀態時，我們才會暫停基本的感測與反應，甚至停止得還不完全[2]。

最終出現了多細胞生物體。牠們的動作較佳，而且體內開始出現器官，器官也逐漸變得更為分化。最具指標的創新就是全身系統的精進和新式系統的出現。這裡出現的不再是腸道、心臟、肺部等等單一功能的器官，而是能涵蓋整個領域的通用系統

（general systems）。不像單一細胞主要照應自身的運作那樣，通用系統是由許多細胞所組成，其照應的也是多細胞生物體內**所有**其他細胞的運作。舉例來說，通用系統致力於淋巴液和血液等體液的循環、產生內部和最終的外部動作，以及對生物體運作進行整體協調。提供協調的系統包括了，經由荷爾蒙這種化學分子作用的內分泌系統，以及確保發炎反應和免疫力產生的免疫系統。主要的整體協調系統隨後跟進，那當然就是神經系統。

跳到幾十億年後的現在，生物體已經非常複雜，協助生物體謀生與生存的神經系統也是。神經系統已經能夠感測到環境中的不同部分，像是實體物件與其他生物等等，並且能夠經由精密肢體與全身的適當動作來產生反應，像是抓住、踢走、摧毀、逃跑、觸碰及性行為等等動作。神經系統與它們所服侍的生物體通力合作。

不管是在生物體的外部**還是**內部，神經系統能夠對所感測之物體與動作的許多特徵做出反應。上述情況發生許久之後，在某

---

2. 在深度睡眠和深度麻醉期間，有關體外的感測和反應會大量減少，差不多算是停止了。體內則會繼續被感測並產生不同程度的反應以維持恆定狀態。值得注意的是，麻醉通常被認為是種意識不存在的狀態，但情況並非如此。František Baluška et al., "Understanding of Anesthesia—Why Consciousness Is Essential for Life and Not Based on Genes," *Communicative and Integrative Biology* 9, no. 6 (2016): e1238118.
包括植物在內的**所有**生物顯然都可以被麻醉。麻醉會暫停感測與反應的過程。我相信在人類這般複雜的生物中，麻醉之所以能暫停感受和意識，是因為感受和意識仰賴感測與反應的一般機制。但感受和意識也仰賴其他過程，它們不受限於感測與反應。因此不可能根據對麻醉的反應，做出「細菌具有感受和意識」這樣的結論。正如我在前面章節中所論述的，細菌的正常複雜行為並不需要感受或意識，但那樣的現象常被定義成感受或意識。

個時間點上，開始出現能對被感測物體和事件進行**映射**的能力。這意味著神經系統不只能夠協助偵測刺激並做出適當反應，還可以從神經迴路的規劃布局中，藉由神經細胞的活動，開始確實繪製出物體與事件在空間中的映射圖。為了稍微了解一下這如何運作，可以想像神經元分布在電路板上並連成迴路，板面上的每個點都對應著一個神經元。接著想像一下，迴路中的神經元在活化時會發亮，像是用螢光筆在電路板上畫個點那樣。依序逐漸增加許多這樣的點，就會產生可以連接或相交的各種線條，並創造出一幅映射圖。讓我舉一個最簡單的例子：當腦部對 X 形物體進行映射時，它會沿著以適當定點及角度相交的兩條直線來活化神經元。結果就會產生出一個 X 形的神經映射圖。腦部映射圖中的線條代表物體的結構配置，也就是物體被感受到的特徵、運動或是空間中的位置。儘管此種映射圖可以呈現得「極為逼真」，但並非必要。不過，它必須保留實體各部分間的內在關聯，例如組件間的角度及疊加等等[3]。

3. 圖特爾（Tootell）與同事的發現在此方面頗具啟發性。Roger B. H. Tootell, Eugene Switkes, Martin S. Silverman, and Susan L. Hamilton, "Functional Anatomy of Macaque Striate Cortex. II. Retinotopic Organization," *Journal of Neuroscience* 8 (1983): 1531–68. 請參見：David Hubel and Torsten Wiesel, *Brain and Visual Perception* (New York: Oxford University Press, 2004); Stephen M. Kosslyn, *Image and Mind* (Cambridge, Mass.: Harvard University Press, 1980); Stephen M. Kosslyn, Giorgio Ganis, and William L. Thompson, "Neural Foundations of Imagery," *Nature Reviews Neuroscience* 2 (2001): 635–42; Stephen M. Kosslyn, William L. Thompson, Irene J. Kim, and Nathaniel M. Alpert, "Topographical Representations of Mental Images in Primary Visual Cortex," *Nature* 378 (1995): 496–98; Scott D. Slotnick, William L. Thompson, and Stephen M. Kosslyn, "Visual Mental Imagery Induces Retinotopically Organized Activation of Early Visual Areas," *Cerebral Cortex* 15 (2005):1570–83; Stephen M. Kosslyn, Alvaro Pascual-Leone, Olivier Felician, Susana

現在發揮你的想像力，想像繪出的映射圖不僅僅只有形狀或空間位置，還包括在空間中出現時伴隨的聲音，像是柔和或粗嗄的聲音、響亮或微弱的聲音、接近或遠離的聲音，還可以再想像從觸覺、嗅覺與味覺所建立出的映射圖。再多發揮一點想像力，想像從生物體內所發生的「物體」與「事件」建構出的映射圖，這即是內臟與其運作。最後，神經活動網絡所描繪產生的映射圖，無非就是我們在心智中所體驗到的意像內容。每種感官的映射圖都是整合產生意像的基礎，而這些隨著時間流動的意像**即是**心智的組成要素。它們是複雜生物體存在的一個徹底轉變步驟，也是我所強調的，神經系統與身體合作的良好結果。沒有此一步驟，人類文化就永遠不會出現。

Camposano, et al. "The Role of Area 17 in Visual Imagery: Convergent Evidence from PET and rTMS," *Science* 284 (1999): 167–70; Lawrence W. Barsalou, "Grounded Cognition," *Annual Review of Psychology* 59 (2008): 617– 45; W. Kyle Simmons and Lawrence W. Barsalou, "The Similarity-in-Topography Principle: Reconciling Theories of Conceptual Deficits," *Cognitive Neuropsychology* 20 (2003): 451–86; Martin Lotze and Ulrike Halsband, "Motor Imagery," *Journal of Physiology*, Paris 99 (2006): 386–95; Gerald Edelman, Neural Darwinism: *The Theory of Neuronal Group Selection* (New York: Basic Books, 1987) 提供了神經映射上有效益的討論，並強調應用在篩選映射圖上的價值理念；Kathleen M. O'Craven and Nancy Kanwisher, "Mental Imagery of Faces and Places Activates Corresponding Stimulus-Specific Brain Regions," *Journal of Cognitive Neuroscience* 12 (2000): 1013–23; Martha J. Farah, "Is Visual Imagery Really Visual? Overlooked Evidence from Neuropsychology," *Psychological Review* 95 (1988): 307–17; *Principles of Neural Science: Fifth Edition*, edited by Eric Kandel, James H. Schwartz, Thomas M. Jessell, Steven A. Siegelbaum, and A. J. Hudspeth (New York: McGraw-Hill, 2013).

重大克服

產生意像的能力為生物體開啟了**描繪**周遭世界的大道，這是個包括各種可能物體**與**其他整個生物體的世界；而且同樣重要的是，它讓生物體得以**描繪自身內部的世界**。在映射和意像與心智出現之前，生物體就能認知到其他生物體和外部物體的存在，並因此而有所反應。對於散發出化學分子或碰觸到自己的物體，生物體雖然可以**檢測出**化學分子或機械性刺激的存在，但檢測過程並不會描述出這個物體的**結構配置**。生物體可以感測到另一個生物體的存在，因為它們已經接觸到其他生物體的**一部分**。它們也可善意回應並被對方感測到。但是映射與意像的出現提供了一種新的可能性：生物體現在可以產生**神經系統周遭世界的個體描繪**。在活體組織中，這是標誌與符號的正式起點。視覺、聽覺或觸覺的感官頻道設法檢測與描述出物體及事件，再經由這些標誌與符號「描繪」與「模擬」出物體及事件。

神經系統的「周遭」極為豐富，它實際上遠不只眼前所見的那些。它除了包括生物體的外部世界之外，還包括了我們所提及的生物體**內部**世界。遺憾的是，無論科學家或非專業人士，在這類討論中通常會想到的唯一環境，都只是生物體**整個個體**外的周遭環境物體和事件。生物體內部世界的這部分「周遭」經常受到忽略，因而危及一般生理學和認知中的現實概念。

我相信，在神經系統內部描繪神經系統本身整個環境的可能性，也就是能夠擁有個體內在表徵的這件事，為生物體的演化設定了新的方向。這些都是生物體缺乏的「靈魂」，也極有可能就是尼采把人類想像成「植物與靈魂混合體」時所想的靈魂。最終，與身體其他部分合作運行的神經系統，創造出生物體周遭世界的內部意像，同時也創建出生物體內部的意像。我們最後終於平靜溫和地進入了心智的時代，而這個時代的精髓目前仍然與我們同在。我們現在能以某種方式將意像串聯在一起，讓意像可對生物體敘述出生物體的內部事件**以及**外部事件。

因此，演化過程中必須遵循的步驟相當明確。首先，運用由生物體內部最古老組成部分所形成的意像，也就是主要在內臟和血液循環中所進行的化學代謝過程及其所產生的作用，大自然逐漸形塑出感受。其次，運用生物體內部較新組成部分（骨骼架構和與附著其上的肌肉）的意像，大自然產生了包覆個別生命之外殼的表徵，也就是個別生命所在軀體的實際表徵。這兩組表徵的最終結合為意識打開了一條路。第三，運用同樣的意像形成工具與意像內在力量，也就是可以代表與象徵其他事物的那種力量，大自然發展出了語言。

意像需要神經系統

精密的生命過程無須神經系統照樣可以存在得很好，但精密的多細胞生物就**需要**神經系統來運轉其生命了。神經系統在生物體管理的每個面向都扮演著重要角色。以下就是其中一些例子：神經系統協調動作，包括了在內臟中的內部動作，與經由運用肢體所產生的外部動作；神經系統協調體內化學分子的生產與運送，這些分子是與內分泌系統合作維持生命狀態的必需品；神經系統協調生物體有關自然界明暗周期的整體行為，並且也執行睡眠和清醒的相關運作以及新陳代謝的必要變化；神經系統協調維持適合延續生命的體溫；最後但絕非不重要的是，神經系統會產生映射圖，而成為意像的映射圖就是心智的主要成分。

在神經系統變得複雜之前，意像不可能存在。海綿或像水螅這類刺胞動物的世界，拜簡單神經系統所賜而變得豐富，但形成意像不太可能是這種簡單神經系統所擁有的能力[4]。我們只能猜測，唯有神經系統與行為發展到極其複雜的更精密生物，才會擁有在某些基本方面上與人類心智相似的那種心智。這類心智很有可能存在於昆蟲這類生物當中，也有可能存在於所有或大多數的脊椎動物中。鳥類顯然就具有心智，當哺乳動物在世上出現時，牠們的心智必定與我們的心智有足夠的相似性，因此我們自然而然地就會假設某些哺乳動物不但知道我們在做什麼，也時常能夠了解我們的感受，甚至有些時候能知道我們的想法。只要想想黑猩猩、狗和貓、大象和海豚、狼就知道了。牠們缺乏語言、牠們的記憶力和智力也不及我們，因此也沒有產生與人類相媲美的文化產物。這些都是顯而易見的事實。儘管如此，血緣關係和相似性仍然具有極大的優勢地位，它們對於幫助我們理解自身極為重要，也對我們會以何種方式變成什麼樣的人這件事非常重要。

神經系統擁有豐富的映射設備。眼睛和耳朵分別在視網膜和內耳中，映射出視覺世界和聲音世界的各種特徵，並繼續在中樞神經系統結構中這樣運作，隨著中樞神經系統結構依序深入大腦皮質之中。當我們用手指觸摸一個物體時，分布在皮膚上的神經末梢就會映射出物體的各種特徵：整體的幾何形狀、材質與溫度等等。味覺和嗅覺是對外部世界進行映射的另外兩個管道。像人

4. Hejnol and Rentzsch, “Neural Nets.”

類這樣先進的神經系統製造了大量的**外部世界意像和個別生物體內部世界的意像**。而內部世界的意像根據其來源和內容，會有兩種截然不同的形式：古老的以及較不古老的內部世界。

生物體外部世界的意像

外部世界的意像源起於位在生物體表面的感官探測器，探測器會收集我們周遭世界物理結構中的各種詳細資訊。傳統的五種感官，也就是視覺、聽覺、觸覺、味覺和嗅覺，都有負責收集資訊的專門器官（而下文**註釋 5** 中所提的前庭感覺則與聽覺密切相關）。五種感官中負責視覺、聽覺、味覺和嗅覺的四種感官皆位於頭部，彼此之間也關係密切。嗅覺與味覺器官分布在小片黏膜中，黏膜是種天然保濕且不會受到陽光直射的另一類皮膚，它位在鼻腔和口腔內層中。觸覺的專門器官則分布在整個皮膚表面和黏膜上。奇特的是，腸道中竟有味覺受器，毫無疑問地，這是只有腸道及其神經系統存在的那個時代所留下的遺跡。[5]

每個感官探測器都致力於採樣與描述外部世界的樣貌，也就是致力於採樣與描述世界的無數特徵。五種感官中沒有任何一種可以獨立完整描述出外部世界，不過人類腦部最終仍會將每種感官的部分貢獻整合成物體或事件的全面性描述。這種整合的結果接近於描述出物件「整體」。在這樣的基礎上，就可以產生對物

5. Inge Depoortere, "Taste Receptors of the Gut: Emerging Roles in Health and Disease," *Gut* 63, no. 1 (2014): 179–90. 為了簡單化，我略過不談負責告知我們身體在三維空間中位置的前庭感覺。前庭感覺在解剖學與功能上都與聽覺密切相關。前庭受器位於內耳，所以也在頭部之中。我們的平衡感就仰賴前庭系統。

體或事件的全面性合理意像。雖然這不太可能是個「完整」的描述，但對我們而言，這的確已經大量採樣了物件的特徵，無論如何，有鑑於我們周遭現實的本質以及感官的設計，這就是我們能取得的所有一切了。幸運的是，我們所有人都處在同樣一個不完整的採樣「現實」中，而且都受到類似的「意像形成」限制。對人類而言，這是個公平的競爭環境，我們也在極大程度上與其他物種共享這個環境。[6]

---

6. 來自每種感官的訊號首先在專門的「早期」皮質區內進行處理，例如：視覺、聽覺、本體感覺等等，但這些訊號或相關訊號後續必須在顳葉、頂葉、甚至額葉的相關皮質區整合。每個皮質區都有可雙向交流的相互連接。能夠進一步協助這個過程的還有：預設模式網絡之類的支持網絡，以及來自腦幹神經核和基底前腦核的正常調節訊號。Kingson Man, Antonio Damasio, Kaspar Meyer, & Jonas T. Kaplan, "Convergent and Invariant Object Representations for Sight, Sound, and Touch," *Human Brain Mapping* 36, no. 9 (2015): 3629–40, doi:10.1002/hbm.22867; Kingson Man, Jonas T. Kaplan, Hanna Damasio, and Antonio Damasio, "Neural Convergence and Divergence in the Mammalian Cerebral Cortex: From Experimental Neuroanatomy to Functional Neuroimaging," *Journal of Comparative Neurology* 521, no. 18 (2013): 4097–111, doi:10.1002/cne.23408; Kingson Man, Jonas T. Kaplan, Antonio Damasio, and Kaspar Meyer, "Sight and Sound Converge to Form Modality-Invariant Representations in Temporoparietal Cortex," *Journal of Neuroscience* 32, no. 47 (2012): 16629–36, doi:10.1523/JNEUROSCI.2342-12.2012. 關於能夠支持這類過程的神經架構背景因素，請參見 Antonio Damasio et al., "Neural Regionalization of Knowledge Access: Preliminary Evidence," *Symposia on Quantitative Biology* 55 (1990): 1039–47; Antonio Damasio, "Time-Locked Multiregional Retroactivation: A Systems-Level Proposal for the Neural Substrates of Recall and Recognition," *Cognition* 33 (1989): 25–62; Antonio Damasio, Daniel Tra- nel, and Hanna Damasio, "Face Agnosia and the Neural Substrates of Memory," *Annual Review of Neuroscience* 13 (1990): 89–109. 也請參見 Kaspar Meyer and Antonio Damasio, "Convergence and Divergence in a Neural Architecture for Recognition and Memory," *Trends in Neurosciences* 32, no. 7 (2009): 376–82. 歐基斐（J. O'Keefe）發現了海馬迴中的位置細胞（place cells），而摩瑟夫婦（M. H. and E. Moser）則發現了內嗅皮質網格細胞（grid cells），這兩項發現擴展了我們對這些系統的了解。

在每種感官神經末梢上的專業分工確實令人震驚，每一種都隨著演化時間切合周遭世界的特徵和特質。感覺末梢運用化學和電化學訊號這些工具，將外部訊息傳入、並穿過周邊神經的路徑與中樞神經系統的低階組成結構，例如神經節、脊髓核和腦幹下部神經核。然而，意像形成所仰賴的關鍵功能就是映射，通常是宏觀上的映射，也就是能夠以某種繪圖法繪出從外部世界採樣得到的不同資料，腦部可以在這個空間中映射出活動的模式以及動態元素在模式中的空間關係。這就是腦部如何能夠映射出你所看到的臉龐、所聽聲音的大致結構，或者所觸摸物體的形狀。

生物體內部世界的意像

我們生物體內有兩種世界，可將其稱為古老的內部世界與較不古老的內部世界。**古老**的內部世界與基本恆定狀態有關 這是最先出現也是最古老的內部世界。在多細胞生物體中，這是個配有相關化學物質進行代謝的內部世界，也是諸如心臟、肺臟、腸道與皮膚等內臟的內部世界，同時也是生物體中隨處可見的平滑肌所構成的內部世界。平滑肌協助建造血管壁和器官包膜，其本身也是構成內臟的元素。

內部世界的意像是我們會以「幸福」、「疲勞」或「不適」、「痛苦」與「愉悅」、「心悸」、「胃灼熱」或「腹絞痛」等用語來描述的意像。它們是一種特殊的類型，因為我們不會運用繪出現實世界物體的同樣方式，來「繪製」古老的內部世界。可以確定的是，雖然我們會以內臟感覺這種特性在心中闡明內臟形狀、大小與位置上的變化，卻對細節著墨不多。內臟感覺就是當我們處於恐懼時所發生的咽喉緊縮，或者是氣喘發作時的氣管緊縮與呼吸困難，還有某些分子對身體不同部位所造成的作用，像是顫抖之類的運動反應通常就包括其中。古老內部世界的這些意像即是**感受**的核心部分。

與古老內部世界並存的，還有一個**較新**的內部世界。這是一個由骨骼與附著其上之肌肉「骨骼肌」所支配的世界。骨骼肌也被稱為「橫紋肌」或「隨意肌」；這有助於將它們與另一種「平滑肌」或「非隨意肌」區分開來，平滑肌純粹是種內臟肌肉，並且不受意識所控制。我們運用骨骼肌來移動、操作物體、說話、寫字、跳舞、演奏樂器和操作機器。

部分古老內臟世界位在其中的整個身體架構，就是被古老皮膚世界實實在在覆蓋的骨架。請注意，皮膚是我們最大的內臟。也請注意，我們的**感官門戶**（sensory portals）遍布整個身體架構，就像一件鑲滿許多珠寶的複雜首飾一樣。

「感官門戶」一詞所指的是身體架構中被植入感官探測器的區域，以及感官探測器本身。主要感官探測器中有四個都界定清楚：含有控眼肌肉與眼內裝置的眼窩；內有鼓室、鼓膜及相鄰前庭的耳朵（前庭負責感知空間位置，也就是平衡）；鼻子及其嗅覺黏膜；舌頭上的味蕾。至於第五個門戶，即是可以觸摸任何物體並感受材質的皮膚。皮膚遍布全身，但其感知能力分布不均，因為這些感知能力主要集中在手、口、乳頭和生殖器區域。

我之所以會如此重視感官門戶的概念，與其在感知產生上的作用有關。讓我來解釋一下。舉例來說，我們的視野是一連串過程所產生的結果，這個過程從視網膜開始並持續跨越視覺系統的幾個駐點，例如視覺神經、上膝狀核與上丘，以及初級與次級視覺皮質。但為了產生視覺，我們還需要進行**觀看的動作**，這些動作是由身體上**有別於視覺系統駐點**的**其他結構**（各種肌肉群）與神經系統（運動控制區域）所完成。而這些其他結構就位於視覺感官門戶中。

視覺感官門戶由什麼組成？ 由眼窩、眼瞼和眼睛周圍的肌肉組織（讓我們可以皺眉與凝視）、可調整視覺焦點的水晶體、控制光量的瞳孔以及移動眼睛的肌肉所構成。所有這些結構與其個別運作都由初級視覺過程進行良好協調，但它們卻不是初級視覺過程中的一部分。這些結構顯然負責執行，可以說是擔任助手的角色。我們之後談到意識時還會提到，它們甚至具有更高階的意外作用。

古老的內部世界是一個在生命調節上會有波動的世界。它可能運作良好，也可能運作不佳，但它的運作成效對我們的生命與心智至關重要。因此，古老內部世界運作所形成的意像，也就是內臟的狀態及化學作用的結果，必須反映出內部世界狀態的好壞。生物體需要這類意像的作用。生物體無法漠視它們，因為生存取決於這些意像所反映出的生命。這個古老內部世界的一切都經過考核，考核結果可能是好、是壞或介於兩者之間。這是一個以好壞**價值**衡量的世界。

新式內部世界是一個由身體架構、架構內感官門戶位置與狀態，以及隨意肌所支配的世界。感官門戶在身體架構內等待著，並為外部世界映射圖所產生的資訊做出重要貢獻。它們在生物體內，向生物體的心智清楚指出當前生成意像的來源**位置**。這對建構生物整體意像具有必要性，正如我們會看到的，這是形成主觀性的關鍵步驟。

新式內部世界也會產生價值，因為它活生生的軀體並無法逃離恆定狀態的莫名變動。但比起古老的內部世界，新式內部世界較不脆弱。骨骼和骨骼肌肉組織形成一個保護殼。它堅固地包圍了柔軟的古老化學與內臟世界。新式內部世界與古老內部世界的關係，就如同外掛式機械骨架與我們真實骨骼的關係一樣。

第六章

心智擴展

隱藏的交響樂團

葡萄牙詩人費爾南多·佩索亞（Fernando Pessoa）將自己的靈魂視為一個隱藏的交響樂團。他在《不安之書》（*The Book of Disquiet*）中寫道：「我不知道哪些樂器在我的內心中發聲演奏，是弦樂器還是豎琴，是天巴鼓還是一般鼓。」[1] 他只能認知到自己是首交響樂。他的直覺真是敏銳，因為進駐我們心智中的構造，完全可以想成是由自身所屬生物體內的幾支隱藏交響樂團所演奏的短暫樂曲。佩索亞對於是誰演奏了所有這些隱藏樂器並沒有表現出疑惑。也許他看到自己的多個化身演奏了所有樂器，有點像是《美國人在巴黎》（*An American in Paris*）中的奧斯卡·萊文特（Oscar Levant）那般，對於佩索亞這位創造出多種別名的詩人而言，這不足為奇[2]。不過我們也許會問，這些想像中的交響樂團樂手究竟是誰？答案就是：**我們生物體周遭世界中的物體與事件（無論是實際出現或從記憶中回想而來），以及生物體內部世界中的物體與事件。**

---

1. Fernando Pessoa, *The Book of Disquiet* (New York: Penguin Books, 2001)
2. 奧斯卡·萊文特這個角色是作曲家，做著白日夢的他幻想自己有了莫名的成功。他想像著自己在音樂廳中為同樣由數個自己所組成的觀眾演奏鋼琴，他們當然掌聲熱烈。他最後還演奏了其他樂器並指揮樂團。

那樂器呢？佩索亞無法確認他所聽到的樂器，但我們可以幫他確認。佩索亞的交響樂團有兩組樂器。首先，是讓神經系統與生物體周遭及內部世界相互作用的主要**感官裝置**。其次，是對任何物體或事件在心智中的存在形象，持續產生情緒反應的裝置。情緒反應是由生物體古老內部世界的生命歷程變化所構成，而產生情緒反應的裝置就是所謂的驅力、動機與情緒。

當下出現或從記憶中回想的物體與事件就是各種樂手，它們並不會拉著任何小提琴或大提琴的琴弦，也不會彈奏無數鋼琴的琴鍵，但此種比喻的確傳神。做為生物體心智中不同實體的物體與事件確實會「演奏」，意思就是它們可以作用在生物體的某些神經結構上，「影響」它們的狀態，並在短暫的時間中改變那些結構。在「演奏時間」中，它們的行動產生了某種音樂，那是我們思想與感受的音樂，也是呈現內部敘述意義的音樂，而內部敘述正是由它們協助建構而成。結果可能很微妙，也可能並非如此。有時它就等同於一場音樂表演。你可以被動地參與，或也可以主動介入，將音樂擴展得更大或縮減得更小，並產生無法預測的結果。

為了說明內部交響樂團的性質和組成，以及其可演奏的音樂類型，我將援用自己在意像形成上所概述的三種類型來說明。形成意像的訊號有三個來源：**生物體周遭的世界**（皮膚與部分黏膜中的特定器官可從這裡蒐集到資料）、**生物體內部世界**中的兩個不同組成，也就是**古老化學／內臟腔室**與**較不古老的肌肉骨骼架構及其感官門戶**。對於心智事件的解釋，常會流於只注重生物體的周遭世界，好似其他物件都不是心智的一部分，或對其並無重大貢獻。而那些將生物體內部納入考量的解釋，也普遍無法區分出我在這裡所區分的世界，也就是化學／內臟的古老演化世界，以及肌肉骨骼架構與感官門戶的近期演化世界。

我們常說這些「來源」與中樞神經系統「連線」，中樞神經系統從其所接收的素材中產生映射與形成意像。但是，這是將正在發生的事情過分簡化的誤導情況。神經系統與身體之間的關係絕不簡單。

首先，上面提到的三個來源為神經系統提供了非常不同的素材。其次，三種來源的「連線」通常被認為不相上下，但事實並非如此。只有三種來源都能夠產生前往中樞神經系統的電化學訊號時，它們才是旗鼓相當。然而，這些「連線」在解剖結構與運作上其實明顯不同，特別是古老的化學／內臟內部世界。第三，除了電化學訊號之外，古老的內部世界還能經由更古老的純化學訊號直接與中樞神經系統交流。第四，中樞神經系統可以**直接**對內部訊號產生反應，特別是對來自古老內部世界的訊號產生反應，以作用在訊號來源上。在大多數情況下，中樞神經系統並不會**直接**作用於外部世界。**「內部」與神經系統會形成一個互動的複合體，但「外部」與神經系統則無**。第五，所有來源與中樞神經系統進行「分級」交流，以便在訊號從其「周邊」來源到中樞神經系統的處理過程中，讓訊息產生轉化。實際狀況遠比我們所想得更為混亂。[3]

3. 在任何從生物學上來理解心智過程的嘗試中，要簡化周邊／腦部的關係是主要的問題之一。現實中的過程違背了傳統的腦部概念，傳統概念認為腦部是一個接收類電腦訊號並根據需要做出反應的獨立器官。現實情況則是，這些訊號打從一開始就不是純粹神經性的訊號，而是在前往中樞神經系統的途中逐漸產生變化。不只如此，神經系統可以在不同層級上對輸入訊號做出反應，因而改變產生訊號的原始狀態。

我們心智過程的驚人豐富性取決於外部世界所貢獻的意像上，但這些意像會以不同的結構與過程來組成。外部世界貢獻的意像描述了周遭世界被我們感知到的結構，這是我們感官設備感測範圍內的周遭世界。我們另稱為情感的意像其主要貢獻者則是古老的內部。新式內部則或多或少將生物體整體結構的意像帶入心智之中，並且貢獻出更多的感受。對於心智生命的解析，若是無法將這些事實納入考量，可能就無法成功解釋心智。

可以肯定的是，這些意像可以被修改、被附加並相互連接，也因此豐富了心智的過程。但作為轉換與組合基質的意像，源起於三個不同的世界，而它們各自獨特的貢獻也需納入考量。

形成意像

任何從簡單到複雜的意像形成都是神經裝置產生的結果，這些神經裝置先集結各種映射圖，之後讓這些映射圖進行相互作用，以便組成的意像能產生更為複雜的組合意像，來表現出神經系統外的世界，也就是生物體內部及外部的世界。映射圖與對應意像的分布並不平均。與內部世界相關的意像首先在腦幹神經核中整合，儘管它們會在大腦皮質的腦島皮質（insular cortices）和扣帶皮質（cingulate cortices）等幾個關鍵區域中被重現與擴展。與外部世界相關的意像主要則在大腦皮質中進行整合，不過上丘（superior colliculi）對此也有整合作用。

外部世界的物體與事件讓我們體驗到的感受，當然有很多種。視覺和聽覺的器官以及觸覺、味覺和嗅覺的器官，在需要感受的時刻會適時參與其中。當你在漆黑的音樂廳聆聽音樂演奏時，參與其中的感官與在水下游泳並試圖觀賞珊瑚礁時的感官並不一樣。感受的主要來源不同，但它們都是多種的感受，並且連接到中樞神經系統的多個專門感覺區域，例如所謂的「早期」聽覺、視覺和觸覺皮質。有趣的是，另一組被稱為「聯合」皮質（“association” cortices）的大腦區域，對於在「早期」皮質中組成的意像進行了必要整合。

聯合皮質與早期皮質相互聯繫以負責整合。因此，對於在特定時刻即時感知有所貢獻的個別組成部分，也許能整合成一個整體來進行體驗。意識的其中一個組成部分就對應到意像的大規模整合。同時**且**依序活化個別區域就能產生整合。這相當於選出視覺意像與幾段音軌來編輯影片，依照所需進行排序，但從不印製出最終結果。最終的結果發生在「心智」之中且快速通過；除了可能以編碼形式留下的殘存記憶外，最終結果會隨著時間消逝而消失。外部世界的所有意像幾乎都與**情感**反應並行處理，這些情感反應是相同意像在腦中其他區域作用產生的，也就是在腦島這類相關身體狀態表徵的腦幹與大腦皮質特定神經核中產生的。這意味著，我們的腦部不僅忙於對各種外部感官來源進行映射與整合，同時也忙於對內部狀態進行映射與整合，這個過程的結果就是感受。

現在暫停一會兒，讓我們思考一下腦部所完成的奇蹟，因為其將來自外部與內部來源的多種感受像魔術般地轉變成意像，並將它們整合成腦中的影片。相較之下，實際編輯影片就簡單多了。

從音樂廳到映射室

映射圖在哪裡繪製？準確地說，產生映射的結構位於中樞神經系統內，其先決條件顯然是周邊神經系統中的許多中介結構要為中樞神經預先準備和配置好產生映射的素材。以人類為例，關鍵的產生映射結構位於三個腦層：腦幹與頂蓋中的幾個神經核（包括丘腦神經核）；在更上層端腦中的膝狀核；以及包括內嗅皮質和相關海馬系統的多個大腦皮質區域，這也是最為豐富及廣泛的區域。這些區域是專門處理感官資訊的特定管道。視覺、聽覺和觸覺便是以這種方式產生，產生的地點就在於特定感覺形式專屬的神經系統互連島中。一開始被分離的訊號根據感覺形式進行後續整合。這種情況發生在皮質下層，也就是深層上丘之中，還有大腦皮質中，來自每個感官流（sensory stream）內不同映射區域的訊號會在此混合與相互作用。這些訊號經由神經分層互連的精密複雜網絡來進行這樣的整合。舉例來說，經由這樣的整合運作，讓我們能夠在看到某人嘴唇動作的同時，也會聽到與唇部動作同步的聲音。

意義、語言解譯和記憶建構

我們的感知和其所喚出的想法不斷產生語言上的平行描述。此描述也是以意像建構而成。無論任何語言，無論是在口語、書寫或在點字觸摸上，我們使用的所有字詞都是由心智意像所組成。這適用於字詞讀音與語調的聽覺意像，也適用於代表這些聲音的相對應視覺符號／字母編碼。

但是，心智不僅僅是由物體與事件的直接意像以及其語言解譯所構成。心智中還出現了無數與任何物體或事件有關的其他意像，這些意像與物體或事件的結構特性及關係有關，也對物體或事件的結構特性及關係進行描述。通常與物體或事件相關的意像集合等同於對該物體或事件的「想法」，也就是對物體與事件的「概念」、意義及語義。想法，也就是概念與其含義，可以轉化為符號用語，並能以符號來思考；它們也可以轉化成一類特殊的複雜符號，也就是語言文字。字詞與受文法掌控的句子會進行轉化解譯，但這種轉化解譯也是立基於意像之上。心智完全就是由意像所組成，這些意像從物體與事件的表徵到相對應的概念和語言解譯都有。意像就是心智的普遍象徵[4]。

在感知期間中完成的感官整合、其過程所引發的想法，以及這些過程的多方語言解譯，皆能確保記憶的形成。我們在心智中

4. 對概念與語言處理過程的神經基礎研究，已是認知神經科學研究的主要領域之一。我們的研究團隊對此領域也有所貢獻，以下這些參考文獻說明了我們多年來所做的一些貢獻：Antonio Damasio and Patricia Kuhl, "Language," in Kandel et al., *Principles of Neural Science*; Hanna Damasio, Daniel Tranel, Thomas J. Grabowski, Ralph Adolphs, and Antonio Damasio, "Neural Systems Behind Word and Concept Retrieval," *Cognition* 92, no. 1 (2004): 179–229; Antonio Damasio and Daniel Tranel, "Nouns and Verbs Are Retrieved with Differently Distributed Neural Systems," *Proceedings of the National Academy of Sciences* 90, no. 11 (1993): 4957–60; Antonio Damasio, "Concepts in the Brain," *Mind and Language* 4, nos. 1–2 (1989): 24–28, doi:10.1111/j.1468-0017.tb00236.x; Antonio Damasio and Hanna Damasio, "Brain and Language," *Scientific American* 267 (1992): 89–95.

建構多種感官的感知時刻，如果一切順利，我們可以記住那些感知時刻並在之後回想起來，與它們在想像中一同運作。

稍後我將繼續討論的問題是，意像如何呈現在我們的意識中，以及如何呈現在顯然僅屬於每個人的私密心智中。我們經由複雜的意識過程來**了解**意像，而不是透過一些神祕「小人」（homunculus）[5]來了解。奇特的是，正如我們將在第九章中所見的那樣，意識過程本身仰賴意像。但是，不管意像對意識的貢獻如何，一旦意像形成，即便只是在基礎層級進行處理，意像顯然就能**自動地直接**引導行動。經由描繪出行動目標並因此讓意像引導的肌肉系統更能準確達到目標，意像就能自動地直接引導行動。要抓到這種優勢的重點，只要想像你為了保護自己必須抵抗一個你只能靠嗅覺聞到的敵人就會明白了。你要如何擊中敵人？目標究竟在哪裡？你可能沒有視覺直接提供的明確空間座標，而聽覺或許能提供定位上的協助，尤其若你是隻蝙蝠！

視覺意像讓生物體能夠精準地對目標採取行動；聽覺意像則讓生物體能在空間中自我定位，即便是在黑暗之中，我們也會有良好發揮，而蝙蝠則是能發揮得更加巧妙。這裡的先決條件是，生物體得處於清醒且自覺的狀態，且意像的內容要與該特定時刻的生物體生命**有關**。換句話說，從演化的角度來看，意像必須能幫助生物體採取有效的行動，即使生物體僅只是有效率地控制行動，甚至在缺乏複雜的主觀性、思考分析和情勢衡量下也是如此。生物體的意像形成能力一旦成形，必然會在大自然的天擇中脫穎而出。

5. 譯注：這裡的「小人」指的應是皮質小人（cortical homunculus），其為人體不同部位與大腦負責該部位之運動與感官功能的對應圖。

豐富心智

如同時常在生命漫長歷史中出現的例子一樣，我們複雜且十足豐富的心智，是簡單元素合作組合的成果。在心智的例子中，它與由細胞組成的組織及器官無關，也與基因引導胺基酸所組成的各類蛋白質無關。心智的基本單位是意像，也就是事物的意像或事物功能的意像，或事物給予你什麼感受的意像；或者你對事物看法的意像；或解譯任何所有上述內容之字詞的意像。

我之前曾經提到，個別意像流可整合產生更加豐富的外部與內部現況。與視覺、聽覺及觸覺相關的意像整合是心智豐富化的主要模式，但整合有多種形式。它可以從多個感官角度描繪物體，還可以依物體與事件在時間與空間上的相互關聯將其串聯在一起，並產生我們稱為敘述的那類有意義序列。我們也知道敘述的世界就是說故事的世界，這是一個有著人物和行動與道具、惡棍與英雄、夢想和理想與欲望的世界，也是個故事主角與敵人作戰並贏得女孩芳心的世界，那個看著事件發展被嚇壞的女孩，卻相信著她的男人會取得勝利。生命是由無數的故事所構成，有的簡單有的複雜、有的平凡有的獨特，這些故事描述了所有存在的聲音、憤怒與平和，這些都喻意良多[6]。

我簡要地論述一下心智在敘事或述說故事上的奧祕：就是在

---

6. 建構敘述過程的神經關聯，目前可以在實驗室中進行研究。請見下例：Jonas Kaplan, Sarah I. Gimbel, Morteza Dehghani, Mary Helen Immordino-Yang, Kenji Sagae, Jennifer D. Wong, Christine Tipper, Hanna Damasio, Andrew S. Gordon, and Antonio Damasio, "Processing Narratives Concerning Protected Values: A Cross-Cultural Investigation of Neural Correlates," *Cerebral Cortex* (2016): 1–11, doi:10.1093/cercor/bhv325.

移動中的火車上（那毫無疑問就是輛思考的火車），將個別組件首尾相接地連接起來。腦部是如何完成這件事的呢？經由讓不同的感覺區域在適當的時刻貢獻出必要的部分，就能形成**時間**火車；也經由協調組件時序與火車組合和移動的關聯結構來完成。任何初級感覺區域都能在需要時被徵召做出貢獻；所有的聯合皮質則需要參與時序及調度功能。其中一個在最近被詳細研究的特別聯合皮質集合，構成了所謂的預設模式網絡。這個網絡似乎在敘述組合的過程中有著不相稱的作用[7]。

意像的形成過程還讓腦部可以將意像**抽象化**，並揭開視覺或聽覺意像的圖示結構，或以此來說，揭開描述感覺狀態的動作整合意像。例如在敘述的過程中，以相關視覺或聽覺意像來取代最能想到的意像，就可以產生視覺或聽覺**隱喻**，這是一種在視覺或聽覺上**象徵**物體或事件的方法。換句話說，雖然原始意像一開始對自身極為重要，並且是我們心智生活的基礎，但對意像的運用還可以衍生出新的東西。

對於遊走心智中的任何意像進行連續性的語言解譯，可能是最驚人的豐富化模式了。技術上來說，做為語言軌道載具的意像與被解譯的原始意像會同時並行。做為語言軌道載具的意像是種

7.「預設模式網絡」是指一組雙側皮質區域，它們會在某些行為與心智狀態下變得特別活躍，例如休息與分心時，而當心智專注於特定內容時則可能會變得較不活躍。但這也並非必然，因為在某些專注處理的狀態下，此一網絡實際上會變得更加活躍。網絡中的節點對應到傳統稱為聯合皮質的皮質高度聚集與發散的連接區域。在記憶搜尋和敘述組成過程中的心智內容組織上，此網絡也許具有作用。這個網絡（以及其他相關網絡）的許多特點都令人費解。馬克斯．賴可（Marcus Raichle）的細心觀察促成了「預設模式網絡」的發現。Marcus E. Raichle, "The Brain's Default Mode Network," *Annual Review of Neuroscience* 38 (2015): 433–47.

附加意像，當然是從原始意像解譯出來的衍生物。對於我們之中擁有多種語言背景的人士來說，這個過程特別令人愉快或也讓人發狂：我們最終得到了多個並行的語言軌道以及字詞的組合搭配，這些搭配有的非常有趣，有的則會讓人發火。

就像產生組織和器官的細胞密碼以及產生蛋白質的核苷酸編碼一樣，可以聽到並以觸覺或視覺方式表示的字母發音，構成了我們心智中的字詞以及能夠說出和寫出的字詞。給定一套將聲音組合成字詞並根據特定文法排列字詞的規則，我們就可以無窮無盡地描述整個心智範圍了。

對記憶的註解

無論我們喜歡與否，大部分新產生的心智意像皆可用於內部紀錄。紀錄的精確程度取決於我們一開始對意像的關注程度，而關注程度又取決於意像在我們心流歷程中產生了多少情緒和感受。許多意像保存在紀錄中，實在的紀錄內容可以重複播放，也就是說這些內容可從檔案中重新調閱，或多或少還能精確重建。對於舊內容的回憶有時是如此細微，甚至會與現在產生的新內容相互競爭。

單細胞生物體也有記憶的存在，那是化學變化產生的結果。在單細胞生物體中，記憶的基本用途與在複雜生物中一樣：用於協助辨識其他活體生物或環境狀況，看是該接近還是要遠離。我們也會將化學／單細胞記憶拿來從事這類簡單的運用，並從中受益。舉例來說，我們的免疫細胞中就存有這種記憶。我們能從疫苗中受益，因為一旦我們讓免疫細胞暴露在有潛在危險的非活化病原體中，細胞就可以在下一次遇到時識別出病原體，並在病原體試圖立足於我們生物體中時不留情地攻擊它。

心智特有的記憶遵循著相同的一般原則，除了所記憶的內容不是發生在分子層級的化學改變，而是發生在神經迴路鏈中的暫時改變之外。這些改變與每種感受的複雜意像有關，可能是獨自體驗到的，也可能是流動在我們心智中的部分敘述。在對意像的學習與回想得以實現的過程中，大自然所解決的問題是極為驚人的。大自然在分子、細胞和系統層級找到的解決方法也是一絕。在系統層級上，與我們所討論的有最直接相關的解決方案即是「意像記憶」，例如我們在視覺和聽覺上感受到的場景記憶。「意像記憶」是經由將直接意像轉換成「神經編碼」所達成，而「神經編碼」接續反向運作，讓記憶在回想意像的過程中或多或少完成重建。編碼以間接方式重現意像的實際內容與其序列，並被儲存在雙邊大腦半球之枕葉、顳葉、頂葉和額葉區域的聯合皮質中。這些區域經由神經的雙向分級迴路與「早期感覺皮質」的集合相互連接，其中清楚的意像會先在早期感覺皮質中進行組合。在回憶的過程中，我們最終利用反向神經路徑來重建多少忠實呈現原始意像的近似圖，反向神經路徑從握有編碼的區域運作，並且在產生清楚意像的區域內作用，也就是在意像實質上最先組合的區域中作用。我們稱這個過程為回溯活化（retroactivation）[8]。

現在頗著名的腦部結構海馬迴是此過程中的主要夥伴，它對

8. Meyer and Damasio, "Convergence and Divergence in a Neural Architecture for Recognition and Memory" 以及聚集－發散架構的相關文章。

生成最高水準的意像整合至關重要。海馬迴還能讓臨時編碼轉換成為永久編碼。

一旦喪失雙邊大腦半球的海馬迴，會造成整體場景的長期記憶在形成與取用上的混亂。即使物體和事件仍然可以在特定背景脈絡之外被識別出來，但獨特事件再也無法被回想起來。某人能夠認出房子就是房子，卻認不出自己所住的那間房子。一般語義上的知識仍然可以恢復，但個人單獨體驗中所獲得的片段相關背景知識則無法再被取用。單純皰疹腦炎（Herpes simplex encephalitis）曾經是造成這種失能的主要原因，但阿滋海默症（Alzheimer's disease）現在反倒成為最常見的罪魁禍首。海馬迴迴路中的特定細胞及其門戶，也就是內嗅皮質，會因阿滋海默症而受損。逐漸增加的混亂讓有效學習或回想整體事件的情況不再，因而造成空間感和時間感的逐漸喪失。讓人無法再次回想起或辨識出獨特的人、事、物，也學習不到新的東西。

目前清楚知道，海馬迴是神經元再生（neurogenesis）的重要場所，神經元再生就是產生新神經元的過程，而這些新神經元會融入區域迴路中。新記憶的形成部分取決於神經元再生。有趣的是，目前已知壓力會損害記憶，減少神經元再生的情況。

運動相關活動的學習和回想所仰賴的是不同的腦部結構，也就是小腦半球、基底核以及感覺運動皮質。音樂表演或體育運動所需的關鍵學習和回想，則仰賴與海馬系統密切相關的結構。運動與非運動意像的處理，可以與其在日常活動中的一般協調和諧一致。對應到語言敘述的意像以及對應到一組相關動作的意像，經常在同步體驗中一起出現，雖然它們各自的記憶是在不同的系統中產生與保存，但它們能以整合的方式進行回想。唱出歌詞需要各種回想片段的時間同步整合，像是引導歌唱的旋律、歌詞的記憶，以及與動作執行相關的記憶。

意像回想為心智與行為開啟了新的可能性。一旦對意像進行學習與回想，就能協助生物體辨識出過去遇到物體和各種事件的情況，並且在推理的幫忙下，協助生物體以最為精確有效且有用的方式行動。

大多數的推理需要**現在**與**過去**之間的相互作用，當前意像所顯示的即是**現在**，而回想意像所顯示則是**過去**。有效的推理也需要對後續會發生的事件進行預測，而預測後果所需的想像過程也取決於過去的回想。回想對於意識心智在思考、判斷和決策的過程具有幫助；簡而言之，就是有助於我們去面對那些發生在日常中的任務，也有助於我們去面對生活中從平凡到崇高的所有事物上的任務。

回想過去意像對於想像過程是不可或缺的，而想像過程接續又成了創造力的遊樂場。回想意像同樣也是敘述結構的必要條件，會說故事是人類心智的一大特點，說故事需要運用現在與過去的意像，還需運用到幾乎所有在我們內部影片製作中所敘及事物的語言解譯。敘述中包含不同物體與事件的相關事實及想法所衍生的意義，則由敘述本身的結構與過程再進一步闡明。

具有相同主角、相同地點、相同事件與相同結果的同樣故事情節，可以產生不同的解釋，並因此具有不同的意義，這取決於講述故事的方式。在心智方面，物體與事件出場的順序，以及個別描述相關範圍和限制的本質，對於解析敘述及其在記憶中儲存與後續取用的方式，具有決定性作用。我們不斷講述關於自身生命中近乎所有事件的故事，大部分都是重要事件，但不僅如此，我們樂於運用個人過去體驗與個人喜好所產生的各種偏見，為我們的敘述添上幾分色彩。在我們的敘述之中沒有公平與中立的東西，除非我們努力減少自身的偏好和偏見，但在從事對於我們與其他生命至關重要的事情上，這才是明智妥當的做法。

無論是自動或因應需求而運作的搜尋引擎，都配有相當數量的腦力，能夠回想起我們過往在內心中探險的記憶。這個過程極為重要，因為我們所記下的內容有許多考量的不是過去，而是預期中的未來，那個只為自己與自身想法而想像出的未來。這種想像的過程，本身就是當前思緒與舊有思想的大雜燴，也就是新意像與過去回想意像的大雜燴，其努力不懈地作用於記憶上。創造的過程被記錄下來，以便在可能發生的實際未來中使用。它可以讓我們陷入當前的狀態中，讓我們在快樂中更增添快樂時光，或在我們損失之後加深痛苦。這個簡單的事實本身就證明了人類在所有生物中的優越地位[9]。

隨著生命展開，對過去與未來的記憶持續進行搜尋和掃描，使我們能直觀地了解當前局勢的可能意義，並**預測**立即與之後可能出現的未來。我們可以說，人類有部分的生命並非活在當下，

9. 哲學家阿維夏伊．馬各利特（Avishai Margalit）對這些問題的研究有重大貢獻，請參考：*The Ethics of Memory* (Cam-bridge, Mass.: Harvard University Press, 2002).

而是活在預期的未來中。這可能是恆定狀態本質為了搜尋後續會發生什麼事時，投射範圍持續超出現在所產生的另一後果了。

第七章

情感

主宰（或說看似主宰）人類存在的心智面向，關注實際存在或從記憶中喚出的周遭世界及其物體和事件，這些物體與事件無論關乎人類與否，都是經由每種感官類型的大量意像來表現，並經常被解譯為語言與建構成敘述。不過值得注意的是，還有一個與所有這些意像並行的平行世界，它渺小到它本身不用受到任何關注，但是偶爾也會因為它改變了心智主要部分的過程而凸顯出來，有時候就是會變得引人注意。這是一個平行的**情感**世界，在這個世界中，我們發現**感受**與那些通常更為突出的心智意像並排而行。

產生感受的直接因素包括：（a）我們生物體中生命過程的背景心流，在此過程中所體驗到的是**自發性**或**恆定**的感受；（b）處理無數感官刺激（像是味覺、嗅覺、觸覺、聽覺和視覺刺激）引起的**情緒反應**，這些感官刺激體驗是感受性（qualia）的來源之一；（c）以更傳統的用語來描述，就是從**驅力**（例如飢餓或口渴）、或**動機**（例如情慾與玩樂）、或**情緒**產生的情緒反應，這些都是經由對抗有時複雜的眾多情況而啟動的行為程序，情緒包括了喜悅、悲傷、害怕、生氣、羨慕、嫉妒、輕視、同情和欽佩。（b）和（c）所描述的情緒反應會產生**引發性感受**，不同於從基本恆定心流中所引起的自發性感受。值得注意的是，情緒的感受體驗與情緒本身卻不幸有著完全相同的名字。儘管情緒與感受明顯不同，但同名的情況助長了「情緒與感受是同個現象」這個錯誤觀念的存在。

因此，情感像是頂廣大無際的帳篷，而我在其中不僅置入了所有可能出現的感受，還置入了負責產生感受的情境和機制，也就是負責產生那些讓體驗成為感受的作用。

無論是感知、學習、記憶、想像、推理、評判，決定、計畫或以心智進行創造，感受都會伴隨著我們生物體生命的展開一起發生。認為感受只是偶爾出現在心智中的訪客，或認為感受只會由典型情緒所引發，這樣是無法公正評判出前述現象的普及程度與功能重要性的。

在我們稱為心智的主要行列中，幾乎每個意像從進入內心專注焦點到離開的那一刻為止，都有感受伴隨出現。意像是如此拚命地尋找情感同伴，以至於即使明顯屬於某種感受的意像也可能伴隨著其他感受出現，有點像是聲音的諧波或石頭觸擊水面時形成的漣漪。就「存在」一詞的適當意義而言，若是沒有自發性的心智生命體驗，就沒有感受的存在，那就不算是**存在**。「存在」的核心處對應著一種「看似」連續且無止盡的感受狀態，那多少像是種強烈的心智合奏，為心智以外的一切進行配樂。我之所以會說「看似」，是因為表面的連續性是從意像流動中衍生出的多個感受波動所逐漸形成。

若是感受完全不存在，我們就會中止「存在」，即使感受沒有被完全去除也會損害人性。假設你想減少心智的感受「軌道」，你所留下的將會是毫無生氣的外部世界感官意像鏈結，那些感官包括了所有熟悉的不同感覺類型，也就是從實際感知或記憶回想中產生的視覺、聽覺、觸覺、嗅覺、味覺，它們可能多少是具體的或是抽象的，也可能會或也不會解譯成符號形式。更糟糕的是，若你天生就不帶有感受軌道，那麼其餘意像就會在你的心智中**不帶感情**且**不受限制**的遊走。一旦去除了感受，你將無法把意像分類成美麗或醜陋、愉悅或痛苦、高雅或粗俗、精神或實質。如果沒有感受，在十分努力下，也許還是能經由訓練來對物體或事件的美感或道德進行分類。當然，機器人或許也是如此。從理論上來看，你必須仰賴對感知特性與背景脈絡的刻意分析，也必須依靠蠻橫的學習努力。但有件事做不到，那就是在沒有獎勵與伴隨產生的「感受」下，自然學習就難以構思產生！

正常生活中沒有情感是難以想像之事，然而為什麼情感世界常常被忽視或被視為理所當然？也許是因為正常感受無所不在，往往不太需要關注；幸運的是，這樣的情況在我們生命中的多數時候，不會產生正面或負面上的重大干擾。忽視感受的另一個原因是：某些具破壞性影響的負面情緒，或是某些產生誤導的誘人情緒，造成情感的聲名狼藉。情感與理性之間在傳統觀念上的對比，來自狹隘的情緒與感受觀念，大部分都是消極的認定情緒與感受會破壞事實及推理。然而現實中各式各樣的情緒與感受，只有少數具有破壞性。大多數的情緒與感受對於推動智力與創造性過程極為重要。

我們很容易將情感視為可有可無甚至是危險的現象，而不是視之為生命過程中不可或缺的支持者。無論原因為何，忽視情感都會使人性的描繪變得貧乏。若不將情感納入考量，就不可能對人類文化心智有適當圓滿的描繪。

感受是什麼？

感受就是心智體驗，根據定義它們是可意識到的；如果無法意識到感受，我們對感受就不會有直接的了解。但是感受與其他心智體驗在幾方面有所不同。首先，感受的**內容**就是指感受出現其中的生物軀體。感受描繪了生物體的內部，也就是內部器官和內部運作的狀態。正如我們所指出的那樣，形成內部意像的狀態，讓內部意像與描繪外部世界的意像有所不同。其次，由於這些特殊的狀態，內部的描繪（即為感受的體驗）充滿了名為價值的特性。價值無時無刻都會直接運用心智用語來解譯生命狀態。這無可避免地揭示了好、壞或介於兩者之間的狀態。舉例來說，體驗到一種對生命延續有利的狀態時，我們會以正面的用語來描述並稱其為愉悅；當狀態不利時，我們則用負面用語來描述體驗並表示其為不愉快。價值是賦予感受定義的元素，延伸來說，也是賦予情感定義的元素。

這種感受的概念適用於此過程的基礎版本，也適用於從相同感受的多種體驗中所產生的另一種版本。反覆遇到同一類觸發情況與後續產生的感受，讓我們能夠將感受過程內化到更小或更大程度，並使其比較不會產生「身體」上的共鳴。當我們反覆體驗某些情感處境時，我們會在自身內部敘述中描述它們，無論是否以文字表現，我們都圍繞著它們建構概念，並將激情降低一兩個等級，讓它們適合呈現在我們自己與他人眼前。將感受智能化的其中一個結果是，節省了此一過程所需的時間與精力。這也對應到生理上，有些身體結構會被略過。我的「類身體循環」概念即是達成此點的一種方式[1]。

無論是實際出現或是從記憶中回想出來，會產生感受的情況無窮無盡。相較之下，感受基本**內容**的列項就有所限制，僅限於一類對象：**擁有感受的活體生物體本身**，我指的是身體本身的組成部分與其當前狀態。但讓我們更深入探究這個想法，並注意到當我們提到生物體時，主要指的是身體的其中一部分：位於腹部、胸部與厚層皮膚裡的內臟古老內部世界，以及伴隨出現的化學過程。支配我們意識心智的感受內容，有極大程度與內臟的持續作用相對應，例如形成管狀器官壁之平滑肌的收縮或放鬆程度，這類管狀器官計有氣管、支氣管、腸道以及皮膚與內臟腔室中的無數血管等等。在心智感受內容中同樣重要的是黏膜的狀態——想想你的喉嚨會出現的乾燥、濕潤，或是一般疼痛狀態，或者想想當你進食過量或飢餓時的食道或胃。上面所列出的內臟器官，其簡單順利的運作或是吃力又不穩定的程度，都掌控著我們感受的特有內容。更複雜的是，所有這些不同的器官狀態都是化學分子作用的結果，化學分子在血液中循環，或在遍布於整個內臟的神經末梢中產生；皮質醇、血清素、多巴胺、內源性類鴉

---

1. 早期有關「類身體循環」的描述請參考《笛卡兒的錯誤》。麗莎．費德曼．巴瑞特（Lisa Feldman Barrett）對感受的描述，捕捉到了我對智能化感受的想法。基本感受的處理過程仰賴記憶與推理，而這本書喚起人們對此過程細節的關注。Lisa Feldman Barrett, Batja Mesquita, Kevin N. Ochsner, and James J. Gross, "The Experience of Emotion," *Annual Review of Psychology* 58 (2007): 373.

片（endogenous opioids）及催產素都是這類化學分子。這些像是仙丹妙藥的化學分子有部分是如此強大，以至於它們瞬間就會產生效果。最後，隨意肌的緊張或放鬆程度（如前所述，它是新式內部世界身體架構的一部分），也對感受的內容有所貢獻。臉部肌肉活動的模式也是其中一個例子。其與某些情緒狀態密切相關，因此，對於臉部肌肉活動進行調度，就可以迅速產生喜悅與驚喜之類的感受。我們無須照鏡子就能知道自己正在體驗這樣的狀態。

總而言之，感受是生物體內生命狀態某些面向的體驗。那些體驗不僅只是裝飾而已，它們還達成了非凡的成就：對於生物體內部生命狀態無時無刻的報告。將前述報告的概念解讀轉化為可在線上翻閱的頁面檔案，一次一頁地觀看有關身體的某個部分或另一個部分，這是很誘人的一件事。但是，有鑑於剛剛討論的價值因素，數位化的頁面雖然整潔，但毫無生氣也無分別，對感受而言並不是個適當的比喻。感受提供了有關生命狀態的重要資訊，但感受不僅只是電腦所說的「資訊」而已。基本感受並不抽象。它們是以生命過程布局的多維表徵為基礎的生命體驗。如前所述，感受可以被智能化。我們可以將感受解譯成描述原有生理機能的想法和字詞。這也許常**是指**某種特定感受，那種感受無須親自體驗，或者僅需體驗到較原有狀態輕微的版本即可[2]。

當人們解釋一件事物是什麼的時候，同時也確認了這件事物不是什麼。因此我們可以清楚知道什麼不是基本感受，我可以這

2. 我正依據原則區分出屬於基本感受過程的心智內容（例如價值），與屬於過程智能化的心智內容：記憶、推理、描述。我正在做的就只是物歸原主而已。

樣說，假設我現在要去海灘，這表示在我走到沙灘之前必須先走下一百階的樓梯，此時感受的主要重點並**不**在於自身肢體的動作設計，也**不**在於腦部控制之下全由身體執行的眼睛、頭部、頸部動作，同時也不在於腦部被告知那是哪個部分在運作。感受的確切概念只適用於事件的某些方面，像是我上下樓梯費不費力；我想要這樣做的熱切程度，以及踩在沙灘上與身在海邊的愉悅感；還有稍後回到陸上可能會感受到的疲憊感。感受主要著重在任何情況下有關**身體古老內部生命狀態的品質**，無論是在休息、還是為達成目標而行動的期間，或者是對個人思考有所反應的重要期間，也無論它們是否由外部世界的感知所引發，還是經由回想我們記憶中儲存的過去事件所引起。

價值

價值是體驗的內在**品質**，也就是我們認為這項體驗是愉快的還是不愉快的，或是介於愉快與不愉快之間的某處。非感受表徵可以通過諸如「感測」與「察覺」等用語來明確標明。但是像感受這樣的表徵則需**感受體會**，而且我們也會受到它們的**影響**。除了感受內容（也就是腦部所在的軀體）本身的獨特性外，這就是讓我們稱為感受的體驗類別之所以獨特的原因。

價值的深層起源可以追溯到神經系統與心智出現之前的早期生命形式。但是價值最接近的前身則是在生物體的持續生命狀態中發現。「愉快」與「不愉快」的字眼原則上對應的是，身體潛在的「整體」狀態是否普遍有利於延續生命與生存，以及發生在某個特定時刻的生命強弱趨勢。不安意味著生命調節狀態出現了不對勁。而幸福則意味著恆定狀態是在有效作用的範圍內。在大多數情況下，體驗的品質與身體生理狀態之間的關係並不能隨心所欲。即使處在憂鬱與狂躁的狀態下也無法完全擺脫這項規則，因為無論帶著負面還是正面的情感，基本的恆定狀態在某種程度上會保持一致。不過，像受虐狂這類的病態則是例外，因為自願受虐而被傷害的情況會讓他們感到愉快，至少有部分是這樣。

感受體驗是評估生命相關前景的自然過程。**價值「判斷」身體狀態的當前效率，而感受則向身體的主人宣布判斷的結果。**感受表達了生命狀態在標準範圍內外的波動。標準範圍內的一些狀態要比其他狀態更有效率，而感受則表達了效率的程度。生命必須處在中央恆定範圍內；夢寐以求的狀態就是生命向上調節至興盛的狀態。處在整個恆定範圍之外的狀態是有害的，甚至有害到能致命。這種例子包括了全身感染時的不良代謝，或在過度活躍的狂躁狀態下的加速代謝。

我們每個人都體驗過持續的感受，但令人驚訝的是，在大多數情況下，人們都難以滿意地解釋這些感受的本質。問題在於這個難題唯一且相當直接的處理層面。對於某些構成感受的事件，其發生順序甚至是在我們身體中分布與排序的方式，我們都能夠達成共識。舉例來說，在因地震的巨大震動而引發的反應中，人們可以感受到完全早於正常時序出現的過早心跳，並且引發對此的注意，或是感受到同時（或早些晚些）出現口乾舌燥的情況，或喉嚨緊縮的情況。芬蘭的瑞塔．哈里（Riitta Hari）在實驗室進行了一項簡單研究，證實了我們之中某些人長期以來的觀點，也認同詩人們的卓越直覺。研究顯示，有一大群人在有關一般恆定情緒性處境的典型感受體驗中，始終認定身體的某些區域也參與其中。[3]頭部、胸部與腹部是最常參與感受的舞臺。它們確實是創造出感受的舞臺。華滋華斯（Wordsworth）對此會感到欣慰。因為他的確寫過「甜美的感覺，在血液中感受到，在心中也感受得到」，正如他所說的，這些感受逐漸變成「回復平靜的純淨心智」。[4]

奇特的是，相同情況所喚起的確切感受可能會受到文化的調整。像是考前的緊張情緒讓德國學生感受到的可能是胃痛，而讓中國學生感受到的則似乎是頭痛。[5]

感受的種類

我在本章開頭提到了產生感受的主要生理狀態。第一種狀態會產生自發性的感受，另外兩種則會產生引發性感受。

自發性種類的感受也就是恆定的感受，源自生物體生命過程的背景心流，那是個動態的基本狀態，構成了我們心智生命的自然背景。它們的種類有限，因為它們與活體生物的嗡嗡運作有密切關聯，也與生命管理必然重複的歷程息息相關。自發性感受表現出生物體的整體生命調節狀態是好、是壞，或介於兩者之間。這類感受分別向心智告知了持續恆定狀態的情況，也因此我稱其

---

3. Lauri Nummenmaa, Enrico Glerean, Riitta Hari, and Jari K. Hietanen, "Bodily Maps of Emotions," *Proceedings of the National Academy of Sciences* 111, no. 2 (2014): 646–51.
4. William Wordsworth, "Lines Composed a Few Miles Above Tintern Abbey, on Revisiting the Banks of the Wye During a Tour, July 13, 1798," in *Lyrical Ballads* (Monmouthshire, U.K.: Old Stile Press, 2002), 111–17.
5. 來自瑪麗·海倫·伊莫蒂諾－楊（Mary Helen Immordino-Yang）的個人談話。

為恆定的感受。其作用實際上就是「注意」恆定狀態。「恆定的感受」感覺起來就像是傾聽著永無止境的生命背景音樂，那是運用節拍、旋律、音調還有音量變化持續演奏出的生命樂章。當我們體驗到恆定的感受時，就是我們調整到與自身體內的運作一致。沒有什麼比這更簡單自然的了。

然而，對於實際或記憶中的外部世界與身體而言，腦部才是穿透它們之間的媒介。腦部會對身體下達指令訊息，命令身體參與某些動作序列，像是加速呼吸或心跳、收縮這組或那組肌肉、分泌某種分子等等，當身體對腦部的訊息做出反應時，身體會改變其物理**結構**的各個面向。當腦部接續建構出生物體幾何形狀改變的表徵時，我們可以察覺到改變並且產生其意像。這是引發性感受的來源，這種感受與恆定性感受不同，是由**感官刺激**引發的各種「情緒性」反應所產生，或就傳統觀念而言，是因**驅力**、**動機**與**情緒**參與而引發的反應所產生。

由感官刺激的屬性（顏色、材質、形狀，聲音等屬性）所引發的情緒反應，時常會對身體狀態產生靜態擾動。這些就是哲學傳統上所認定的感受性（qualia）。另一方面，因驅力、動機和情緒的參與而引發的情緒反應，往往造成生物體功能上的大量擾動，並可能導致重大的心智劇變。

情緒反應過程

情緒反應過程中有很大一部分是看不見的。此部分所產生的必然結果就是恆定狀態的改變，也可能會對正在產生的自發性感受造成變化。

當你聽到一段自己會以愉快一詞來描述的音樂時，這種愉快的感受就是生物體狀態快速變化的結果。我們稱這種轉變是情緒性的。它包含了改變背景恆定狀態的大量作用。列在情緒反應之中的這類作用，包括了在中樞神經的某些部位或運輸過程中的某些地點釋放出特定化學分子，那些分子會經由神經路徑到達神經系統與身體的各個區域。

某些身體部位（如內分泌腺體）發揮作用時，就會產生能夠自行改變身體功能的分子。這些繁忙作用所造成的結果，即是內臟的幾何形狀產生大量變化，像是血管及管狀器官的口徑變化、肌肉的膨脹、呼吸和心律的變化。因此，在「感到愉快」時，會出現下列情況：和諧一致的內臟運作，這是指內臟運作起來沒有任何阻礙與困難，且身體和諧狀態適當且充分地傳訊到神經系統中負責形成古老內部意像的部分；代謝發生變化，這使得能源的需求與產出間之比例得到調和；神經系統本身的運作被修正，這使得意像生成變得更加容易且豐富，想像力也更為源源不絕；正面意像比負面意像更受青睞；有趣的是，即使我們的免疫反應可能會變得更強大，心理防衛卻降低了。這些作用的整體效果就如同其在心智中所表現的那樣，開啟人們稱為愉悅的快樂感受，讓人處於壓力最小且相當放鬆的狀態中[6]。負面情緒則與特定生理狀態有關，從健康與未來幸福的觀點來看，負面情緒皆會造成問

6. 獎勵性的生理狀態與內源性腦內啡分子的釋放有關，腦內啡分子是 μ 鴉片受體（MOR）的促效劑。μ 鴉片受體在止痛與藥物成癮方面最為人所知，但最近它們被認為可以調節在獎勵體驗中感受到的愉快品質。Morten L. Kringelbach and Kent C. Berridge, “Motivation and Pleasure in the Brain,” in *The Psychology of Desire*, ed. Wilhelm Hofmann and Loran F. Nordgren (New York: Guilford Press, 2015), 129–45.

題[7]。

就生理學而言，除了自發性恆定反應的波動外，情緒反應新產生的引發性感受確實也已經在正常心流中遊走。不過相較之下，情緒反應背後的過程在立即性和透明度上，則與自發性感受背後的過程相距甚遠。

感受可能或多或少在我們心智中占有重要地位。參與各種分

---

7. 根據定義，壓力是新陳代謝的增強劑。最近的研究顯示，雖然急性壓力可以增加免疫反應的強度，但慢性壓力則有相反效果，會抑制生物體免疫系統抵抗攻擊的能力。啟動免疫反應可以動員產生免疫細胞的細胞工廠。這個過程要付出高額的代謝資源，而建立有效的免疫反應有時需要比生物體一般備用資源還更多的資源，特別若是生物體已經處於壓力狀態時。這種情況發生時，生物體的健康狀況會惡化，同時由於其他恆定狀態的預定資源被削減以支撐防禦作用，所以就會開始產生精疲力竭與昏睡的情況，進一步降低了完全康復的機會。在這個架構中，一個無壓力的生物體顯然會有最佳機會可以發起具有效果的免疫反應，因此這也是維持興盛狀態的最佳機會。請參考：Terry L. Derting and Stephen Compton, "Immune Response, Not Immune Maintenance, Is Energetically Costly in Wild White-Footed Mice (Peromyscus leucopus)," *Physiological and Biochemical Zoology* 76, no. 5 (2003): 744–52; Firdaus S. Dhabhar and Bruce S. McEwen, "Acute Stress Enhances While Chronic Stress Suppresses Cell-Mediated Immunity in Vivo: A Potential Role for Leukocyte Trafficking," *Brain, Behavior, and Immunity* 11, no. 4 (1997): 286–306; Suzanne C. Segerstrom and Gregory E. Miller, "Psychological Stress and the Human Immune System: A Meta-analytic Study of 30 Years of Inquiry," *Psychological Bulletin* 130, no. 4 (2004): 601.
   壓力活化下視丘—腦下垂體軸（hypothalamic-pituitary axis），並誘發促腎上腺皮質素釋放激素（CRH）分泌，促腎上腺皮質素釋放激素與CRH1受體結合，並促進強啡肽（dynorphin）的釋放。強啡肽是另一類的內源性鴉片肽，為 κ 鴉片受體（KOR）的促效劑。雖然 μ 鴉片受體與獎勵體驗的愉快品質有關，但在基底外側杏仁核中活躍的 κ 鴉片受體，其作用則被認為是傳導不愉快體驗的厭惡品質。請參考：Benjamin B. Land et al., "The Dysphoric Component of Stress Is Encoded by Activation of the Dynorphin K-Opioid System," *Journal of Neuroscience* 28, no. 2 (2008): 407–14; Michael R. Bruchas, Benjamin B. Land, Julia C. Lemos, and Charles Chavkin, "CRF1-R Activation of the Dynorphin/Kappa Opioid System in the Mouse Basolateral Amygdala Mediates Anxiety-Like Behavior," *PLoS One* 4, no. 12 (2009): e8528.

析、想像、敘述與決策的心智多少會關注某個特定事物，這也取決於事物在當下的相關度。並非每件事物都值得關注，感受也是如此。

情緒反應從何而來？

這個問題的答案很清楚。情緒反應源自特定腦部系統，有時也在特定區域中，此腦部系統負責指揮情緒反應的各個組成部分，包括了：必須分泌的化學分子、必須達成的內臟變化、作為某種特定情緒（無論是害怕、生氣還是喜悅）一部分的臉部動作、肢體動作或是全身動作。

我們知道關鍵腦部區域在哪裡，它們大多由下視丘、腦幹（其中一個稱為中腦導水管周圍灰質〔periaqueductal gray〕的區域特別凸出）與基底前腦（杏仁核與伏隔核〔nucleus accumbens〕區域為主要結構）的神經元（核）組所構成。這些區域都可以經由特定心智內容的處理過程來活化。我們可以假設某個區域的活化情況能與該區域內的某個內容進行「配對」。配對發生時，也就是該區域「辨識出」某種結構配置時，就會啟動情緒觸發。[8]

---

8. 雅克．潘克沙普（Jaak Panksepp）在了解腦幹與基底前腦結構對情感的作用做出開創性貢獻。請參考：Panksepp, *Affective Neuroscience*; other relevant work includes Antonio Damasio, Thomas J. Grabowski, Antoine Bechara, Hanna Damasio, Laura L.B. Ponto, Josef Parvizi, and Richard Hichwa, "Subcortical and Cortical Brain Activity During the Feeling of Self-Generated Emotions," *Nature Neuroscience* 3, no. 10 (2000): 1049–56, doi:10.1038/79871; Antonio Damasio and Joseph LeDoux, "Emotion," in Kandel et al., *Principles of Neural Science*. 參見 Berridge and Kringelbach, *Pleasures of the Brain* (Oxford: Oxford University Press, 2009); Damasio and Carvalho, "Nature of Feelings"; Josef Parvizi and Antonio Damasio, "Consciousness and the Brainstem," *Cognition* 79, no.1 (2001): 135–60,

其中有些區域會直接作用，有些則經過大腦皮質發揮作用。這些小小神經核直接或間接地經由化學分子的分泌或神經路徑的作用，在特定腦部區域內觸發特定動作或釋放某些化學調節物質，從而作用到整個生物體內。

脊椎動物和無脊椎動物中都存在有這種大腦皮質下區域的聚集情況，但在哺乳動物中特別凸出。此聚集區收集了各種方式來因應本能需求、動機與情緒所引發的各種感受、事件以及情勢。打個比方來說，倘若你無法將情緒想像成是由按鈕觸發的不變作用，你其實可將此區域視為「情感控制面板」。神經核經由增加某些作用確實發生及傾向聚集的機率。但結果並非固定不變，其會逐漸產生變化及不同之處，只有模式的本質維持不變。演化逐漸建立出這套設備。而與社會行為相關的大多數恆定狀態面向，即仰賴這套皮質下結構。

---

doi:10.1016/S0010-0277(00)00127-X. 較新評論，請參見 Anand Venkatraman, Brian L. Edlow, and Mary Helen Immordino-Yang, "The Brainstem in Emotion: A Review," *Frontiers in Neuroanatomy* 11, no. 15 (2017): 1–12; Jaak Panksepp, "The Basic Emotional Circuits of Mammalian Brains: Do Animals Have Affective Lives?," *Neuroscience and Biobehavioral Reviews* 35, no. 9 (2011): 1791–804; Antonio Alcaro and Jaak Panksepp, "The SEEKING Mind: Primal Neuro-affective Substrates for Appetitive Incentive States and Their Pathological Dynamics in Addictions and Depression," *Neuroscience and Biobehavioral Reviews* 35, no. 9 (2011): 1805–20; Stephen M. Siviy and Jaak Panksepp, "In Search of the Neurobiological Substrates for Social Playfulness in Mammalian Brains," *Neuroscience and Biobehavioral Reviews* 35, no. 9 (2011): 1821–30; Jaak Panksepp, "Cross-Species Affective Neuroscience Decoding of the Primal Affective Experiences of Humans and Related Animals," *PLoS One* 6, no. 9 (2011): e21236.

情緒反應的觸發是無意識地自主發生，我們的意志並沒有介入。我們最後經常得知情緒不會隨著觸發情境的展現而發生，而是因為情境的處理過程造成感受產生，也就是說，它造成對情緒事件有意識的心智體驗。感受開始後，我們可能會或可能不會了解到自己這樣感受的原因。

幾乎沒有什麼可以逃得過這些特定大腦區域的監督。長笛的樂聲、夕陽的橙彩、羊毛的纖柔質地，都會產生正向情緒反應與相對應的愉快感受。你成長時期所有的避暑別墅照片或你想念的朋友聲音，也會產生同樣的效果。即使你不餓，看見偏愛的菜餚或聞到其香味也會觸動你的食慾，而一張誘人的照片也同樣會引發欲望。當你遇到一個哭泣的孩子時，你會產生去擁抱及保護她的動機。天性可能就是如此，眼神如嬰兒般無辜的可愛小狗也會讓人產生同樣根深柢固的生物本能動機。簡而言之，有無數的刺激會產生喜悅、悲傷或憂慮，而某些故事或場景則會喚起同情或敬畏；當我們聽到大提琴在演奏旋律之外的溫暖豐富樂音，或是聽到尖銳刺耳的聲音時，都會觸動我們的情緒，前者帶來令人愉快的感受，後者則帶來了不舒服的感受。同樣地，當我們看到某些色調的顏色，或當我們看到某些形狀、大小與材質，以及當我們品嘗某些東西或聞到某些氣味時，我們會產生正面或負面的情緒。有些感官意像會引發微弱的反應，有些則會引發強烈的反應，視該特定刺激及其在個人歷程中的參與情況而定。在正常情況下，有無數種心智內容會引起某些強烈或微弱的情緒反應，從而引發出一些強烈或微弱的感受。「挑動」對無數意像組成或整體敘述的情緒反應，是我們心智生命中最核心且持續不斷的面向之一。[9]

當情緒刺激是來自記憶中的回想，而不是實際感受時，它仍然會產生非常豐富的情緒。意像的存在是關鍵，機制也相同。回想起的素材會參與情緒的表現，產生可辨識的相對應感受。有一種刺激也是由意像所組成，只是這些意像是從記憶中回想起來，而非從實際感受中建構出來。無論來源如何，意像都會用於產生情緒反應。情緒反應接續轉變了生物體的背景狀態，也就是生物體的持續恆定狀態，於是引發了情緒性的感受。

情緒性的刻板印象

情緒反應通常遵循某些主導模式，但它們絕不會僵化刻板。

---

9. 當你聽到一聲尖叫，並感受到某些種類的恐懼而最終做出反應時，這種情緒感受背後的機制就是立基於尖叫聲特徵引發的情緒反應上；聲音的高低也許對做出反應會有影響，但目前看起來，聲音的刺耳程度似乎才是關鍵因素。而聽到尖叫聲的周遭情況也具有相關性。如果我聽到珍妮特．利（Janet Leigh）在奧森．威爾斯（Orson Welles）的《歷劫佳人》（*Touch of Evil*）或是在希區考克的《驚魂記》（*Psycho*）中尖叫時，因為這些電影場面我已看過多次，這是我預期得到的尖叫，因此負面的情緒反應雖然仍會產生，卻和緩許多。甚至當我觀察威爾斯如何編導這個場景時，我還可以運用正面的感受來蓋過負面的感受。但若我晚上獨自待在停車的巷子裡聽到類似的尖叫聲時，那將是個截然不同的故事了。我會感到害怕。我會產生某些類型的「常見」害怕情緒與隨之而來的恐懼感。執行情緒程序的必然結果就是對持續恆定狀態的某些方面進行修正。這種修正過程的精神表徵（形成意像）及其持久性或短暫高潮就是情緒性感受，也就是引發性感受的標準類型。Luc H. Arnal, Adeen Flinker, Andreas Kleinschmidt, Anne-Lise Giraud, and David Poeppel, “Human Screams Occupy a Privileged Niche in the Communication Soundscape,” *Current Biology* 25, no. 15 (2015): 2051–56; Ralph Adolphs, Hanna Damasio, Daniel Tranel, Greg Cooper, and Antonio Damasio, “A Role for Somatosensory Cortices in the Visual Recognition of Emotion as Revealed by Three-Dimensional Lesion Mapping,” *Journal of Neuroscience* 20, no. 7 (2000): 2683–90.

主要的內臟變化或反應期間某分子分泌的確切數量，會因情況不同而有所差異。其整體模式在總體布局中是看得出來的，但不是完全一樣的複製品。儘管某些腦部區域比其他區域更容易為某種感知架構所運用，但出現在腦部單一特定區域的情緒反應也不會完全一樣。換句話說，認為某個「腦部模組」引發的情緒反應會產生愉悅感，而另一個模組則會產生厭惡感，這樣的想法並不會比「一個情緒控制面板上帶有每種情緒按鈕」的想法更為正確。「在每個新事例中，愉悅感或厭惡感都會是彼此的複製品」這個想法也不正確。另一方面，愉悅的本質與其外在表現背後的裝置，也會因情況不同而有明顯差異，這種現象在日常經驗中很容易看得出來。愉悅的本質與其外在表現背後的裝置，粗略還是可以追溯到某些腦部系統。這是在基因的協助下，以及多少受到子宮與嬰兒時期緊張狀態的影響下，藉由天擇的恩賜深植在這些腦部系統中。然而要說情緒的易感性（emotivity）是固定不變的就過於誇張了。隨著我們的發展，各種環境因素都可以改變情緒的調度。事實證明，情感的裝置在某種程度上是可教育的，而我們所謂的文明有很大一部分，是經由處在有益的家庭、學校與文化環境中，對情感裝置進行教育所產生的。所謂的**性情**（temperament）是我們用以對待每日生活衝擊與震撼或多或少和諧的態度。性情是以奇特的方式經過長期教育而產生的結果，性情與情緒反應基礎相互作用，而情緒反應基礎則是我們發展過程中所有生物因素共同作用下的產物，這些因素包括：基因天賦、出生前後的各種發展因素、個人的運氣。不過可以確定的是，情感裝置負責產生情緒反應，因此，人們可能會單純的以為，那些具有影響力的行為，只會受控於我們心智中最具知識性與洞察力的部分。那些人們自認為完全理性的決定，其實常會因為驅力、動機與情緒而有所增減。

驅力、動機與常見情緒的內在社會性

驅力、動機與情緒裝置關注的是主體的福祉，而這個主體指的當然是內部發生那些情緒反應的生物體。但是，大多數的驅力、動機與情緒也具有內在社會性，無論規模大小，其作用範圍遠遠超出了個體領域。欲望與情慾、關愛與養育、依附與愛戀，都在社會的脈絡之下運作。喜悅與悲傷、害怕與恐慌、生氣、同情、欽佩與敬畏、羨慕嫉妒與輕視等等的大多數例子也都適用此說法。強大的社會性是**智人**（*Homo sapiens*）所擁有智力的重要支撐，對於文化的出現也極為重要，社會性可能源自驅力、動機和情緒的裝置，從簡單生物的簡單神經程序演化而來。甚至若回溯到更早的時期，社會性則是從大批化學分子演化而來，其中一些化學分子存在於單細胞生物體中。這裡要指出的重點是，社會性（也就是創造文化反應所不可或缺的大量行為策略）是恆定狀態工具組的一部分。**社會性經由情感進入人類的文化心智中**。[10]

---

10. 毫不令人訝異地，對社會關係的「欲望」不但古老還具有維持恆定狀態的動機。單細胞生物體就展現出這些現象的前身，而我們也可以在鳥類與哺乳動物中找到其他的例子。
在野外，增加的寄生蟲傳染率與社會動物間的資源競爭，會降低繁殖成功率與減少壽命。這可以經由社會性梳理（social grooming）來消弭，這種適應性行為不僅能將感染寄生蟲的機率降至最低，還能在梳理夥伴之間形成社會聯繫與結盟。在某些靈長類動物中，社會性梳理是社會階級制度、互惠與資源／服務交換等複雜系統的核心。圍繞梳理夥伴關係而形成的社會關係，對個體健康福祉與支持團體的凝聚力至關重要。請參

雅克・潘克沙普與肯特・貝里奇（Kent Berridge）在哺乳動物驅力與動機上的行為及神經方面，進行了極為周詳的研究。期待與欲望就是最明顯的例子。這兩者被潘克沙普納入「追求」（seeking）標籤下，而貝里奇則偏好稱之為「缺乏的」（wanting）。情慾也是如此，無論是完全與性愛有關的類型還是浪漫的愛情都是這樣。後代所受到的關愛與養育則是另一個強大的驅力，對於受到養育關愛的人而言，這項驅力因依附與愛戀的聯結而獲得滿足，這類聯結若是中斷會導致恐慌與悲傷。而遊戲在哺乳動物和鳥類中則極為重要，也是人類生活的中心。遊戲是兒童、青少年與成年人創造性想像力的支柱，也是代表文化發明的關鍵要素。[11]

考：Cyril C. Greuter, Annie Bissonnette, Karin Isler, and Carel P. van Schaik, "Grooming and Group Cohesion in Primates: Implications for the Evolution of Language," *Evolution and Human Behavior* 34, no. 1 (2013): 61–68; Karen McComb and Stuart Semple, "Coevolution of Vocal Communication and Sociality in Primates," *Biology Letters* 1, no. 4 (2005): 381–85; Max Henning, Glenn R. Fox, Jonas Kaplan, Hanna Damasio, and Antonio Damasio, "A Role for mu-Opioids in Mediating the Positive Effects of Gratitude," in *Focused Review: Frontiers in Psychology* (forthcoming).

11. 社會化遊戲行為是由大腦皮質下迴路居中傳導。研究發現，動物在幼年時期的扭打型遊戲，對於學習什麼是可接受的社交行為相當重要。家貓若在幼年時期被剝奪社會化遊戲，長大後會變成具侵略性的成貓。此外，社會化遊戲行為似乎受到鴉片機制的調節，其中 μ 與 κ 鴉片受體活化會產生促進或抑制作用。這些鴉片類機制通常與恆定狀態的驅力以及情感價值有關；鴉片機制涉及其中的社會性，即表示了利社會行為（pro-social behavior）是受到恆定狀態所驅動。Siviy and Panksepp, "In Search of the Neurobiological Substrates for Social Playfulness in Mammalian Brains"; Panksepp, "Cross-Species Affective Neuroscience Decoding of the Primal Affective Experiences of Humans and Related Animals"; Gary W. Guyot, Thomas L. Bennett, and Henry A. Cross, "The Effects of Social Isolation on the Behavior of Juvenile Domestic Cats," *Developmental Psychobiology* 13, no. 3 (1980): 317–29; Louk J. M.

總而言之，進入我們心智中的大多數意像都享有產生情緒反應的權利，無論是強烈或微弱的情緒反應。意像的來源並不重要。從味覺，嗅覺到視覺的任何感官過程都可以形成觸發，無論這些意像是在感知中剛剛形成的，還是從記憶儲存中回想起來的，都不重要。無論意像是關於有生命還是無生命的物件，無論意像是有關物件的顏色、形狀或音色等任何特性，也無論意像是關於對上述任何項目的作用、抽象化或判斷，這些全都無關緊要。對許多在心智中流動的意像進行處理，其可預測的後果就是伴隨個別意像感受而產生的情緒反應。因此，被引發的情緒感受並不完全與傾聽生命背景音樂有關。與情緒感受有關的是聆聽應景歌曲，有時則是聆聽華麗的歌劇曲調。這些曲目仍由相同樂團在同個大廳（身體）的同樣背景（生命）前表演。但就觸發因子來看，當我們對思考做出反應並感受到這些反應時，主要與心智

J. Vanderschuren, Raymond J. M. Niesink, Berry M. Spruijt, and Jan M. Van Ree, "μ-and κ-Opioid Receptor-Mediated Opioid Effects on Social Play in Juvenile Rats," *European Journal of Pharmacology* 276, no. 3 (1995): 257–66; Hugo A. Tejeda, Danielle S. Counotte, Eric Oh, Sammanda Ramamoorthy, Kristin N. Schultz-Kuszak, Cristina M. Bäckman, Vladmir Chefer, Patricio O'Donnell, and Toni S. Shippenberg, "Prefrontal Cortical Kappa-Opioid Receptor Modulation of Local Neurotransmission and Conditioned Place Aversion," *Neuropsycho-pharmacology* 38, no. 9 (2013): 1770–79; Stephen W. Porges, *The Polyvagal Theory* (New York and London: W. W. Norton, 2011).
在最近的研究中，具有形成意像所需之神經系統的物種，其正負價值分別與 μ 及 κ 鴉片受體持續相關。人體內的四種鴉片受體（δ、μ、κ 及NOP）是從下頜脊椎動物身上保留下來的，這些受體在約四億五千萬年前的寒武紀大爆發後首次出現。價值（甚至還有感受）在動物界中的存在情況，可能比傳統所認為的更為普遍，這是個值得思考的有趣情況。Susanne Dreborg, Görel Sundström, Tomas A. Larsson, and Dan Larhammar, "Evolution of Vertebrate Opioid Receptors," *Proceedings of the National Academy of Sciences* 105, no. 40 (2008): 15487–92.

達到一致的是我們思考中的世界，而非我們身體所在的世界。這裡會隨著情況不同而有差別，由於情緒反應的執行與個別感受的體驗有所差異，造成音樂表演也會出現差異，至少跟一首名曲由不同樂手演奏出的差異程度類似。但所表演的曲目毫無疑問地是同一首。人類的情緒即是標準曲目中可辨識的部分。

儘管情感有著些許與人類無關的歷史淵源，但實際上大部分人類的榮耀與災難卻都取決於情感。

層次感受

對意像的情緒反應，甚至適用於本身稱為感受的意像。舉例來說，承受疼痛也就是感覺疼痛的狀態，可以經由新層次的處理過程而變得更加豐富；新層次的處理過程就是種次級感受，由我們用於反應基本情況的各種想法所引發。此層次感受狀態的深度可能就是人類心智的特徵。也就是可能會強化我們稱為痛苦的那種過程。

具有與人類相似複雜腦部的動物（例如高等哺乳動物）也可能具有層次感受的狀態。傳統上，極端人類優越論（human exceptionalism）否定動物的感受，但研究感受的科學卻逐漸展現出相反的情況。這並不是說，人類的感受不會比動物的感受更為複雜、更有層次與更加精細。怎麼可能不會呢？但正如我所看到的那樣，人類的獨特性，與感受狀態以各種想法建立起來的關聯網絡有關，特別是與我們對當前時刻與預期未來的解釋有關。

奇特的是，層次感受支持我之前所提的感受智能化。持續感覺如魔法般變出了物體、事件與想法的豐富性，這也豐富了運用智力去描繪刺激情境的創作過程。

偉大的詩詞也仰賴層次感受。小說家暨哲學家普魯斯特（Marcel Proust）的畢生工作，就是對層次感受進行明確的探索。

第八章

感受的結構

為了理解感受的起源與構造，也為了領會感受對人類心智的貢獻，我們需要將感受置於恆定狀態的全貌下來看。愉快與不愉快的感受分別對應到恆定狀態的正面及負面範圍，這是個經過驗證的事實。良好或甚至是最佳範圍內的恆定狀態，所呈現出的自我就是健康甚至是喜悅的樣子，而由愛與友情產生的快樂，有助於達到更有效率的恆定狀態並且能夠促進健康。負面的例子也很明顯。經由促使下視丘與腦下垂體開始運作，也經由釋放某些分子，就會產生與悲傷相關的壓力；前述分子作用的結果就是降低恆定狀態，並對血管與肌肉組織之類的無數身體部位造成實質傷害。有趣的是，身體疾病對恆定狀態所造成的負擔可以活化相同的下視丘—腦下垂體軸，並釋出會引發不安的分子「強啡肽」。

這些作用的循環特性非常顯著。看起來，心智與腦部對身體本身的影響程度，即跟身體本身對腦部與心智的影響程度一樣。它們就是一體兩面。

無論感受對應的是正面還是負面的恆定狀態，處理過程中所涉及的各種化學訊號以及伴隨而來的內臟狀態都足以改變一般心流，這種改變可能很微弱，也可能很顯著。感受會擾亂注意力、學習力、回憶與想像力，也會干擾處理任務與情況的過程，無論其重要與否。要忽視由情緒性感受所造成的心智干擾通常極為困難，特別是負面的感受類型，但即使是以平和狀態存在的正面感受也不容易被忽視。

生命過程與感受品質間相對應的根源，可以追溯到共同祖先體內免疫系統、內分泌系統與神經系統的恆定運作。於是這又回到早期生命的迷霧中。負責對內部（尤其是古老的內部）進行考察與反應的部分神經系統，總是與同一內部的免疫系統及內分泌系統配合運作。我們就來詳細探討一下這種對應性的現況。

舉例來說，當身體受傷時，無論是由內源性疾病所引發還是由外部傷口所造成，通常後果就是感到疼痛。在內源性疾病所引發的情況下，疼痛是由無髓鞘的古老 C 神經纖維傳導訊號所造成，疼痛的確切位置可能會有些模糊；而在外部傷口所造成的情況下，因為傳訊的是近期演化的有髓鞘神經纖維，所以有助於形成明顯的局部疼痛。[1] 然而，無論是隱約還是明顯的疼痛感受，都僅僅是生物體中實際運作的一部分而已，而且從演化的角度來看，它還是最近期的部分而已。那麼除了這些之外，還有什麼在運作呢？過程中隱藏的部分又是由什麼所構成呢？答案是：這個傷口牽涉到局部性的免疫與神經反應。包括如局部血管擴張與白血球往該區大量增援的這類發炎變化反應。白血球被徵召前去對抗或預防感染，同時移除受損組織的殘骸。白血球經由吞噬（包圍、併入及破壞病原體）來移除受損組織殘骸，也經由釋放某些分子來對抗或預防感染。腦啡肽原（proenkephalin）這種

1. Pierre Beaulieu et al., *Pharmacology of Pain* (Philadelphia: Lippincott Williams & Wilkins, 2015).

在演化上的古老分子是種先祖級的分子，也是最先出現的這類分子。腦啡肽原可分裂產生兩種在局部釋放的活性化合物。一種化合物是抗菌劑；另一種則是會作用於 δ 這類特定鴉片受體的鴉片類止痛劑，δ 鴉片受體位於該局部區域的周邊神經末梢上。神經系統在局部可獲得身體狀態被局部破壞與重建的許多跡像，這些跡像會逐漸被映射出來，因而有助於形成疼痛感受的多層基質。但在此同時，鴉片分子的局部釋放與吸收則有助於麻痺疼痛及減少發炎。感謝這種神經系統與免疫系統的合作，讓恆定狀態得以全力運作保護我們免於受到感染，也試圖減少麻煩發生。[2]

但還不只如此。傷口會引發一種情緒反應，這種反應會產生一套自我行動，例如人們可能會描述為本能性退縮（flinching）的肌肉收縮。這樣的反應與隨之而來的生物體配置變化也會被神經系統映射出來，並接續「形成意像」，作為同一事件的一部分。替動作反應建立意像有助於確保情況不會被忽視。奇特的是，在演化中，這類動作反應早在神經系統出現之前就已經現

---

2. George B. Stefano, Beatrice Salzet, and Gregory L. Fricchione, "Enkelytin and Opioid Peptide Association in Invertebrates and Vertebrates: Immune Activation and Pain," *Immunology Today* 19, no. 6 (1998): 265–68; Michel Salzet and Aurélie Tasiemski, "Involvement of Pro-enkephalin-derived Peptides in Immunity," *Developmental and Comparative Immunology* 25, no. 3 (2001): 177–85; Halina Machelska and Christoph Stein, "Leukocyte-Derived Opioid Peptides and Inhibition of Pain," *Journal of Neuroimmune Pharmacology* 1, no. 1 (2006): 90–97; Simona Farina, Michele Tinazzi, Domenica Le Pera, and Massimiliano Valeriani, "Pain-Related Modulation of the Human Motor Cortex," *Neurological Research* 25, no. 2 (2003): 130–42; Stephen B. McMahon, Federica La Russa, and David L. H. Bennett, "Crosstalk Between the Nociceptive and Immune Systems in Host Defense and Disease," *Nature Reviews Neuroscience* 16, no. 7 (2015): 389–402.

身。單細胞生物體在本身的完整性受到威脅時，它們會先退縮、再蜷伏、然後對戰[3]。

---

3. Brunet and Arendt, "From Damage Response to Action Potentials"; Hoffman et al., "Aminoglycoside Antibiotics Induce Bacterial Biofilm Formation"; Naviaux, "Metabolic Features of the Cell Danger Response"; Icard-Arcizet et al., "Cell Stiffening in Response to External Stress Is Correlated to Actin Recruitment"; Kearns, "Field Guide to Bacterial Swarming Motility"; Erill, Campoy, and Barbé, "Aeons of Distress."
瞬時受體電位（TRP）離子通道作為單細胞生物體中的感應器，並在整個系統發生的過程之中被保留下來。例如在無脊椎動物中，這些感應器可以檢測如酷熱之類的惡劣環境狀態，因此對於導航安全至關重要。檢測惡劣狀態的設備與神經系統的結合，最終產生了一類稱為疼痛感應器的感覺神經元。
疼痛感應器分布在整個身體組織中，並配備有高閾值瞬時受體電位離子通道，可對其他無害知覺的強烈感受產生反應。疼痛感應器也配備有類鐸受體（TLR），這是遍布全身的免疫系統衛兵。類鐸受體的活化會引發免疫反應，當疼痛感應器的類鐸受體被活化時，它們會引發強而有力的局部發炎反應，並讓局部疼痛感應器類鐸受體通道變得敏感，造成與傷害或感染的疼痛相關的敏感性增加。疼痛接續會抑制其運動皮質，甚至已被證明，會經由活化拮抗肌肉群組來抑制運動本身的啟動。受傷時，這可以防止額外的傷害。
疼痛感覺傳入神經處理疼痛與損傷，而非疼痛感覺傳入神經則收集有關生物體內外部情況的其他相關資訊，以形成同步處理的意像。神經系統能讓感官刺激進行精確定位，也能協調將所有主要生命調節系統整合納入恆定作用中的複雜多樣生理過程。
Giorgio Santoni, Claudio Cardinali, Maria Beatrice Morelli, Matteo Santoni, Massimo Nabissi, and Consuelo Amantini, "Danger- and Pathogen-Associated Molecular Patterns Recognition by Pattern-Recognition Receptors and Ion Channels of the Transient Receptor Potential Family Triggers the Inflammasome Activation in Immune Cells and Sensory Neurons," *Journal of Neuroinflammation* 12, no. 1 (2015): 21; McMahon, La Russa, and Bennett, "Crosstalk Between the Nociceptive and Immune Systems in Host Defense and Disease"; Ardem Patapoutian, Simon Tate, and Clifford J. Woolf, "Transient Receptor Potential Channels: Targeting Pain at the Source," *Nature Reviews Drug Discovery* 8, no. 1 (2009): 55–68; Takaaki Sokabe and Makoto Tominaga, "A Temperature-Sensitive TRP Ion Channel, Painless, Functions as a Noxious Heat Sensor in Fruit Flies," *Communicative and Integrative Biology* 2, no. 2 (2009): 170–73; Farina et al., "Pain-Related Modulation of the Human Motor

簡言之，我所描述的人類整套受傷反應，也就是抗菌與鎮痛化學物質還有退縮與逃避行動，是由身體本身與神經系統相互作用產生的一種古老且結構良好的反應。在後續演化過程中，當具有神經系統的生物體能夠映射出非神經性的事件後，這種複雜反應的組成部分就可以形成意像。而我們稱為「感覺疼痛」的心智體驗就是以這種多維意像為基礎[4]。

這裡的重點在於，從恆定狀態的觀點來看，感覺疼痛受到目標明確有效的整體古老生物現象所支撐。若說不具有神經系統的簡單生命形式就不會疼痛，可能不太正確。簡單生命形式當然具有某些構成痛苦感受的元素，但我們可以合理假設，為了讓疼痛本身能以心智體驗的形式出現，生物體就得要擁有心智；我們也可以合理假設，為了能夠消除疼痛，生物體需要有一個能夠映射出結構與事件的神經系統。換句話說，我懷疑不具有神經系統或心智的生命形式，在過去及現在都擁有精心規劃的**情緒**過程，以及防禦性與適應性行為程序，但沒有感受能力。一旦神經系統躍上舞台，就開啟了感受的大道。這就是為什麼即使是卑微的神經系統，可能也會具有某種程度的感受[5]。

人們經常被問到一個算合理的問題：為什麼所有的東西感受起來就應該要像它該有的感受那樣，像是愉快或不愉快，或是可以容忍的安靜狀態或像無法控制的風暴。原因現在應該很清楚：

Cortex."

4. Santoni et al., "Danger- and Pathogen-Associated Molecular Patterns Recognition by Pattern-Recognition Receptors and Ion Channels of the Transient Receptor Potential Family Triggers the Inflammasome Activation in Immune Cells and Sensory Neurons"; Sokabe and Tominaga, "Temperature-Sensitive TRP Ion Channel, Painless, Functions as a Noxious Heat Sensor in Fruit Flies."

當構成感受的整體生理事件開始出現在演化過程中並提供心智體驗時，事情就有所不同了。感受讓生命更加美好，感受延長並拯救了生命。感受符合恆定規範的目標，並經由讓感受對其擁有者的心智**產生影響**來達成目標，例如制約場地嫌惡現象（conditioned place aversion）似乎就會表現出來[6]。還有一種與感受呈現息息相

5. Colin Klein and Andrew B. Barron, "Insects Have the Capacity for Subjective Experience," *Animal Sentience* 1, no. 9 (2016): 1.
雖然水螅內部的神經網絡可能無法產生意像甚至是表徵，但居中的步驟正在形成。類鐸受體是一種內部受體，此受體活化即表示出現病原體入侵或組織受到熱休克或其他有害狀況的傷害。在水螅內部發現到類鐸受體，因此該受體出現的時間比依賴神經系統作用的映射功能更早。類鐸受體對損傷或病原體相關分子模式的特別敏感性，使它能夠活化引發出特定情緒和先天性免疫反應。這種在檢測 / 反應上的特殊性，比單細胞生物體中存在的瞬時受體電位離子通道所促進的一般感覺更上一層樓。Sören Franzenburg, Sebastian Fraune, Sven Künzel, John F. Baines, Tomislav Domazet-Lošo, and Thomas C. G. Bosch, "My D88-Deficient Hydra Reveal an Ancient Function of TLR Signaling in Sensing Bacterial Colonizers," *Proceedings of the National Academy of Sciences* 109, no. 47 (2012): 19374–79; Bosch et al., "Uncovering the Evolutionary History of Innate Immunity."
6. 感受可創造出生死之間的差異。每個活體生物在測得環境情況時，必須對其做出反應，然而許多情況下，確定環境恆定相關特性所需的時間則攸關生存。動物若能夠從熟悉的環境線索中預測到掠食者的存在，就會有更好的生存機會，而感受就具有這樣的功效。
對制約場地嫌惡／偏好現象的研究探討了這個議題。實驗中的動物被訓練到能夠將基本環境線索與恆定相關刺激聯想在一起，這樣即使恆定相關刺激不存在，環境線索本身也能夠開始引發反應。不具備有感受能力的生物體，不太可能發生這種靈活的學習情況。要發生這種情況，首先必須要有特定環境線索的內部表徵，以及生理痛苦的表徵，以便這兩種模式可以結合起來。等下一次檢測到這樣的環境線索時，它們就會引發相關的生理狀態。
感受能力讓動物能夠以反映其自身過去經驗的方式，根據外部環境的感受狀態進行預測並做出反應。這種主觀恆定相關性對其他一般環境刺激的投射，讓生物體的生存力與生產力明顯增加。請參考：Cindee F. Robles, Marissa Z. McMackin, Katharine L. Campi, Ian E. Doig, Elizabeth Y. Takahashi, Michael C. Pride, and Brian C. Trainor, "Effects of Kappa Opioid Receptors on Conditioned Place Aversion and Social Interaction in Males and Females," *Behavioural Brain Research* 262 (2014): 84–93; M. T. Bardo, J. K. Rowlett, and

關的發展，那就是「意識」；更精確地說，就是主觀性。

對於出現感受的生物體而言，感受所提供的知識價值是演化為何刻意保留感受的可能原因。由於感受所具有的正面性或負面性，以及其源頭促進健康或造成死亡的作用，還有它們抓住與震撼其擁有者並強制其注意局勢的能力，都讓感受從內部影響了心智的過程並具有強制性。一般普遍認為感受就是種感知映射圖／意像，因此忽略了某些關鍵因素，那就是：感受獲取人們注意力的價值及威力。

感受的這種獨特性說明了這樣的事實，即心智體驗不是由神經組織中對物體或事件的一般映射所引起。相反地，它們起源於與神經現象交互作用的身體現象多維映射。心智體驗雖非「即時意像」，但還是能夠及時處理，對身體本身與腦部中的某些微小事件進行敘述。

當然，我們可以認為，大自然可能以另一種方式演化，而不是以偶然產生出感受的方式演化。但情況並非如此。感受背後的基礎是維持生命不可或缺的一部分，它們早就到位了。還需要的就只有形成心智之神經系統的出現。

感受從哪裡來？

想像一下感受是如何出現在演化過程中的，有助於我們去思考感受出現之前生命調節的可能狀態。無論是單細胞或多細胞的

M. J. Harris, "Conditioned Place Preference Using Opiate and Stimulant Drugs: A Meta-analysis," *Neuroscience and Biobehavioral Reviews* 19, no. 1 (1995): 39–51.

簡單生物體，都已經擁有一個精心規劃的恆定系統來負責取得與合併能源來源，啟動化學變化，除去廢物、毒性與其他類似東西，替換運作不佳的結構元素並重建其他部分。當生物體的完整性受到傷害威脅時，生物體可以同時進行多種防禦，包括釋放特定分子與採取保護性動作。簡而言之，生物體可以排除萬難，保持本身的完整性。

雖然在最簡單生物體的細胞質與細胞膜中存有相互作用的胞器前身，但神經系統甚至指揮中心則都不存在。如前所述，當神經系統最終在約五億年前出現時，它們是「神經網絡」，也就是由神經元組成的簡單網絡，其設計與當前脊椎動物（包括人類）的腦幹網狀結構最為相似。神經網絡大多負責運行個別生物體的主要功能：「消化」。在被稱為水螅的可愛怪物中，神經網絡負責關照對其他物體做出反應的動作（我在此指的是游泳動作），下令水螅的嘴巴打開並進行蠕動。水螅在過去及現在都是終極的浮動美食系統。它們的神經網絡可能無法產生外部或內部世界的映射圖或意像，因此它們產生心智的可能性很低。演化需要數百萬年的時間才能去除這個限制。

在神經系統出現之前，大量有利於恆定狀態的發展已經出現。首先，某些分子已經能夠表達出細胞中對生命有利或有弊的狀態，這是一項連細菌細胞這類低等生命形式都擁有的能力。其次，現在已經知道先天免疫系統首次出現是在早期的真核生物中。所有具有體腔的生物（如阿米巴原蟲）都具有先天性免疫系統，但只有脊椎動物具有適應性免疫系統。適應性免疫系統是一種可以經由疫苗這類方式進行學習、訓練並強化的系統[7]。請記住，免疫系統屬於整體生物系統中的特殊類別，這類系統還包括了循環系統、內分泌系統與神經系統。免疫力保護我們免於受到病原體的危害與後續的傷害。它是整個生物體最早的衛兵之一，也是價值的主要貢獻者。循環系統經由分配能源來源與協助清除廢棄物來執行恆定指令。內分泌系統調整子系統的運作，以符合整個生物體的恆定狀態。神經系統則逐漸擔任起所有其他全身系統的主要協調者，同時也管理生物體與周遭環境之間的關係。前述最後一個作用取決於神經系統的一個關鍵發展：心智世界，在這個世界裡，感受顯然相當重要，想像力與創造力也變得可能。

在我目前偏好的場景中，一開始並沒有任何感受或類似的東西來調節生命。心智與意識也都不存在。但是有一套恆定機制摸索出了更有利於生存的選擇。當能夠產生映射與形成意像的神經系統到來時，即為簡單的心智開啟了進入舞台的大道。在寒武紀大爆發的過程中，具有神經系統的某些生物經過多次突變，不僅會形成周遭世界的意像，對於正在底部運作的繁忙生命調節過程，也會形成對應意像。這成為對應心智狀態的基礎，其主題內

7. 對於任何形式的組織損傷或感染，**先天性免疫系統**的活化可產生一般保護性反應。雖然如此，但**適應性免疫系統**（約於四億五千萬年前在下頜脊椎動物中演化形成）則是直接針對特定病原體進行攻擊。適應性免疫系統一旦辨識出病原體，就會針對該病原體產生特定分子。當這些分子後來檢測到病原體時，免疫細胞軍團就會迅速成形，搜尋掃蕩身體內具有入侵者分子特徵的細胞。為了維繫生物體的生命，適應性免疫系統會記下這些特徵。反覆暴露於病原體之下，還會讓適應性免疫反應隨著時間更為增強。Martin F. Flajnik and Masanori Kasahara, “Origin and Evolution of the Adaptive Immune System: Genetic Events and Selective Pressures,” *Nature Reviews Genetics* 11, no. 1 (2010): 47–59.

容的價值會與當下身體中的生命狀況具有一致性，因此就能感受到當下生命狀態的**品質**。

一開始，即使這種生物的其他神經系統非常簡單，只能產生各種感官資訊的簡單映射圖，但在這樣的混合資訊中，運用「有利或不利生物體生存」狀態的必要資訊，就能促成比過去更具優勢的行為反應。配有這種新興元素的生物，也就是能夠擁有特定地點意像、特定物體意像或其他生物意像的生物，將會自動獲得引導，以確定自己是否應該接近或避開某些特定地點、特定物體或特定生物。生命將會運作得更好，延續的時間可能更長，就更有可能繁衍下一代。因此配有運作此項有利新特性之基因方程式的生物，必定會在演化的天擇競賽中獲得勝利。這項特性必然會在大自然當中變得普及。

我們無法確切地知道，感受在演化中實際上是何時以及以何種方式出現。所有的脊椎動物都具有感受，當我對社會性昆蟲思考得越多，我就越懷疑牠們的神經系統能夠以早期的感受與意識形式產生出簡單的心智。最近的一項研究就支持這種觀點[8]。可以肯定的是：那個在心智**出現後支持**感受的過程存在已久，並且包含了產生感受正字標記（也就是「價值」）的必要機制。

正如我所見，早期生命形式能夠感測與反應，並具有感受的底層架構，但不具有真正的感受、心智或意識。要達到我們所說的心智、感受與意識，演化需要增加一些主要發生在神經系統內的關鍵結構與功能。

比人類更簡單的生物，包括植物在內，都能對其環境中的刺

---

8. Klein and Barron, "Insects Have the Capacity for Subjective Experience."

激進行感測並加以反應[9]。更簡單的生物也會為了保持自身身體的完整性而奮力抵抗，但植物就不行了，因為它們被包裹在纖維素中，缺乏大量動作。若是不動的話，就幾乎無法反擊。身體所受到的各種威脅是生命偉大多樣故事中不可或缺的，然而，對身體威脅所進行的感測、反應與奮力抵抗，都不能與我們稱為心智、感受及意識的心智現象相提並論。

匯集組成感受

迄今為止所討論的事實為感受提供了一個基礎原理，並勾勒出感受背後的某些關鍵過程，即價值的架構。我在這裡指出了神經系統方面的某些狀態，可能在價值的生理學中具有輔助作用。

顯而易見的是，對價值具有貢獻的大量資訊出現在一個不尋常的背景環境中，也就是「身體結構與神經結構的**連續性**」中。我曾經運用其他用語來解釋這個想法，例如身體與腦部的「連結」，或身體與腦部的「緊密結合」或「融合」。「連續性」則多了另一種細微差異。[10] 在感受的體驗中，產生關鍵內容的實體（亦即身體），與神經系統之間幾乎沒有解剖學或生理學上的**距離**，神經系統在傳統上被視為資訊的接收器與處理器。「實體／身體」與「處理器／腦部」這兩個部分必定是連續的，並且在許多意想不到的方面都是連續的。這使它們能夠進行豐富的相互作用，而

9. Yasuko Hashiguchi, Masao Tasaka, and Miyo T. Morita, "Mechanism of Higher Plant Gravity Sensing," *American Journal of Botany* 100, no. 1 (2013): 91–100; Alberto P. Macho and Cyril Zipfel, "Plant PRRs and the Activation of Innate Immune Signaling," *Molecular Cell* 54, no. 2 (2014): 263–72.

10. 我的同事金森．曼（Kingson Man）建議以「連續性」（continuity）一詞來表示神經與身體發生相互作用的狀態。

我們也開始了解它們如何作用。相互作用包含了特定組織的分子與神經運作以及相對應的反應。

感受**並非**獨立神經事件。身體本身也有關鍵性的涉入，包括內分泌系統及免疫系統在內的這類其他重要恆定相關系統也參與其中。感受是身體**與**神經系統在各方面**同時且相互作用**的現象。

純粹神經與純粹心智的現象，無法以強烈感受（無論正面還是負面）特有的強力方式抓住及捕獲主體。純粹心智或純粹神經的現象應該無法也確實無法提供複雜生物航向未來所需之物。

身體與神經系統的連續性

傳統認為，來自內部周邊環境的化學與內臟訊號，經由周邊神經系統從身體傳到腦部。傳統認知也認為，中樞神經系統的神經核與大腦皮質接續負責此過程的其餘部分，也就是實際形成感受的部分。這些被困在神經科學早期歷史中的描述已經過時，幾十年來一直沒有改變，也一直都不完整。一些研究顯示，在身體與腦部的連接中，可以發現幾個奇特的特徵，而其對感受形成過程的重要性相當引人注意。簡而言之，身體與神經系統利用本身連續性所容許的結構「融合」及「相互作用」來進行「交流」。我不反對使用「傳送」一詞來描述神經路徑內的訊號列。但是「從身體向腦部傳送」的概念是有問題的。

如果身體與腦部之間沒有距離、如果身體與腦部相互作用並形成一個生物單位，那麼感受就**不是**傳統認知上的身體狀態感知了。在這裡，主體與客體的二元性、感知者與被感知的二元性，都分崩離析了。與這部分過程有關的是整體。**感受就是這個整體**

的心智層面。

然而，在腦部與身體相互作用之複雜過程中的不同點上，二元性又回來了。當身體架構與其感官門戶的意像形成時，還有當內臟所在空間位置的意像參照整體架構並置於架構之中時，就能夠產生生物體的心智透視圖，這是一組與外部感官意像（視覺、聽覺、觸覺）**以及**其引發之情緒和感受截然不同的意像。二元性後續則一方面設置了「身體架構與感官門戶活動」的意像，並在另一方面設置其餘意像，也就是外部**與**內部的意像。這個與主觀性過程相關的二元性，將會在意識章節中加以討論[11]。

時到今日，生理學上對感受的一些最佳解析，仰賴感受來源及神經系統間的獨特關係；感受來源即是生物體內與生命相關的活動；傳統上認為產生感受的是神經系統，就像洞察力或思考也是由神經系統所打造一樣。但是這些解析僅僅捕捉到部分事實而已，並沒有考慮到一個戲劇性的事實：生物體與神經系統間之關係是封閉式的。畢竟，神經系統位於生物體內部，但不是像我們在房間內或錢包在口袋裡那種能夠清楚區隔的方式。經由遍布全

---

11. 傳統的東方形而上學思想體系認為，雖然二元性是人類感知正常模式所固有的，但我們所感知到的那個充滿離散且獨立物體或現象的世界，是種感知屏障，掩蓋了現實中更基本的「非二元性」基質。「非二元性」描述了一個全然相互依賴的世界，其中心智、身體與所有現象都是糾結在一起的。儘管這種觀點與西方主流文化典範不相容，但一些西方哲學家，特別是史賓諾莎，也得出了類似的結論。傳統東方思想的這些支柱與當前自然科學之間的相似之處仍持續發掘中。舉例來說，量子物理學中的卓越發現，顯示了在我們感官所感知之離散且客觀的現實之下，存在著更多相關動態的相互作用力，這些力量挑戰著主流觀點。David Loy, *Nonduality: A Study in Comparative Philosophy* (Amherst, N.Y.: Humanity Books, 1997);Vlatko Vedral, *Decoding Reality: The Universe as Quantum Information* (New York: Oxford University Press, 2012).

身結構的神經路徑，也經由反向運作的化學分子，神經系統得以與身體各個部分**相互作用**。化學分子在循環血液中傳播並可以直接進入神經系統中像「最後區」（area postrema）與「腦室周圍器官」（circumventricular organs）這些名稱特殊的檢查點。可以將這些區域想成自由流通的無邊界地區，而其他地方則存在有「血腦屏障」，阻擋大多數化學分子進出腦部。

整體來說，身體被賦予能夠不受阻礙直接進入神經系統的權利，也就是說，身體可以自由進入神經系統，通常是在往腦部交流的相同位置上，這是種你來我往的方式，可以穩固產生封閉性的多樣訊號循環路徑，從身體到大腦，然後回到身體，再回到大腦。換句話說，身體提供腦部關於自身狀態資訊所造成的結果就是，身體會根據腦部回傳的訊息進行修正。身體對於回傳訊息所產生的反應範圍相當廣泛，包括了各種器官與血管中的平滑肌收縮，或釋出改變內臟與代謝運作的化學分子。在某些情況下，修正是針對身體「告訴」腦部的內容所做出的直接回應，但在其他情況下，修正是獨立自發的。

舉例來說，就神經系統與我們看到或聽到物體之間的關係而言，顯然並未發生跟上述情況相當的事情。看到或聽到的物體與聽覺或視覺感官裝置沒有直接接觸，但正如「感知」的適當含義那樣，聽覺或視覺感官裝置具有映射出物體特徵與感知物體的能力。雙方沒有自然且自發性的相互作用。兩者之間確實存有距離，而且常是極大的距離。需要仔細思索才能介入看到或聽到的物體，介入是在物體與感知器官形成的二重奏**之外**進行。不幸的是，在心智認知科學與心智哲學中的相關討論裡，這個重要區別被系統性地忽略了。這種區別不太適用於觸覺，甚至更不適用於味覺與嗅覺這類**接觸性**感測。演化已經發展出了**遠距感測**，讓外部物體可先在神經及心智層面與我們有所連結，並且只在情感過濾器的中介下，到達我們的生理內部。而古老的接觸性感測則能更直接地到達生理內部[12]。

一定會有人因為輕忽，而沒有看出腦部處理生物體內部事件及外部事件的不同方式。也同樣會有人因為輕忽，而不會假設這種差異有助於迄今所討論的價值建立。因為價值最初用於反映生物體內恆定狀態好壞。因此顯而易見地，身體與腦部運作事務的緊密關係，可能有助於將恆定狀態的各個方面，解譯成各層面的腦部功能的與相關持續的心智體驗。當然，如同讀者們後續將看到的，如果解譯所需的設備存在，情況確實就會是這樣。身體與腦部緊密的夥伴關係以及緊密關係的生理特徵有助於建立價值，這就是感受之所以能夠擄獲人心的主要因素。

周邊神經系統的作用

身體是否真的向神經系統**傳送**了有關自身狀況的資訊，或者身體是否與神經系統**融為一體**，以便神經系統能夠不斷取得身體

---

12. Arthur D. Craig, "How Do You Feel? Interoception: The Sense of the Physiological Condition of the Body," *Nature Reviews Neuroscience* 3, no. 8 (2002): 655–66; Arthur D. Craig, "Interoception: The Sense of the Physiological Condition of the Body," *Current Opinion in Neurobiology* 13, no. 4 (2003): 500–505; Arthur D. Craig, "How Do You Feel—Now? The Anterior Insula and Human Awareness," *Nature Reviews Neuroscience* 10, no. 1 (2009); Hugo D. Critchley, Stefan Wiens, Pia Rotshtein, Arne Öhman, and Raymond J. Dolan, "Neural Systems Supporting Interoceptive Awareness," *Nature Neuroscience* 7, no. 2 (2004): 189–95.

的狀態？從我們迄今為止所討論的內容可以得出結論，這兩種說法分別對應到身體與腦部關係演化的不同時期以及神經處理過程的不同層面。融為一體是唯一一種描述古老內部如何運用古老功能的安排讓身體與大腦交互作用的方式。傳送的說法則適用於解釋較現代化的腦部解剖學與功能，以及它們如何捕捉到古老內部與近期內部的方式。

傳統上，在恆定狀態的運作中，身體被認為會運用各種途徑將關於本身運作的資訊傳送到中樞神經系統裡，而這些途徑會將相關資訊送到所謂的腦部古老「情緒」部位。這裡一般指的就是像杏仁核之類的某些主要神經核群，以及腦島、前扣帶區與部分額葉腹內側區的某些大腦皮質[13]。這組腦部結構的其他常見稱號包括了「邊緣系統」與「爬蟲類腦」。人們能夠理解這些稱號是經由什麼樣的過程出現在文獻上，但是今日這些稱號在使用上並沒有多大幫助。舉例來說，在人類身上，所有這些「古老」結構都包含「現代」的部分，有些類似重新整修漂亮廚房及浴室的老舊房子。這些腦部區域並不會獨立運作，而是相互作用。

傳統說法有個更大的問題是，上述所列的古老結構集合絕不完整。其中漏掉了某些部分，最明顯的就是腦幹神經核，它們是在大腦皮質層級之下的身體相關資訊關鍵處理器[14]。其中一個重要

13. Alexander J. Shackman, Tim V. Salomons, Heleen A. Slagter, Andrew S. Fox, Jameel J. Winter, and Richard J. Davidson, "The Integration of Negative Affect, Pain, and Cognitive Control in the Cingulate Cortex," *Nature Reviews Neuroscience* 12, no. 3 (2011): 154–67.

14. 在沒有人注意到皮質下神經核的那個時期，潘克沙普是這方面研究的第一人。而這方面想法目前已經獲得其他研究充分支持，包括我們的研究：Damasio et al., "Subcortical and Cortical Brain Activity During the Feeling of Self-Generated Emotions." 靈長類的腦幹解剖位置則在 Parvizi and Damasio, "Consciousness and the Brainstem" 中有極佳說明。

的例子就是臂旁核（parabrachial nucleus）[15]。這些神經核不僅接收關於生物體狀態的資訊，它們同時還是與驅力、動機及傳統情緒有關之情緒反應的源頭，最佳例子就是中腦導水管周圍灰質的神經核[16]。而傳統說法中最常遺漏的，可能就是早期甚至更古老的部分，這涉及了身體近端的周邊神經結構。我們需要修正原有說法。

首先，感受相關的中樞神經系統結構，在演化上確實比那些涉及複雜認知的結構古老。但同樣正確卻遭嚴重忽略的是，「周邊」神經結構中那些自行將身體資訊傳送給腦部的設備至少也一樣古老，甚至在某些案例中還更為古老。我們重視與感受相關的中樞神經結構，卻忽略了與其相關的周邊神經結構。

實際上，與感受過程相關的周邊運輸，並**不是**我們發現那類由視覺神經在視網膜到腦部間傳送訊號的那種，也**不是**利用現代複雜神經纖維將細微觸覺訊號從皮膚傳至腦部的那一種。首先，這有部分過程甚至不是神經性的，也就是說，它與沿著神經元鏈的正常神經活化現象無關。這個過程是體液性的：是以化學訊號在微血管中傳送，神經系統中某些沒有血腦屏障的區域就**沉浸**在這些化學訊號之中，因此化學訊號可以**直接**通知那些腦部區域有

15. 這些神經核的重要性來自於，其所接收之有關恆定狀態變化的大量投射。Esther-Marije Klop, Leonora J. Mouton, Rogier Hulsebosch, José Boers, and Gert Holstege, "In Cat Four Times as Many Lamina I Neurons Project to the Parabrachial Nuclei and Twice as Many to the Periaqueductal Gray as to the Thalamus," *Neuroscience* 134, no. 1 (2005): 189–97.
16. Michael M. Behbehani, "Functional Characteristics of the Mid-brain Periaqueductal Gray," *Progress in Neurobiology* 46, no. 6 (1995): 575–605.

關持續恆定狀態的各個面向[17]。

顧名思義，血腦屏障保護腦部不受在血液中循環之分子的影響。我之前已提過中樞神經系統缺乏血腦屏障的兩個著名區域。此兩區域能夠直接接收化學訊號。這兩個過去就知道的區域是，位於第四腦室底部且隸屬於腦幹層級的最後區（postrema），以及位於側腦室邊緣且隸屬於較高端腦層級的腦室周圍器官（circumventricular organs）[18]。最近已經發現**背根神經節**（dorsal root ganglia）也不具有血腦屏障[19]。這點特別讓人感到興趣，因為背根神經節將某些神經元的細胞體聚集在一起，而這些神經元的軸突廣泛分布在內臟中，並將身體訊號傳送至中樞神經系統。

整條脊柱區域上都有背根神經節，每個脊椎骨的脊突兩側各有一個背根神經節，將身體周邊與脊髓相連，亦即將周邊神經纖維連接至中樞神經系統。這是將感覺訊號從四肢及軀幹傳送至中樞神經系統的途徑之一。與臉部相關的資訊也由兩個單一大型神經節集中傳遞，此兩個神經節即是：在腦幹兩側各有一個的三叉

---

17. Craig, "How Do You Feel?"; Craig, "Interoception"; Craig, "How Do You Feel—Now?"; Critchley et al., "Neural Systems Supporting Interoceptive Awareness"; Richard P. Dum, David J. Levinthal, and Peter L. Strick, "The Spinothalamic System Targets Motor and Sensory Areas in the Cerebral Cortex of Monkeys," *Journal of Neuroscience* 29, no. 45 (2009): 14223–35; Antoine Louveau, Igor Smirnov, Timothy J. Keyes, Jacob D. Eccles, Sherin J. Rouhani, J. David Peske, Noel C. Derecki, "Structural and Functional Features of Central Nervous System Lymphatic Vessels," *Nature* 523, no. 7560 (2015): 337–41.
18. Michael J. McKinley, *The Sensory Circumventricular Organs of the Mammalian Brain: Subfornical Organ, OVLT, and Area Postrema* (New York: Springer, 2003); Robert E. Shapiro and Richard R. Miselis, "The Central Neural Connections of the Area Postrema of the Rat," *Journal of Comparative Neurology* 234, no. 3 (1985): 344–64.
19. Marshall Devor, "Unexplained Peculiarities of the Dorsal Root Ganglion," *Pain* 82 (1999): S27–S35.

神經節。

這個發現意味著，雖然神經元本身的作用是將周邊訊號傳送至中樞神經系統，但它們並非獨自進行。相反地，它們獲得協助；在血液中循環的分子會**直接**調節神經元。例如，協助產生傷口疼痛感的訊號會被精準傳送至背根神經節這類地方[20]。根據我剛剛所述的情況，就可知道這些訊號並非「純粹」神經性的。直接經由在血液中循環的有效化學分子，身體對此過程也能產生作用。而腦幹與大腦皮質這類層級較高的系統中也具有相同作用。去除血腦屏障是融合身體與腦部的一種機制。事實上，滲透性可能會是周邊神經節相當常見的一種特性[21]。在感受的學術研究中，這些事實都需要列入考慮。

身體與腦部關係的其他特性

人們早已知道，內感受訊號主要經由無髓鞘軸突（C 型神經纖維）的神經元或具有輕微髓鞘軸突（A δ 型神經纖維）的神經元傳送至中樞神經系統。[22] 這當然也是已被確認的事實，但它被

---

20. He-Bin Tang, Yu-Sang Li, Koji Arihiro, and Yoshihiro Nakata, "Activation of the Neurokinin-1 Receptor by Substance P Triggers the Release of Substance P from Cultured Adult Rat Dorsal Root Ganglion Neurons," *Molecular Pain* 3, no. 1 (2007): 42.
21. J. A. Kiernan, "Vascular Permeability in the Peripheral Autonomic and Somatic Nervous Systems: Controversial Aspects and Comparisons with the Blood-Brain Barrier," *Microscopy Research and Technique* 35, no. 2 (1996): 122–36.
22. Malin Björnsdotter, India Morrison, and Håkan Olausson, "Feeling Good: On the Role of C Fiber Mediated Touch in Interoception," *Experimental Brain Research* 207, no. 3–4 (2010): 149–55; A. Harper and S. N. Lawson, "Conduction Velocity Is Related to Morphological Cell Type in Rat Dorsal Root Ganglion Neurones," *Journal of Physiology* 359 (1985): 31.

簡單解釋成內感受系統在重要演化時期所留下的跡象，卻沒有進一步解釋其存在的意義。我對此有不一樣的解釋。先來想想以下事實。

髓磷脂（myelin，構成髓鞘的物質）是演化的重要戰利品。它使軸突絕緣，不讓電流沿著軸突外漏，因而能以高速傳送訊號。我們對身體外部世界的感知，也就是我們所看到、聽到與觸摸的一切，都在具髓鞘軸突絕緣良好且安全快速的掌握之中。順帶一提，我們在世上所從事的技術性快速運動也是如此，而我們天馬行空的思考、推理與創造力同樣如此[23]。具髓鞘軸突的活化就像是快速高效的現代化矽谷那般。

然而我們奇怪地發現到，恆定狀態這個我們賴以生存的必備裝置，以及感受這個恆定狀態所仰賴的重要控制界面，卻掌握在緩慢古老且會漏電的無髓鞘神經手中。人們怎麼有辦法解釋，向來謹慎的天擇並沒有剔除這些效率低下且速度緩慢的螺旋槳飛機，改選用「高旁通」（high bypass）渦輪高速噴射機？

我能想到的原因有二。先說明與我思路不合的那一個原因。髓磷脂是由環繞軸突的非神經細胞（神經膠質細胞，也稱為許旺細胞〔Schwann cells〕）辛苦創建而成。簡而言之，神經膠質細胞（glia，此詞的原意即是「膠水」）不僅為神經網絡提供架構，還讓一些神經元可以絕緣。現在，因為建造髓磷脂的能源成本非常昂貴，每個軸突都配置髓磷脂的成本可能超過了效益，而古老

23. Damasio and Carvalho, "Nature of Feelings"; Ian A. McKenzie, David Ohayon, Huiliang Li, Joana Paes De Faria, Ben Emery, Koujiro Tohyama, and William D. Richardson, "Motor Skill Learning Requires Active Central Myelination," *Science* 346, no. 6207 (2014): 318–22.

神經纖維工作的效率也在合理範圍，並且缺乏髓磷脂也不會造成更進一步的重大影響，所以演化不買單。

大自然維持現狀的另一個原因則與我思路相符。實際上，無髓鞘神經纖維為產生感受提供了不可或缺的機會，以至於演化無法承受將這些珍貴神經纖維絕緣，也無法放棄這些機會。

沒有髓磷脂的神經會創造出什麼機會呢？ 首先，這與無髓鞘神經纖維對周圍化學環境的開放性有關。現代具髓鞘神經纖維只能經由分子在軸突幾個點（所謂的蘭氏結〔nodes of Ranvier〕）上來作用。這就是絕緣性髓鞘的缺口處。而沒有髓鞘的神經纖維就不一樣了。它們就像是可以在弦上任何地方彈奏的琴弦。這樣的特性必定有利於身體與神經系統間的功能性融合。

第二個機會更受矚目。因為無髓鞘纖維無法絕緣，所以並排排列的此種纖維（神經纖維構成神經束時必須這樣排列）被允許在所謂的旁觸傳遞（ephapsis）過程中傳遞電脈衝。脈衝會沿著與纖維垂直的方向橫向傳遞。在神經系統的運作中，特別像是人類的神經系統，我們通常不會想到旁觸傳遞。這裡要補充一下，我們會想到的是**突觸**，理由也很充分：這是人類認知與動作大量仰賴的神經元至神經元的電化學訊號裝置。旁觸傳遞則是一個古老機制，是過去留下的東西，教科書通常不會提到它。同樣是從過去遺留到現在的還有感受，因為感受非常有用，以至於根本不可或缺。旁觸傳遞可以經由放大沿著神經幹（nerve trunks）傳遞反應的這類方法，來改變軸突的徵召方式。有趣的是，迷走神經（神經訊號在整個胸腹部到腦部間進行傳導的**主要**通道）中的纖維幾乎都沒有髓鞘。旁觸傳遞很可能在迷走神經的重要運作上扮演吃重角色。

非突觸的傳播機制確實存在。這類機制不僅可以在軸突之間運作，還可以在細胞體之間、甚至神經元與神經膠質這類支持細胞之間運作[24]。

被忽視的腸道作用

人體與腦部關係中存在有那麼多古怪的事物，有的尚未被人們所了解而有的則被忽視，這是相當令人驚訝的事。最令人驚訝

---

24. 我們小組的持續研究顯示，周邊神經系統神經節中的非突觸傳遞受到一種普遍存在的神經傳導物質所控制，此神經傳導物質對於突觸傳遞以及疼痛、感官知覺、平滑肌收縮與許多其他身體功能也具有關鍵作用。有趣的是，這種多元化分子不會任意影響神經元。這種分子似乎對無髓鞘的古老C型神經元保留了最戲劇性的影響，而C型神經元形成了我們絕大部分的內感受路徑，並可能在產生感受上發揮作用。請參考：Damasio and Carvalho, "Nature of Feelings"; Björnsdotter, Morrison, and Olausson, "Feeling Good"; Gang Wu, Matthias Ringkamp, Timothy V. Hartke, Beth B. Murinson, James N. Campbell, John W. Griffin, and Richard A. Meyer, "Early Onset of Spontaneous Activity in Uninjured C-Fiber Nociceptors After Injury to Neighboring Nerve Fibers," *Journal of Neuroscience* 21, no. 8 (2001): RC140; R. Douglas Fields, "White Matter in Learning, Cognition, and Psychiatric Disorders," *Trends in Neurosciences* 31, no. 7 (2008): 361–70; McKenzie et al., "Motor Skill Learning Requires Active Central Myelination"; Julia J. Harris and David Attwell, "The Energetics of CNS White Matter," *Journal of Neuroscience* 32, no. 1 (2012): 356–71; Richard A. Meyer, Srinivasa N. Raja, and James N. Campbell, "Coupling of Action Potential Activity Between Unmyelinated Fibers in the Peripheral Nerve of Monkey," *Science* 227 (1985): 184–88; Hemant Bokil, Nora Laaris, Karen Blinder, Mathew Ennis, and Asaf Keller, "Ephaptic Interactions in the Mammalian Olfactory System," *Journal of Neuroscience* 21 (2001): 1–5; Henry Harland Hoffman and Harold Norman Schnitzlein, "The Numbers of Nerve Fibers in the Vagus Nerve of Man," *Anatomical Record* 139, no. 3 (1961): 429–35; Marshall Devor and Patrick D. Wall, "Cross-Excitation in Dorsal Root Ganglia of Nerve-Injured and Intact Rats," *Journal of Neurophysiology* 64, no. 6 (1990): 1733–46; Eva Sykova, "Glia and Volume Transmission During Physiological and Pathological States," *Journal of Neural Transmission* 112, no. 1 (2005): 137–47.

的其中一件事就是對腸道神經系統的忽視，腸道神經系統在神經系統中占有極大的一部分，負責調節從咽部與食道開始向下的腸胃道。醫學課程中很少提到這部分，若是提到，通常也是被視為「周邊」神經系統。直到最近才對此有詳細的研究。在恆定狀態、感受與情緒的科學性論述中，幾乎都沒有提到這方面，包括我在這些領域中的大膽研究也是，這些領域對於腸道神經系統的看法都過於保守了。

腸道神經系統實際上是中樞神經系統，而不是周邊神經系統。其結構龐大，功能不可或缺。它估計包括了一億到六億個神經元，這個數目跟整個脊髓的神經元數目相當或還更高。其大部分的神經元都是固有的，就像在層級較高的腦部，大多數神經元也都是固有的；也就是說，它們土生土長在這個結構中，而不是從生物體其他地方徵召來的，它們在結構內部作用，而不是投射到其他地方。只有一小部分神經元是外來的，它們主要經由著名的迷走神經投射到中樞神經系統中。這裡大約是一個外來神經元對上二千個固有神經元的比例，這確實是神經結構獨立運作的印證。因此，腸道神經系統的功能主要是由自身來控制。中樞神經系統並沒有告訴腸道神經系統該做什麼或如何去做，但中樞神經系統可以調節腸道神經系統的運作。簡而言之，腸道神經系統與中樞神經系統之間持續性交流著，不過交流主要是從腸道到較高層級的腦部。

腸道神經系統最近被稱為「第二腦」。這個光榮的排名是由於腸道系統的宏大規模及自主性。毫無疑問地，就演化這一點而言，腸道神經系統在結構與功能方面僅次於層級較高的腦部。然而，有部分證據顯示，腸道神經系統在歷史上的發展其實可能更早於中樞神經系統的發展[25]。這是有充分理由的，因為它們都與恆定狀態有關。在多細胞生物中，消化功能是處理能源來源的關鍵。進食、消化、提取所需化合物與排泄，是生物體生命中不可或缺的複雜運作。呼吸是唯一同樣不可或缺的功能，但呼吸的功能比消化簡單許多。與腸胃道必須全力運作的所有任務相比，從氣管中取得氧氣並將二氧化碳釋回到周遭空氣中，不過是件小事而已。

當人們在演化中尋找腸胃道的出現時，他們在原始生物上發現類似於腸胃的東西，那種原始生物屬於我先前提過的刺胞動物類。如前所述，刺胞動物看起來像個袋子，牠們確實為了生存而在水中飄浮。牠們的神經系統是神經網絡，被認為代表了神經系統中最古老的形式。神經網絡類似於現代腸道神經系統的方面有二：首先，它們產生蠕動，促使含有食物的水流入生物體，並在生物體中循環後流出。其次，它們在形態上顯然讓人聯想到哺乳動物腸道神經系統在解剖學上的重要特徵：奧氏腸肌神經叢（myenteric plexus of Auerbach）。雖然刺胞動物早在前寒武紀時期就出現，但最終成為中樞神經系統的類似結構則要到寒武紀時期的扁形動物（Platyhelminthes）身上才出現。發現腸道神經系統很可能是**第一腦**，是個值得思考的有趣情況。

根據我早先對髓磷脂的解析，對於腸道神經系統的神經元**不**

25. Emeran Mayer, *The Mind-Gut Connection: How the Hidden Conversation Within Our Bodies Impacts Our Mood, Our Choices, and Our Overall Health* (New York: HarperCollins, 2016).

具髓鞘這件事，我們應該不會感到訝異。腸道神經膠質並沒有將集結成束的軸突完全包覆絕緣。這樣的設計也許正合於旁觸傳遞，也就是我們談論到周邊神經系統的無髓鞘神經元時，所提到的相關垂直軸突相互作用。少數軸突的活動會徵召集結成束的相鄰神經纖維來放大訊號。徵召支配附近區域的鄰近神經纖維，會形成因腸胃運作而產生的獨特局部模糊感受。

有幾項證據顯示，腸胃道與腸道神經系統對感受與心情有著重要影響[26]。舉例來說，幸福等級的「整體」體驗與腸道神經系統的功能有重大相關，而我對此並不會感到驚訝。噁心則是另一個例子。腸道神經系統是迷走神經的主要分支，也就是從腹腔內臟到腦部的主要訊號通道。不過還有其他有趣的事實與此論點密切相關，例如消化系統疾病容易與病態情緒有相關，奇特的是，95% 的人體血清素是由腸道神經系統所產生，血清素是一種神經傳導物質，由於在情感失調與導正上具有關鍵作用而著名。[27] 也許這裡最讓人感到興趣的新奇事實是，細菌世界與腸道的密切關係。大多數細菌與我們有愉快的共生關係，它們在我們的皮膚與黏膜上到處占據空間，特別是在皮膚與黏膜皺摺處的數量最為豐富。但是細菌在腸道中的數量多到無處可相比，其數量高達數

26. Jane A. Foster and Karen-Anne McVey Neufeld, “Gut-Brain Axis: How the Microbiome Influences Anxiety and Depression,” *Trends in Neurosciences* 36, no. 5 (2013): 305–12; Mark Lyte and John F. Cryan, eds., *Microbial Endocrinology: The Microbiota-Gut-Brain Axis in Health and Disease* (New York: Springer, 2014); Mayer, *Mind-Gut Connection*.
27. Doe-Young Kim and Michael Camilleri, “Serotonin: A Mediator of the Brain-Gut Connection,” *American Journal of Gastroenterology* 95, no. 10 (2000): 2698.

十兆個，比同個人體中的細胞還要多。它們直接或間接影響感受世界的方式，是二十一世紀科學的一個有趣議題[28]。

感受體驗的位置在哪兒？

探察構成自身心智領域的實體時，我會將感受定位在哪裡呢？這個問題的答案很簡單：我常用差不多可以媲美全球定位系統（GPS）的完整座標，定出感受在身體中的位置，也就是在我心智裡所呈現的那樣。若我在削馬鈴薯皮時弄傷自己，我會感覺到手指被割傷，疼痛的生理機制告訴我傷口的確切位置：左手食指的皮肉處。前面提到關於產生疼痛的複雜過程，一開始是局部的，而當神經訊號傳達至負責上肢的背根神經節時還會持續。這裡的過程也不全然是神經性的，也就是說，在血液中循環的分子可以直接影響神經元。細胞體位於背根神經節內的所謂假單極神經元（pseudo-unipolar neurons），接續將訊號傳送到脊髓，在脊髓背角與腹角的個別層級內以複雜的方式混合。傳統上的神經傳導，也許就從這裡才開始發生，訊號從這裡傳送至腦幹神經核、視丘與大腦皮質。

標準說法可能是這樣：我的腦部可以簡單地將割傷的準確位置，登錄在類似大型工廠主控室或現代飛機駕駛艙中的大型燈光面板上，使得面板 Y 區 X 位置上的燈亮起。因為控制室人員所具有的心智會賦予燈光訊號意義，所以這就意味著位置 X 的地

28. Timothy R. Sampson, Justine W. Debelius, Taren Thron, Stefan Janssen, Gauri G. Shastri, Zehra Esra Ilhan, Collin Challis et al., “Gut Microbiota Regulate Motor Deficits and Neuroinflammation in a Model of Parkinson’s Disease,” *Cell* 167, no. 6 (2016): 1469–80.

方出現了麻煩。負責監視面板的人員、飛行員或設計用於執行監視功能的機器人設備發出必要警報，並採取導正措施。但是，這可能不是我們身體與腦部協議做事的方式。我們確實會定位出疼痛區域，這當然是有用的，但同樣重要的是，對疼痛的情緒反應會使我們停下手邊的事情，並且**讓我們感受到**。我們對割傷的部分解讀與大部分反應都取決於感受。如果可以的話，我們也會據此做出相應的反應，甚至是刻意的反應。

奇特的是，我們的腦部如同工廠或飛機般也具有面板，這些面板位於大腦皮質體感區域，掌握著我們身體結構各個方面的映射圖，包括：頭部、軀幹與四肢，以及其肌肉骨骼架構。然而，就跟工廠面板只是標記出故障發生的位置一樣，我們並不會感覺疼痛**就發生在**大腦面板上。我們感到疼痛的地方是位於**身體周邊**的**源頭**，這正是某些價值建立者開始努力作用之處。要得到這項有用的參考資料就需要：**負責感受體驗的最主要腦部區域（部分腦幹神經核、腦島與扣帶皮質）與負責在身體整體神經映射圖上對映出周邊過程位置的腦部區域（例如體感運動皮質）共同作用。**

心智在處理過程中，闡明了那些同時與感受及過程源頭有關的內容。這兩方面無須放置在相同的神經空間中，它們顯然隸屬於不同的神經空間。它們源自神經系統的不同部分，但能夠在大致相同的時間單位內快速連續活化。此外，兩個不同的部分可以經由形成系統的神經產生連結，而在功能上有所銜接。

回到我的馬鈴薯削皮事件：我健全身體受損的局部細節造成了化學、感受與動作上的明顯混亂，直到我以某種方式處理這個問題之前，這些混亂都不會消失。我無法忽視或忘記這個問題，因為感受處理過程的負面價值強迫我把注意力從其他事情上轉移到這裡來。這也幾乎保證我將極有效率地了解事件的細節。我心智體驗到的內容沒有任何模糊或無法銜接的地方。我會停手不再削馬鈴薯的皮了。

解釋感受？

現在，我們對於感受可以確定的是什麼呢？我們可以確定的說，這些現象的獨特性與它們在恆定作用中所扮演的關鍵角色密切相關。產生感受的設定與其他感官現象在根本上就有所不同。神經系統與身體之間的關係極不尋常，至少我們可以這麼說：神經系統位於身體**內部**，它們不僅關係密切，而且在某些方面還具有連續性與互動性。如前面章節所示，身體與神經運作在多個層面上融合，從神經系統的周邊一路到大腦皮質與其下層的大型神經核等等。身體與神經系統處於由恆定需求所驅動的持續相互對話中，上述這些情況，都表明了感受的生理基礎是各種過程的綜合，既不是純粹神經上的，也不是純粹身體上的。這些是方程式兩邊的事實與環境：一邊是我們稱為感受的心智體驗，另一邊則是與感受有關的身體及神經過程。對於神經與身體層面背後的生理學進行進一步的探索，有助於將來進一步闡明方程式有關心智方面的這一邊。

我們已經討論了作為恆定心智表現的感受，以及作為掌控生命工具的感受。我們還注意到，因為演化是以感受為基礎建立出情感的裝置，加上此裝置頻繁地參與，所以不可能在不考慮感受之下，談論思想、智力與創造力。感受對我們的決策有所影響，並滲透到我們的存在中。

感受會使我們覺得煩惱，也會讓我們感到高興，但如果我們可以好好思考一下，就會知道那不是感受的目的。感受之所存在是**為了**調節生命，提供有關基本恆定狀態或我們社會生活狀態的資訊。感覺告訴我們需要避免的風險、威脅與持續危機。就好的一面來說，感受能告訴我們哪裡會有機會。感受可以引導我們採取行動，改善我們整體的恆定狀態，並在過程中讓我們成為更好的人，肩負起我們自身與他人的未來。

讓我們感覺良好的生活事件促進了有益的恆定狀態。如果我們去愛也感受到被愛、如果我們確實達成了自己希望的目標，我們會說自己快樂又幸福，不過我們無須採取任何具體的行動，我們生理上的幾個一般參數就會往有利的方向發展。感受與恆定狀態間的關係太過緊密，以至於利弊參半，像是被定義為疾病的混亂生命調節狀態就讓人感受到不愉快。疾病會造成身體上的變化，而對應於此變化表徵的感受就是不愉快的。

同樣清楚的是，實際上造成生命調節狀態混亂的，主要不是來自恆定狀態上的混亂，而是由外部事件所引發的不愉快感受。例如，因個人損失造成的持續哀傷會以各種方式妨礙健康，像是減少免疫反應並降低保護我們免受日常傷害的警覺性[29]。

無論是感受好的或壞的一面，感受都符合在文化工具與實踐發展背後的動機角色。

關於過去感受記憶的側寫

讓我對記憶與感受特別感到興趣的是，至少對我們中的某些人來說，許多過去的**愉悅**時刻都可以成為過去回憶中的**美妙**時刻，甚至是過去回憶中的**非凡**時刻。愉悅到美妙，美妙到非凡，這種轉變就像是魔法，也讓人感到愉快。記憶中的素材被重新分類與分級。人們回憶起來的東西變甜了，細節變得更為生動，印象也更加深刻。舉例來說，視覺與聽覺意像變得越來越強烈，相關的感受變得更加溫暖，色調與音調更為豐富，體驗起來讓人相當愉快，以至於打斷回憶的思緒會讓人感到痛苦，即使剛剛的回憶體驗非常正面。

人們應該要問，什麼可以解釋這種轉變？我不大相信年齡可以用來解釋這種轉變（我自己經常以這種方式體驗回憶），雖然隨著年齡的增長這會變得更加明顯。良好體驗的實際頻率是否會隨著年齡增長而增加，以便讓更多的體驗可以形成極佳的回憶？

---

29. 悲傷必定有礙健康，但感恩之類的正面狀態似乎具有不同效果。當我們獲得有意義的援助或支持時，會產生感恩；前述援助或支持是由同情心所引發，並且對健康與生活品質有顯著的正面影響。我同事格倫．福克斯（Glenn Fox）最近進行的一項功能性核磁共振造影（fMRI）研究，解釋了與感恩有關的神經因素，研究報告顯示，有意義的感恩體驗與某些區域的腦部活動有關，包括了傳統認為是主控壓力調節、社會認知與道德推理的腦部區域。這項發現支持過往的研究結果，那就是內心常懷感恩有益健康，而這又強調出心智與身體間之連續性的概念。請參考：Glenn R. Fox, Jonas Kaplan, Hanna Damasio, and Antonio Damasio, "Neural Correlates of Gratitude," *Frontiers in Psychology* 6 (2015); Alex M. Wood, Stephen Joseph, and John Maltby, "Gratitude Uniquely Predicts Satisfaction with Life: Incremental Validity Above the Domains and Facets of the Five Factor Model," *Personality and Individual Differences* 45, no. 1 (2008): 49–54; Max Henning, Glenn R. Fox, Jonas Kaplan, Hanna Damasio, and Antonio Damasio, "The Positive Effects of Gratitude Are Mediated by Physiological Mechanisms," *Frontiers in Psychology* (2017).

這不太可能。順帶一提，記憶的美化（若這就是人們對此實際過程的稱呼）並不是因為避開事件或跳過細節所造成。相反地，回憶的事件中甚至可能還會有更多的細節；回憶構圖中的許多意像可能會停留很長的時間，以至於產生更強烈的情緒反應。畢竟，這也許能夠用來解釋這種美化：仔細編輯記憶，使得某些關鍵意像的放映時間更長，從而產生更和諧的情緒，接續再轉化為更深層的感受。可以確定的一點是，伴隨著回憶的豐富正面感受**不是**回憶素材的一部分。感受是新鮮且清新的，是從記憶產生的強烈情緒反應中而來的。感受本身永遠不會被記憶下來，因此無法回憶。它們多少可以被忠實快速地重新完整創造，並伴隨著回憶中的事實一起出現。

這並不是說，不良時刻的記憶就不會被儲存與回憶。重點是它們在目前心智中占有多少的分量。記憶的細節都還在，當然可以從中產生令人難以忍受的痛苦感受。但相較於美好記憶在回憶中展現出更為美好的狀況，不好的記憶可能就沒有隨著時間而增強。這種情況不是為了抑制不良記憶的細節，而是要減少細節停留的時間，以降低不良記憶的負面影響。結果就是幸福感自動大量增加[30]。丹尼爾·康納曼（Daniel Kahneman）與艾莫斯·特維斯基（Amos Tversky）所描述的峰終效應（peak-end effect）對此也有所貢獻。我們傾向於為過去場景中更有價值的方面創造強大

30. Sarah J. Barber, Philipp C. Opitz, Bruna Martins, Michiko Sakaki, and Mara Mather, "Thinking About a Limited Future Enhances the Positivity of Younger and Older Adults' Recall: Support for Socioemotional Selectivity Theory," *Memory and Cognition* 44, no. 6 (2016): 869–82; Mara Mather, "The Affective Neuroscience of Aging," *Annual Review of Psychology* 67 (2016): 213–38.

的記憶，並讓其餘部分變得模糊。記憶其實並不完美[31]。

並不是每個人的記憶都有這種情感上的正面重塑。有些人認為他們的回憶就完全是原有的那樣，沒有變得更好也沒有變得更差。可以想見，我們當中的悲觀主義者就會表示記憶變得負面了。但所有這些都很難衡量與評判，因為我們有著不同的情感類型，所以我們的生命歷程會有很大的差異。

為什麼思考這種現象很重要？其中一個原因與對未來的期望有關。人們對未來生活的期望與面對方式，取決於過去的生活方式，不僅僅在於客觀可驗證的事實上，也在於記憶中客觀資料的體驗或重建上。讓我們每個人成為獨特個體是回憶的恩賜。我們個性在眾多方面的風格，與認知及情感的典型模式有關，也與個體情感體驗的協調、文化認同、成就及運氣有關。

我們所創造的文化與創造文化的方式，以及我們對文化現象做出反應的方式，都受到我們不完美的記憶所操弄，而記憶又在感受的掌控之中。

---

31. Daniel Kahneman, "Experienced Utility and Objective Happiness: A Moment-Based Approach," in *Choices, Values, and Frames*, eds. Daniel Kahneman and Amos Tversky (New York: Russell Sage Foundation, 2000); Daniel Kahneman, "Evaluation by Moments: Past and Future," in ibid.; Bruna Martins, Gal Sheppes, James J. Gross, and Mara Mather, "Age Differences in Emotion Regulation Choice: Older Adults Use Distraction Less Than Younger Adults in High-Intensity Positive Contexts," *Journals of Gerontology Series B: Psychological Sciences and Social Sciences* (2016): gbw028.

第九章

意識

關於意識

正常情況下，當我們清醒並具有警覺性，而且不是處在忙亂或沉思的狀態下時，在心智中流動的意像會有「我們的」視角。我們自然而然就知道自己是我們心智體驗的主體。我心智中的素材是我的，我也自動假設你心智中的素材是你的。我們都以不同的視角體驗心智的內容，不論是我的還是你的。如果我們一起觀看同個場景，我們立即就會了解彼此有著不同的觀點。

「意識」一詞適用於上述特質所描述之自然而獨特的心智狀態。這種心智狀態讓其擁有者對周遭世界有個人體驗，同樣重要的是，這也讓他或她體驗到本身存在的各個面向。實際上，當個人心智處在意識狀態下，能以自身主觀視角探察心智的內容時，出現在個人心智中的知識整體（無論是過去的還是現在的）才會具體成形。這個視角對整個意識過程是如此關鍵，以至於只談論「主觀性」而不去提到「意識」一詞及其易於造成分心的情況，成了很誘人的一件事。然而，我們應該抵抗這種誘惑，因為只有「意識」一詞能夠表達意識狀態的另一個重要組成部分：整合體驗，其包括將心智內容放入一個或多或少具有一致性的多維全景中。總而言之，主觀性與整合體驗是意識的關鍵組成。

本章的目的是要闡明，為何主觀性與整合體驗是文化心智的重要促成因素。在缺乏主觀性之下，所有事物都變得不重要；而在缺乏某種程度的整合體驗下，創造力所需的反思與洞察力就不可能出現[1]。

觀察意識

心智的意識狀態有幾個重要特性。它是種清醒而非睡著的狀態。它是種專注且具有警覺性、而非困倦、混亂或分心的狀態。它以時間及地點為導向。心智中的意像，也就是那些你說得出來的聲音、視覺影像、感受等等，會適當且清楚地成形並且可以被檢視。若你受到酒精或迷幻藥等等「對精神有所影響」的分子作用，心智中的意像就無法像前述所說的那樣了。你心中劇場（何不當作是你自己的笛卡兒劇場？）的布幕拉起，演員們站在舞台上說話與走位，燈光及音效都開啟，接下來這個場景最關鍵的部分來了，那就是有個觀眾「你」在那裡。你**看不到**自己，只是單純**意識到**或**感受到**，在劇場舞台前坐著某種樣子的「你」，你是

1. 這裡有兩個簡單的說明：首先，我所說的「主觀性」一詞，是採用認知與哲學上的意義，而不是一般普遍的意思，一般的「主觀」是指「個人意見」；其次，我多年來一直致力於研究意識的問題，並在《對發生之事的感受》與《擁有自我的心智》這兩本書中提出了我的一些想法。後續的出版品則對這些想法有進一步擴充。請參考：Antonio Damasio, Hanna Damasio, and Daniel Tranel, "Persistence of Feelings and Sentience After Bilateral Damage of the Insula," *Cerebral Cortex* 23 (2012): 833–46; Damasio and Carvalho, "Nature of Feelings"; Antonio Damasio and Hanna Damasio, "Pain and Other Feelings in Humans and Animals," Animal Sentience 1, no. 3 (2016): 33. 感受與意識障礙上的理論及實證研究平行發展出的成果，對我產生影響，讓我的觀點一直在演變，但這裡不是展示最新進展的地方，那將會是另一本書的內容。

這場劇的主體觀眾，所在的空間面對著舞台難以去除的第四面牆[2]。恐怕還有更奇怪的情況即將出現，因為偶爾你可能真的會感受到，另一部分的你正看著看戲中的「你」。

在這一點上，可能有些讀者會擔心我陷入了各種陷阱中，擔心這一大堆的象徵比喻意味著，腦部確實存有一個可以做為雙重劇場與心智體驗論壇的地方。請放心，情況並非如此。我也不認為在你我各自的腦中，有個小小的你或小小的我感受到這樣的體驗。沒有小人，沒有小人在小人中，沒有這種哲學論述的無限回歸。然而，不可否認的是，所有事情都**像是**發生在戲院或巨大的電影銀幕上，而我你也**像是**在觀眾之中。如果我們承認這背後有穩固的生物過程，而且我們可運用這些過程來大致解讀這種現象，那麼把這種現象稱為幻覺是完全恰當的。我們不能因為幻覺好似不重要就不理會這種現象。我們生物體，特別是我們的神經系統以及與它們相互作用的身體，並不需要實際的劇場或觀眾。我們將會看到，它們運用身體與腦部夥伴關係中的其他技巧來產生同樣的結果。[3]

在自身意識心智的主體上還觀察得到什麼呢？舉例來說，你可能會觀察到你的意識心智不是單個整塊巨石。它是由許多部分所組成。這些部分被整合得很好，以至於有些部分會與其他部

---

2. 譯注：第四面牆是一面在傳統三壁鏡框式舞台中，位於台下觀眾與台上演員之間的一道想像而出的虛構「牆」。
3.「笛卡兒劇場」的名稱來自丹尼爾．丹尼特對意識的熱烈討論，其中包括了全然拋棄「小人」神話，以及對無限回歸帶來的危險性提出警告——認為有個小人位在我們大腦中並探察我們的心智，後續就還需要假設會有另一個小人探察前一個小人，這樣下去會有無窮無盡的小人。

分連在一起，但它們仍是不同的部分。有些部分可能要比其他部分更為凸出，這取決於你觀察的方式。你的意識心智中最突出且傾向於主導行動的部分，與多種感官（視覺、聽覺、觸覺、味覺與嗅覺）的**意像**有關。這些意像絕大部分都可以對應到周遭世界的物體與事件。這些意像或多或少會整合在一起，它們各自的豐富程度與你當下從事的活動有關。如果你正在聽音樂，聲音意像可能就處於主導地位。如果你正在吃晚餐，味覺與嗅覺意像就會特別突出。某些意像會形成敘述或敘述的一部分。其與正在運作的感知相關意像交錯配置在一起，在回憶的當下，過去的意像可能會被重建，因為它們與當下的行動有關。它們是物體、動作或事件記憶的一部分，被嵌入舊有的敘述中或單獨儲存下來。你的意識心智還包含了連接意像或意像抽像概念的輪廓。根據自己的心智類型，人們多少可以清楚感受到這些輪廓與抽象概念，我的意思是，就像透過不太清楚的玻璃，我們還是可以建構出物體在空間中運動的間接影像，或是物體之間的空間關係。

隨著這個在腦中的超級電影一起流動，符號就出現了，其中一些構成了語言軌道，將物體與動作解譯成字詞和句子。對於多數一般人而言，語言軌道主要是在聽覺上的，並不需要詳盡無疑：無須將每件事都解譯出來；我們的心智並沒有為每句對話或每個觀察描述都準備字幕。正如前所述，這個語言軌道不但需要解譯來自外部世界的意像，也需要解譯來自內部的意像。

這種語言軌道的存在是過去的遺跡之一，現在約略成了人類優越論無懈可擊的最佳藉口。為數不少的非人類生物不會將意像解譯為任何字詞，即便牠們的心智做了許多人類會做或不會做的聰明事情。

語言軌道是形成人類心智敘述特性的共同原因之一，對我們大多數人而言，它可能是本身的主要組織者。我們會以如同播放影片那般的非語言方式來說故事，也會用語言文字來說故事。我們會不停地說故事，不但在私底下對自己說，也對其他人說。我們甚至會藉由大量的敘述，將故事各個部分的含義提升到另一個新境界。

那麼意識心智的其他部分呢？嗯，它們就是生物體本身的意像。其中一套是來自古老內部世界的意像，也就是來自化學與內臟世界的意像，那是支撐感受的世界；在任何心智中，這些具有價值的意像都非常特別。外部世界本身的意像會引發許多情緒反應，源自這些情緒反應的感受以及背景恆定狀態的感受，都對我們意識心智有重大貢獻。它們提供了感受性的元素，而那也是傳統討論意識問題的一部分。最後，還有來自新內部世界的意像，也就是來自肌肉骨骼架構與其感官門戶的世界。骨骼架構的意像形成了一個身體幻影，所有其他意像都可以掛置其上。所有這些協調以形成意像過程的結果不僅只是一齣偉大的戲劇、交響樂或電影，還是一場超乎尋常的多媒體表演。

這些心智組成元素主宰我們心智生活（也就是對注意力的掌握）的程度，取決於眾多因素，包括年齡、氣質、文化、場合與心智類型等等，因為我們多少都易於展現出外部世界各個面向或情感世界。

在正常情況下，主觀性功能的強度會有不同，而意像整合的程度也會有所差異。當我們全力專注於感受一段敘述，甚至對其重新創作時，主觀性功能可能會變得非常微妙。它依然在那兒出現，立即可用，迅速發揮其重要作用。

舉例來說，當我們完全被電影中角色所發生的事情吸引時，我們不一定會想到自己，也不一定會經歷到我們的樂趣與角色的出現連結起來的過程。為什麼還要分派額外的處理工作給「我」呢？穩定存在的參考「我」應該就夠了。但請注意，如果在某特定時刻，電影中的某個詞或事件與你過去的特定體驗有相關並且引發出反應（思考、情緒反應與特定感受），我們的「主體」就會顯現出來，我們會短暫地同時體驗到電影劇本裡的素材與我們自己的存在，現在「主體」在意識心智中會變得更為突出。當我們完全掌控獲取素材所需的時間時，這種情況更有可能發生。這就是我們在閱讀一本小說甚至是一本吸引人的其他書籍時，會發生的情況。我們在看書時可以隨心所欲地調整獲取內容及心智解譯的速度，但在電影體驗中就沒有辦法了，除非我們放棄旁觀立場並將自己的注意力從銀幕拉開。電影的經典體驗，就像感受音樂和體驗現實一樣，受制於它的獲取速度。如果想要自由自在，那就選擇文學吧。

最後，我要指出的是，內部意像會執行雙重任務。它們一方面為意識的多媒體表演做出貢獻：它們可被視為意像的其中一部分。另一方面，這些意像因為有助於建立感受，接續就有助於主觀性本身的產生，而主觀性就是讓我們最初成為旁觀者的意識特質。一開始這可能會讓人感到困惑，甚至覺得矛盾，但事實並非如此。這些過程是層層疊疊套在一起的。感受提供了主觀性所包含的感受性元素。主觀性接續讓感受作為在意識體驗中的特定物件來審視。這種明顯的矛盾強調出一個事實，那就是我們無法在不提到感受的情況下談論意識的生理機能，反之，也無法在不提到意識的生理機能下談論感受。

主觀性：意識中首要且不可或缺的部分

讓我們將意識心智最顯著的意像，也就是那些構成故事內容的主要意像擱在一旁，專注於促成建構意識之關鍵因素的意像，也就是：主觀性。我之所以能夠描述自己心智中所發生的任何事情，並用言語表示它「在我的意識中」，是因為自動存於我心智中的意像變成了**我的**意像，那些是我無論努力或仔細與否，都可以處理及檢查的意像。不用花費力氣或尋求幫助，我就**知道**這些意像屬於我，我即是我心智與身體的主人，而心智就是在身體中被塑造成形，正如我所寫的，對於我存在其中的那個活體生物而言，我就是主人。

一旦主觀性消失，也就是當心智意像的「擁有者／主體」不再自動宣示其所有權時，意識就會停止正常運作。如果我或讀者你不以主觀視角來清楚掌握心智內容，那麼這些內容就會沒有依靠地浮動，並且不屬於任何人。有誰會知道它們存在？意識會消失，當下的意義也會消失。存在感將被暫停。

有趣的是，有個簡單的訣竅，也就是我們可稱為所有權伎倆的主觀性花招，就可以將心智中形成意像的成果轉變成有意義且定向的素材，只要少了這個花招，整個心智企業幾乎就會呈現無用狀態。如果要理解意識是如何形成，我們顯然必須去理解主觀性的形成。

主觀性當然不是件事物，而是一個過程，這個過程仰賴兩個關鍵因素：建立心智意像的**視角**，以及附加在意像上的**感受**。

1. 建立心智意像的視角

當我們「看到」時，從我們腦中所設定之視覺角度，特別是從接近我們眼睛之視角而來的視覺內容清楚地呈現在我們心智中。這與聽覺意像在你心智中的情況完全相同。它們是從你自身耳朵的角度來形成的，而不是從你斜對面某人耳朵的角度，也不是從你眼睛的角度來形成。觸覺意像也是如此：這些意像是從手、臉或身體任何其他部位與被觸摸物體直接接觸的確切角度所形成。可以肯定的是，人們也是以自己的鼻子來聞氣味並以自己的味蕾來嘗味道。正如我們稍後會看到的，這些事實對於理解主觀性至關重要。

對於建立主體性具有重大貢獻的其中一項就是感官門戶的運作，我們在其中找到負責產生外部世界意像的器官。任何感官知覺的初步階段都仰賴感官門戶。眼睛與相關裝置就是最好的例子：眼窩在人體內的頭內部甚至是臉內部，占據了一個特別劃定的區域。其在我們身體的三維映射圖中有特定的 GPS 座標，這個三維映射圖就是由我們肌肉骨骼架構所定義的身體幻影。「看見」的過程遠比將光的圖樣投射到視網膜上要複雜得多。「高端」視野從視網膜開始，在接續幾個階段中傳送訊號，並在大腦視覺皮質處理。但想要「看見」，我們必須先要有**看的動作**。看包含了許多動作，這些動作來自眼睛內部與周遭的一套複雜設備，而

不是來自視網膜或視覺皮質。眼睛就像照相機般具有快門及光圈，這是用來控制進入視網膜的光量。眼睛跟照相機一樣的還有水晶體（鏡頭）。水晶體可以自動調整對焦，這是我們非常原始的自動對焦特性。最後，兩隻眼睛會一同往上下左右各個不同方向移動，這讓我們無須移動頭部或身體就能夠以視覺捕捉並探察四面八方的世界，而非只有我們正前方的世界。所有這些設備都持續被我們的體感系統所感應，並產生相對應的體感意像。在建構視覺意像的同時，我們的腦部也針對這些複雜設備所執行的大量動作產生意像。它們盡可能以最能自我參考的方式，利用意像這項工具告訴心智，腦部與身體正在做什麼，並在身體幻影上「定位」出這些活動進行的位置。身體幻影的意像很微妙，是節目觀眾這方的一部分。它們不像我們在意識表演節目中所描述的內容那樣地生動。在達成「看這個動作」過程所需的行動與調整上，負責接受相關資訊的腦部系統，完全不同於接收視覺意像本身（即「看到」的基礎）資訊的那些腦部系統。有關「看這個動作」的機器並**不**在視覺皮質中。

現在思考一下我們在這裡要確認的不尋常情況：構成主觀性某部分過程的素材，與我們用來建構主觀性明確內容（特別是**意像**）的素材是一樣的。然而，雖然這些素材是相同的，來源卻不同。這些特定意像不會與常支配意識的物體、動作或事件相對應，而是**與我們整個身體的一般意像相對應，這可在產生其他意像的當下發現到**。這套新的意像揭露了心智明確內容形成的部分過程，並且靈巧安靜地順著其他意像嵌入其中。這套新意像是在具有那些明確內容的同個身體內產生的，它們現在會在我們大腦的多重階段銀幕中顯示，而意識則會讓我們擁有這些意像並加以欣賞。這組新意像有助於描述獲取**其他**意像過程中的擁有者身體，但除非密切關注，否則你幾乎不會注意到它們的存在。

這個整體策略完成了兩方面的複雜拼貼：(a) 對我們在心智中活著時至關重要的那些自我體驗與解讀的基本意像；(b) 在形成上述意像過程中出現的我們生物體本身意像。我們很少關注 (b)，儘管它們對建構**主體**極為重要。我們都將注意力集中在描述心智基本內容的新興意像上，那是我們若要繼續生存下去就必須處理的心智內容。這就是主觀性及更廣義的意識過程始終如此神祕的原因之一。操控木偶戲的弦線還是像該有的那樣，適當地隱藏起來了。這一切都不需要任何「小人」或神祕的魔法。這是如此地自然簡單，因此人們最好的作法就是面帶微笑地表示尊重，並欣賞過程的獨創性。

當我們心智中流動的意像是來自回憶而非當下的感知，會發生什麼情況呢？同樣的說法仍然適用。當回憶的素材被嵌入心智內容中時，它們與當下持續的感知一起交錯配置，而具有充分架構與個人化的感知，也為個人視角提供了所需的「固定錨」。

2. 感受：主觀性的其他要素

肌肉骨骼架構與其感官門戶所產生的視角不足以建立主觀性。除了要考量感官視角，感受的持續獲得也是促成主觀性的一個關鍵因素。大量的感受造就出了人們也許可稱為感受特質（feelingness）的豐富背景狀態。

我們在前面的章節中討論了建構感受的過程。在這裡，我們需要思考感受如何加入感官視角以產生主觀性的方式。感受是意像自然豐富的附加物，而這裡的意像是由意識清楚部分所掌握的意像。感受的豐富度有兩個來源：一個來源涉及生命的持續狀態，其恆定程度會造成任何等級的健康或不健康狀況。自發性恆定感受的上下起伏提供了一個永恆的背景，那是種或多或少純粹的存在感，也就是冥想練習者渴望體驗的那類感受；感受的另一個來源是構成我們心智內容行列中之多幅意像的處理過程，因為它們會引起情緒反應以及個別感受狀態。如同在第七章中所解釋的，後一個來源過程仰賴意像某些特徵的出現，那些意像是在我們心智中流動的任何物體意像、行動意像或想法意像，這些意像負責引發情緒反應，因而產生感受。以這種方式產生的許多感受會加入恆定感受的持續流動中，並隨之上下起伏。結果就是任何一組意像都會有一定的感受伴隨出現。

我們的結論就是：主觀性是由生物體視角（與意識形成意像發生在人體內的哪個位置有關）以及自主產生之引發性感受的持續建構（此種感受由基本意像觸發並伴隨出現）一起聚集產生。當意像適當置於生物體的視角上**並且**有感受適當伴隨出現時，就會產生一種**心智體驗**。正如我們將要看到的那樣，等這種心智體驗在一個更廣闊的畫布中適當整合時，意義完整的意識就會產生。

因此，構成意識的心智體驗取決於心智意像的存在，**同時也**取決於讓這些意像成為我們意像的主觀性過程。主觀性需要一個立基於意像形成，以及伴隨意像形成過程產生之普遍感受特質的視角，這兩者都直接來自身體本身。它們源自神經系統持續感測與製作生物體周遭與內部物體及事件映射圖的傾向。[4]

意識的第二部分：整合體驗

精心設計的主觀性過程以及其視角與感受部分，已經足以解釋我們在本章開頭幾頁中所描述的意識嗎？答案是否定的。我在那裡寫了關於參加多媒體演出的體驗，在其中，你我是旁觀者，有時我們甚至可以參加自己參與演出的節目。無論是多麼精心設計的主觀性，都不足以解釋前述問題。為了解釋問題，我們需要其他部分的處理過程，那個過程要能將意像與個別主觀性整合在一張多少算是寬闊的畫布上。

意義完整的意識是一種特定的心智狀態，其中的心智意像充滿主觀性，並且在一個多少算是大規模的廣泛整合展示中被體驗出來。[5]

主觀性與意像的整合在哪裡完成呢？腦部中的某個區域甚至是某個系統，是否就是會發生相關過程的**地點**？就我目前所

4. 我曾經使用「自我」一詞來探討主觀性問題，但現在我不再使用這字詞以避免那種完全沒有根據的可能印象，那種印象就是認為從簡單到複雜層級的「自我」，都是某種固定且界線明顯的物體或控制中心。把「自我」視為「小人」（homunculus）的想法是種不當解讀，人們不應該低估這種情況可能造成的影響。這接續就會造成混淆，即使沒有提到任何與自我現象有關的神經解剖學相關因素，也會讓人聯想到顱相學（phrenology）的鬼魂。
5. 有些同事對心智整合有更高明的解析，這些解析普遍與我的看法相容，其中最重要的是伯納德．巴爾斯（Bernard Baars）、史坦尼斯拉斯．德哈納（Stanislas Dehaene）與尚皮耶．格雷克斯（Jean-Pierre Changeux）。他們的想法在下列著作中有清楚論述：Stanislas Dehaene, *Consciousness and the Brain: Deciphering How the Brain Codes Our Thoughts* (New York: Viking, 2014).

知，答案是否定的。正如前面章節所討論的，神經系統**及**其個別身體的組合運作中出現了心智的所有複雜性，讓心智從其中現身，在恆定規範的指揮下運作，表現在每個細胞、組織、器官與系統以及每個個體的整體連接中。意識會出現在與生命相關的相互增強作用中，無須特意說明我們就知道意識與生命相關，意識還與形成生物體基質的化學及物理學世界有關，也就是與我們生物體存在其中的世界有關。

沒有特定的腦部區域或系統能滿足意識的所有需求、主觀性的視角與感受部分，以及體驗的整合。試圖尋找意識所在的腦部區域一事並未成功，這一點也不讓人感到訝異[6]。另一方面，在產生前述過程的關鍵要素上，想要確立出幾個與其有明確相關的腦部區域與系統，是具有可能性的。這些關鍵要素包括：視角立場、感受與體驗整合。這些區域與系統整合成一個整體參與過程，依序進入和離開整合組裝線。這裡再次顯示，這些腦部區域並非獨立運作，而是與身體本身緊密合作。

那麼我的假設是，這些促成要素是在局部形成，並以有順序、平行、甚至重疊的方式結合。在典型的場景中，以視覺與聽覺部分為主的場景，其主觀性需要活化視覺與聽覺系統的多個部位，也就是腦幹結構與大腦皮質中的多個部位。記憶中相關的意像回想與場景的主要意像行列將會交錯配置。與意像流所引發感

6. 有論文支持意識來自被稱為帶狀核（claustrum）的難懂腦部區域，請參考：Francis Crick and Christof Koch, "A Framework for Consciousness," *Nature Neuroscience* 6, no. 2 (2003): 119–26；也有論文支持意識來自腦島皮質，請參考：A. D. Craig. A. D. Craig, How Do You Feel? *An Interoceptive Moment with Your Neurobiological Self* (Princeton, N.J.: Princeton University Press, 2015).

覺有關的活動，是由與身體各個區塊相互作用的腦部區域所提供，這些腦部區域包括上部腦幹神經核、下視丘、杏仁核、基底前腦以及腦島和扣帶皮質。至於與感官門戶／肌肉骨骼架構相關的活動，則會在腦幹頂蓋（上丘及下丘）、體感皮質以及額葉眼動區產生。最後，所有這些活動的協調有部分將在視丘神經核的協助下，於內側皮質區域，特別是後內側皮質產生。

與體驗整合相關的過程需要敘述性的意像排序，以及這些意像與主觀性處理過程的協調。這是由安置在大規模網絡中的雙邊大腦半球聯合皮質所達成，其中最著名的大規模網絡就是預設模式網絡。大規模網絡藉由極長的雙向路徑，來管理相互連接的非連續腦部區域。

簡而言之，與身體本身有密切相互作用的腦部各個部位，會形成意像並為這些意像產生感受，還會將其與視角映射圖相互參照，從而達成主觀性的兩個要素。腦部其他部分則負責對意像依序強調顯示。每個強調顯示產生的位置都**在**其感官來源處，這有助於廣泛顯示隨時間移動但不隨位置移動的意像。這類意像在腦中無須到處移動。它們經由局部的依序強調顯示來影響主觀性及整合情況。無論意像與敘述的數量是多是少，皆可在每個時間單位進行處理，並隨時確立整合的範圍。個別大腦區域與許多協助它們的身體區域，經由實際存在的神經路徑相互連結，並可追溯到神經解剖的結構及系統中。

儘管如此，我在本章開場所提的全景整合體驗，也就是由主體（你、我）所觀看的戲劇或電影演出，不會在單一腦部結構中被發現，而是出現在逐一活化的時間序列畫面中，無論畫面的數量是多是少，這與組成實際電影的許多畫面沒什麼不同。但請注意，早先使用腦中電影的這個比喻時，我只是單純想到敘事中一般意像的製作與排列順序。我並沒有考慮到讓它們充滿主觀性的更加複雜過程，也沒有將整合範圍擴大到一個空間大小取決於時間的更廣闊多維畫布上。

在這個假設中所展現的構想就是，此過程的高階層級在各個方面都得仰賴局部的神經系統以及將其相互連接的路徑，還有與身體的相互作用。整個過程雖然是在時間中呈現出來，但是此過程則源自穩固根植於生物體特定局部化運作的卓越貢獻上。沒有來自生物體周邊結構的貢獻根本就無法想像出前述的過程，這些貢獻是經由周邊神經系統與中樞神經結構的直接化學作用所促成。這需要許多腦幹神經核與其他端腦神經核的參與，也需要所有演化時期（無論是古老的還是現代的）出現的大腦皮質參與。在意識形成的過程裡，認為其中一部分神經會優於其他部分神經的想法是愚蠢的，而忽略神經系統負責服務之身體本身的存在也是愚蠢的[7]。

---

7. 雖然意識的本質是心智的，也因此只有在主體清醒時才會擁有意識，但一如往常地，從行為視角或從外部視角來看待意識已是悠久的傳統。在急診室、手術室或重症病房工作的臨床醫生就是在這種外部視角下接受訓練，並準備好依據無聲觀察或與患者的對話（如果患者還能說話）來推測患者的意識是否存在。身為一名神經科醫生的我也接受過這方面的訓練。
臨床醫生在找什麼呢？清醒、注意力、情緒表現與表達手勢都是幫助了解意識是否存在的徵兆。像昏迷的無意識患者，並不清醒、沒有注意力，沒有情緒，他們的手勢（如果有的話）跟環境沒有關係。但是你做出的結論會因為意識可能受損的狀態而變得複雜，像是長期處於植物人狀態的人還是會有睡眠與清醒時間的交替。在名為閉鎖症候群（Locked-in syndrome）的狀態下，要根據外在表現來認定意識是否存在的這個問題，可能會變得特別複雜。意識在這種狀態下實際上是存在的，但患者幾乎完全不能動，患者能夠做出的微妙動作也容易被遺漏，這些動作主要包括眨眼以及有限的眼球運動。臨床醫學在精益求精之下，已達到相當安全的境界，但確認

從感測到意識

認為廣義上的意識廣泛存在於許多現存物種中的想法，是有其價值的。這裡的爭議當然是在其他物種展現的意識「類型」及數量上。毫無疑問地，細菌與原生動物會感測環境狀態並做出反應。草履蟲也是如此。植物經由緩慢生長的根部或轉動其葉子或花朵，對溫度、水分與光量做出反應。所有這些生物不斷**感測**其他生物或環境的存在。但是，我反對依據這個詞的傳統意義來稱它們具有意識，因為這個字詞的傳統意義與心智及感受的概念緊緊相繫，而我後續又將心智及感受與神經系統的存在連結起來[8]。前述生物沒有神經系統，也沒有任何證據顯示他們具有心智狀態。簡而言之，以傳統意義而言，心智狀態，也就是心智，是意識體驗存在的基本條件。當那個心智獲得一個觀點，一個主觀的

某人意識的唯一保證方式仍是讓他直接證明其有正常的精神狀態。臨床醫生偏好在宣布這個人是否具有意識之前，問出下面三類相關問題：（a）個人身分，（b）個人所在地點，以及（c）大致日期。這與直接且明確知道一個人是否擁有運作中的意識心智無法相提並論。

有大量的文獻在探討導致意識障礙的神經狀態，或可能導致此類損傷但其實並沒有損傷的神經狀態（例如閉鎖症候群）。還有大量的文獻在探討麻醉，以及如何使用各種化學化合物讓其所停止心智體驗還可恢復。兩類文獻都提供了有關意識神經基礎的重要線索。然而，持平而論，造成昏迷的特定腦部損傷或導致麻醉的化學分子不是利器，無法讓我們發現負責心智體驗的神經生物學過程。幾種麻醉劑能有效暫停感測與反應的早期過程，而那就是我們會在細菌或植物身上發現的那種過程。麻醉劑完全凍結了感測與反應的幾個生命分支。它們並不直接中止意識，但會阻斷心智狀態、感受與視角立場所仰賴的過程。請參考：Parvizi and Damasio, "Consciousness and the Brainstem"; Josef Parvizi and Antonio Damasio, "Neuroanatomical Correlates of Brainstem Coma," *Brain* 126, no. 7 (2003): 1524–36; Antonio Damasio and Kaspar Meyer, "Consciousness: An Overview of the Phenomenon and of Its Possible Neural Basis," in *The Neurology of Consciousness*, eds. Steven Laureys and Giulio Tononi (Burlington, Mass.: Elsevier, 2009), 3–14.

觀點時，意識本身可能就開始存在了。

意識的開頭部分就到此為止。而正如我們所見，意識終止在極為重要的地方，那就是與主觀性相關的多感官複雜整合體驗的最上層。這些體驗既有關於主體之外的運作中世界，也涉及昔日的複雜世界，即是主體從回想記憶中聚集而成的過去體驗世界。這些體驗也有關於主體當前身體狀態的世界，正如我之前所指，它是主觀性過程的固定錨，因此成為意識壯大的關鍵因素。

「植物及單細胞的感測和敏感性」與「心智狀態和意識」，在生理與演化上相距遙遠，但這一事實並不意味著感測與心智狀態和意識是無關的。相反地，在具有神經系統的生物體內，心智狀態和意識所仰賴的精巧策略與機制，就是從神經出現前之簡單生物所具有的策略與機制而來。這在中樞神經系統的神經束、神經節與細胞核中開始演化產生。最終，意識就在腦中演化產生出來，這也符合意識的原意。

作為此自然過程基本層級的細胞感測現象，與「意識」一詞

---

8. Eric D. Brenner, Rainer Stahlberg, Stefano Mancuso, Jorge Vivanco, František Baluška, and Elizabeth Van Volkenburgh, "Plant Neurobiology: An Integrated View of Plant Signaling," *Trends in Plant Science* 11, no. 8 (2006): 413–19; Lauren A. E. Erland, Christina E. Turi, and Praveen K. Saxena, "Serotonin: An Ancient Molecule and an Important Regulator of Plant Processes," *Biotechnology Advances* (2016); Jin Cao, Ian B. Cole, and Susan J. Murch, "Neurotransmitters, Neuroregulators, and Neurotoxins in the Life of Plants," *Canadian Journal of Plant Science* 86, no. 4 (2006): 1183–88; Nicolas Bouché and Hillel Fromm, "GABA in Plants: Just a Metabolite?," *Trends in Plant Science* 9, no. 3 (2004): 110–15.
這就是我與 Arthur S. Reber's conclusions in "Caterpillars, Consciousness, and the Origins of Mind," *Animal Sentience* 1, no. 11（2016）這篇論文有部分不同的原因。單細胞生物體能夠感測與反應，這些能力對心智、感受與主觀性的後續發展至關重要，但它們不應被視為具有心智、感受及意識。

完全參與的心智狀態之間，存在著一個關鍵的中間層級，此層級是由心智狀態的最基本元素所構成，那就是「感受」。以感受作為核心的心智狀態，可能就是與特定基本內容相對應的那些核心心智狀態：**意識所在身體的內部狀態。**而且因為它們與身體內部各種生命狀態的不同品質有關，所以感受必然具有**價值**；也就是說，它們可能是好的或是壞的、是正面的或負面的、是喜愛的或厭惡的、是喜悅的或痛苦的、是愉快的或不愉快的。

當**現在**描述**當下**生命內在狀態的感受，被「放置」或甚至「定位」**在整個生物體的當前視角內**時，主觀性就出現了。從那裡開始，我們周遭的事件、我們參與的事件以及我們回想的記憶被賦予了一種新的可能性：它們可以對我們**產生實質影響**；它們會影響我們的生命歷程。人類文化發明需要這一步驟，讓事件具有影響力，將事件自動分類為對其所屬個體是有利還是有弊的情況。具有感受的意識，讓判斷人類處境是否困難的情況得以出現。它們依據情況激發出想像力並引發推理過程，那可能是真會出現問題的狀況，或也可能是虛驚一場的情況。驅動建立文化表現形式的創造性智力所必備的，就是主觀性。

主觀性能夠賦予意像、心智與感受新的特質：即是與發生這些現象的特定生物體有關的所有權意識，也就是允許進入個人世界的**屬我性（mineness）**。心智體驗帶給心智新的衝擊，這是無數現存物種的一項優勢。對人類來說，心智體驗是慎重建構文化的直接手段：疼痛、痛苦與愉快的心智體驗成為人類需求的基礎，是人類發明的墊腳石，與經由天擇及基因遺傳作用而匯集至此種程度的行為組合形成鮮明對比。「生物演化」與「文化演化」

兩套過程之間存在著如此巨大的鴻溝，以至於讓人忽視了兩者背後的引導力量都是恆定狀態。

直到意像成為包含**生物體相關特定意像群組**的部分**環境背景**為止，意像本身才能被**體驗**。那些意像自然而然地訴說了感官裝置及特定物體的參與如何擾亂生物體的故事。無論那個特定物體是在外部世界中還是在身體本身的其他部位裡，或者是從之前在生物體內部或外部某物意像所產生的記憶中回想起來的，也就是無論物體在哪裡，都不重要。**主觀性是一種持續建構的敘述**。這個敘述來自具有特定腦部規格之生物體的環境局勢，因為它們與周遭世界、過去記憶的世界以及本身的內部世界相互作用[9]。

意識背後的神祕本質就是由此形成。

意識難題的側寫

哲學家大衛・查爾莫斯（David Chalmers）在確認意識研究中的兩個問題時，著重在意識的調查上[10]。這兩個問題實際上都與了解神經系統的生物性物質如何引發意識的方式有關。第一個被稱為「簡單」的問題，提到了複雜但可判讀的機制，它允許腦

9. 鮮少有研究學者會將感受包含在意識的概念中，更不用說從情感的觀點來看待意識了。除了潘克沙普和克雷格（A. Craig），我看到的另一個例外就是米歇爾・卡巴納克（Michel Cabanac）的研究，請參考：Michel Cabanac, "On the Origin of Consciousness, a Postulate and Its Corollary," *Neuroscience and Biobehavioral Reviews* 20, no. 1 (1996): 33–40.

10. David J. Chalmers, "How Can We Construct a Science of Consciousness?," in *The Cognitive Neurosciences III*, ed. Michael S. Gazzaniga (Cambridge, Mass.: MIT Press, 2004), 1111–19; David J. Chalmers, *The Conscious Mind: In Search of a Fundamental Theory* (Oxford: Oxford University Press, 1996); David J. Chalmers, "Facing Up to the Problem of Consciousness," *Journal of Consciousness Studies* 2, no. 3 (1995): 200–219.

部建構意像以及能操縱意像的工具，例如記憶、語言、推理和決策。查爾莫斯認為精良的裝置與時間可以解決這個簡單的問題。我相信他是對的。在我看來，他明智地不在映射圖與意像形成上製造任何爭議。

查爾莫斯認為「困難」的是，去理解我們心智活動的「容易」部分為何且如何變得具有意識。套用他的話，「為什麼體驗會伴隨著這些心智功能〔簡單問題下描述的功能〕一起出現呢？」因此，這個難題就是指心智體驗的問題以及如何建構心智體驗的方式。當我意識到某種知覺時，例如在我面前的讀者你，或是一幅有色彩形式且被認為有深度的畫作圖像，我會自動知道這兩個意像都是我的，並不屬於別人，只屬於我。如前所述，心理體驗的這一方面就是所謂的主觀性，但僅僅提到主觀性並無法聯想到之前提到用於建立主觀性的功能性要素。我指的是**心智體驗的品質**，也就是感受特質，以及**在生物體視角架構中的感受特質配置。**

查爾莫斯也想知道為何感受會「伴隨」體驗出現。伴隨感官資訊出現的感受到底為什麼會存在？

在我提出的解釋中，體驗本身有部分源自感受，所以這並非真正伴隨出現。感受是在我們這類生物體體內恆定狀態所需運作的結果。它們是整合呈現的，與心智其他層面來源相同。遍布早期生物體組織中的恆定規範，讓確保生物體完整性的化學路徑程序與特定作用在天擇中被選擇留下。一旦具有神經系統與意像形成能力的生物體出現，腦部和身體就會採取多維方式，協力對確保完整性多步驟複雜程序形成意像，而這就引發了感受。在與各種物體及其組成和情況相關的化學和行為程序上，感受就是擁有或缺乏這方面恆定優勢的心智解譯者，感受讓心智知道當前的恆定狀態，因而增加了另一層次的重要調節選擇。感受是一個決定性的優勢，大自然必會在天擇中挑選留下，並將感受作為心智過程的一貫附加物來運用。

查爾莫斯所提問題的答案是，**心智狀態就是自然而然地偏好某種東西，因為它有利於生物體獲得符合感受的心智狀態。**唯有這樣，心智狀態才能協助生物體產生最符合恆定狀態的行為。事實上，像我們這樣複雜的生物體，在缺乏感受時將無法生存。天擇確保感受會成為心智狀態的永久特性。關於生命與神經系統如何產生感受狀態的更多細節，讀者可以參考前面的章節，並回想一下從一系列身體相關漸進過程所產生的感受，那個過程是由下而上、隨著演化從簡單化學與行為現象積累起來的持續過程。

感受改變了我們這類碳基生物的演化。但感受的全面衝擊只發生在後續演化中，那是當感受體驗被嵌入一個主體的更廣大視角中，並從此視角來賞析，且對個人具有重要性時。唯有如此，感受才能開始影響想像力、推理和創造性智力。只有當感受的其他獨立體驗是位於意像建構主體之內時才會發生。

這裡的難題在於，如果心智是從生物體的組織中出現，那麼可能難以或無法解釋心智體驗（也就是**感受到**的心智狀態）實際上是如何產生的。而我則認為，視角立場與感受的交錯混雜，為心智體驗如何出現，提供了一個看似合理的解釋。

第三部

運作中的文化心智

第十章

論文化

行動中的人類文化心智

所有的心智能力都會干預人類的文化過程，但我在最後五章中要強調的是形成意像、情感和意識的能力，因為沒有這些能力，文化心智就毫無可能。在文化產生的過程中，記憶、語言、想像力與推理是主要參與者，但還需要形成意像的能力。而負責文化實踐與文物的創造性智力，在沒有情感與意識時就無法運作。奇特的是，情感與意識剛好就是在理性主義與認知革命的劇痛中出走並被遺忘的能力。這兩項能力值得我們特別關注。

十九世紀末期，達爾文、威廉・詹姆士（William James）、佛洛伊德與涂爾幹（Émile Durkheim）等人都認同生物學對文化事件的形成具有影響力。[1] 大約在此同時，也就是二十世紀的前幾十年左右，許多理論學家（其中包括了斯賓塞〔Herbert Spencer〕與馬爾薩斯〔Thomas Malthus〕）引用了生物實證來捍衛達爾文思維在社會方面的應用。在這些通稱為社會達爾文主義的努力下，造就

1. Charles Darwin, *On the Origin of Species* (New York: Penguin Classics, 2009); William James, *Principles of Psychology* (Hardpress, 2013); Sigmund Freud, *The Basic Writings of Sigmund Freud* (New York: Modern Library, 1995); Émile Durkheim, *The Elementary Forms of Religious Life* (New York: Free Press, 1995).

了歐洲和美國優生學的興起。後來在第三帝國（Third Reich）時期，生物實證遭到誤解，並以促成社會文化徹底轉變為目標，應用在人類社會上。結果就是以種族背景或政治上與行為上的認同為由，針對特定族群進行大規模恐怖屠殺。生物學因為此種非人道的曲解而受到指責，這對生物學是不公平的，但我們可以理解。生物學和文化之間的關係，還需經過數十年的時間才能成為可接受的學術主題[2]。

從二十世紀末的最後二十幾年迄今，社會生物學與其衍生學科「演化心理學」，為文化心智的生物學觀點以及文化相關特徵的生物性傳播，都提供了充分的原由[3]。文化相關特徵的生物性傳播，全力聚焦於文化與基因複製過程之間的關係上。感性與理性的世界永無止盡地相互影響，而文化想法、事物與實踐則無可避免地陷入彼此間的調和與矛盾之中。前述事實並非演化心理學致力研究的焦點，雖然演化心理學家也已建議將情感世界的行動元件（如情緒）納入其中。這同樣也適用於我在本書中特別提出的

2.「文化的某些方面具有生物起源」這樣的想法仍然存在爭議。生物學在社會政治事務中誤入歧途的後果就是，人文學科與社會科學學科不願在自身領域中納入生物學的發現，也理所當然地厭惡「將心智和社會現象全部歸結於生物學，並且認定其受到科學必勝的啟發」這樣的說法，這是史諾（C. P. Snow）傳說中兩種文化分裂的一部分。這已經是半個世紀前的問題了，遺憾的是，這個問題至今仍然未解。

3. Edward O. Wilson, *Sociobiology* (Cambridge, Mass.: Harvard University Press, 1975). 社會生物學門及其領導人物艾德華．威爾森（E. O. Wilson）尚未獲得普遍認可。批判社會生物學的觀點，請見：Richard C. Lewontin, *Biology as Ideology: The Doctrine of DNA* (New York: HarperPerennial, 1991)。奇特的是，根據威爾遜後來持續展示的研究成果，他對情感的立場與我一致。請見：E. O. Wilson, *Consilience* (New York: Knopf, 1998). 也請參考：William H. Durham, *Coevolution: Genes, Culture and Human Diversity* (Palo Alto, Calif.: Stanford University Press, 1991), 此為生物學與文化過程兼容的例子。

主題：文化心智應對人生劇場與開發人類潛能的方式，以及文化篩選讓文化心智作用變得完整且圓滿完成基因傳遞的方式。我並非因為偏好情感與人生劇場，就排除了文化過程中的其他參與者。我只是把注意力集中在情感上（尤其是感受上），希望情感能夠更明確地融入到文化生物學的說法中。為了達到這個目標，我必須強調恆定狀態的作用以及它在文化過程中的意識代理人：感受。儘管在歷史上，生物學為進入文化世界盡了一切嘗試，然而即便從生命調節的傳統和狹義上來看，在經典的文化論述中從來也不曾存在有恆定狀態的概念。如前所述，塔爾科特．帕森斯（Talcott Parsons）從系統的視角考量文化時，確實提到了恆定狀態，但在他的說法中，恆定狀態與感受或個人無關[4]。

人們如何將恆定狀態與能夠導正恆定狀態缺失的文化工具連結起來呢？正如同我所說的，連結兩者的橋梁是由感受這個恆定狀態的心智表現所提供。因為感受在心智上代表當前主要的恆定狀態，而且由於感受會產生劇變，因此會以動機的形式對創造性智力發揮作用。在負責文化實踐或文化工具實際建構的鏈結上，創造性智力即是串起鏈結的線。

恆定狀態與文化的生物根源

在本書第一章中我曾寫到，在比我們更簡單的活體生物行為中，找到了人類文化反應幾個重要面向的前身。然而，這些生物

4. Parsons, "Social Systems and the Evolution of Action Theory"; Parsons, "Evolutionary Universals in Society".

體驚人有效的社會行為並不是由強大的智力所發明，也不是由類似人類的感受所驅動。它們源自生命過程應對處理恆定規範的卓越自然方式，也就是在盲目的情況下，勝出的個人與社會優勢行為。恆定狀態促成了能夠確保生命延續和興盛的行為策略與設備出現，無論是在簡單生物體中或在包括人類在內的複雜生物中都一樣。因此，我所提出的構想著重在上述狀況的人類文化心智生物根源上。在缺乏心智過程的早期生物體內，恆定狀態產生出感受和主觀視角的**前身**。無論是感受或主觀性，當時都尚未現身，在神經系統和心智發展之前出現的只有協助調節生命的充分必要機制。

所有這些機制都仰賴天擇篩選出的化學分子（在內分泌和免疫系統的前身內）以及天擇選出的行為程序。這些機制中有許多都妥善保存至今，也就是我們所知的情緒性行為。

在神經系統出現後的近代生物體中心智變得可能，感受與代表外部世界和其相關生物體的所有意像在心智內部一起出現。這些意像得到了主觀性、記憶、推理，還有最終出現之語言和創造性智力的支持。於是傳統意義上構成文化與文明的工具與實作也隨之現身。

恆定狀態實現了個體的生存和發展，並協助創造了能讓個體延續與興盛的環境狀態[5]。一開始，活體生物無須仰賴神經系統與心智來達成這些目標，但後來的生物體則會運用思考過的審慎方

5. 可以合理地認為，除了維持化學穩定性的過程（所有物質維持最穩定構造形態，同時讓不穩定構造形態消失的自然趨勢）之外，必定存在一個附加過程，能夠引導一個分子創造出與自身相同的另一個分子。

法來行動。在演化過程中，最有利的策略從大量的可用方法中被篩選留下，結果就是此策略經由基因在世代中延續。在簡單生物體中，篩選是自發性的自我建構過程中自然產生的選項來加以選擇；而在複雜生物體中，出現的是文化性篩選，也就是對主觀引導之發明所產生的選項進行篩選。兩類篩選的複雜度不同，但隱含的基本恆定目標維持不變，此目標即為生存、興盛與盡可能的繁衍。這是個極佳的理由，說明了以這種或那種方式表現出「社會文化」特徵的實作和工具為何早就出現，並且不止一次地出現在演化中。

在細菌這樣的單細胞生物身上，我們發現它們在沒有任何思考之下卻表現出豐富的社會性行為，這類行為反映出細菌對其他個體行為是否有利於群體或個體生存的內在判斷。它們表現得「好似」它們做出了判斷。這是種在沒有「文化心智」下所達到的早期「文化」。一旦心智成熟到可以思考一個本質相當的問題時，就會運用智慧和明確的理由來制定示意性的解決方法，而細菌的狀況就是這種解決方法的一種早期表現形式。

在社會性昆蟲這種具有複雜神經系統的多細胞生物中，「文化」行為的複雜度更高，其行為的實踐也更為複雜，另外也會產生實體工具，例如聚居的建築實體。許多其他物種也會製作加工品，像是精巧的巢穴和簡單的工具。當然，主要的區別在於，非人類文化的表現形式往往是在適當環境下，沿用已經建立完善的既定程序所產生的結果。這些程序已經藉由天擇在恆定狀態的控制下進行了極長期的匯集整合，也已藉由基因來傳遞。在無腦的無核細菌中，部署程序的指揮中心位於細胞質裡；而在昆蟲這類多細胞的後生動物中，指揮中心則位於神經系統，由基因體在此塑造而成。

當人們思考演化及其分支時，可以緩慢收集在生物體心智出現前後於邊界上所呈現的轉變。在某種程度上，這些邊界對應到「文化前」行為與「實際文化」行為和心智之間的區別。有趣的是，前者可以說是純粹的遺傳演化，而後者則可以說是以文化為主的眾合演化。

獨特的人類文化

我們為人類文化心智與其文化所繪製出的形象有眾多不同之處。雖然統御一切的仍是同樣的「恆定」規範，但在取得成果的路途上則存在著更多的步驟。首先，簡單的社會反應從細菌生命開始以來就已經存在，這類反應包括了：競爭、合作、簡單的情緒易感性（emotivity）、生物膜這類防禦工具的集體製造。利用已經存在的整體簡單社會反應，譜系早於人類的許多物種，演化出一類能夠產生有利於恆定情緒反應的複雜**中間機制**，並以基因傳遞，這些情緒反應也常常是社會反應。而前述中間機制的關鍵組成則被置於第七章所述的情感裝置中，負責有效運用驅力和動機，並以情緒回應各種刺激和情景。

其次，利用中間機制產生複雜情緒反應及後續心智體驗（也就是感受），恆定狀態現在可以採取明顯的行動。感受成為新反應形式的動機，而產生新反應形式的則是人類獨特豐富的創造性智力和動作能力。這些新反應形式能夠控制生理參數，並達到對恆定狀態至關重要的那幾類正面能量平衡。然而新反應形式也是另一種形式的創新。人類文化的想法、實踐與工具可以經由文化進行傳遞，並且開放給文化進行篩選。除了在某些情況下讓生物體以特定方式做出反應的基因前身之外，文化產物在恆定狀態及其決定價值的引導下，根據自身優勢，各自走向生存或滅絕等不太一樣的道路。這種創新引領我們來到感受與文化關係的第三個同等重要特徵：**感受也可作為過程的仲裁者。**

作為仲裁者與協商者的感受

生命調節的自然過程協助活體生物適應環境，以便它們能在維持生命及興盛的相容參數範圍內運作。無論是在個別細胞還是整個生物體中，維持生命的英勇過程需要精確且強大的調節過程。在複雜的生物體中，感受在這個過程中的兩個層面上有著關鍵作用。首先，正如我們所看到的，生物體被迫在健康範圍外運作時，它們就容易生病並瀕臨死亡。一旦發生這種情況，感受就會強力介入，將想要獲得理想恆定範圍的欲望注入思考過程中。其次，除了引發關注以及引起顯著的思考和行為之外，感受還可以作為反映品質的仲裁者。最終，感受成了文化創造過程的評判者。這是因為在很大的程度上，文化發明的優點最終是在感受的介面下對其效用進行判斷分類。當「疼痛的感受」促使解決方案產生以消除疼痛時，就會出現「疼痛消退的感受」來顯現疼痛的減輕。這是對疼痛的努力是否奏效的決定性關鍵訊號。感受和理性都涉及一個不可分割的反映式循環封包。這個封包可以較有利於感受或理性這兩個合作夥伴其中之一，但它與兩者都有關係。

總而言之，屬於今日部分功能的文化反應類別，可能已經成功導正失調的恆定狀態，並讓生物體恢復到之前的恆定範圍內。我們可以合理認為，這些類別的文化反應因為實現了具有效用的功能性目標，而在文化演化中被選中，所以得以生存延續。奇特的是，具有效用的功能目標也會增加某些個體力量，進而增加與其他相關個體的群體力量。科技就是這種可能性的一個好例子：想一想導航專業技術、貿易技巧與會計、印刷以及現在的數位化媒體就可以知道。可以肯定的是，增加的力量對那些掌控力量者而言是項優勢。但是，力量的實現則是被適當感受到的雄心壯志所推動，並隨著有利的情緒而產生。認為文化工具和實踐的構想是以管理情感為目的，進而修正恆定狀態，這是個合理的想法。不言而喻地，對於具有成效的工具和實作進行文化篩選，可能會對基因頻率產生影響。

評估一個想法的價值

這種關於文化心智運作的想法，如何能夠切合人類文化的實際表現呢？在早期的各種技術中很容易就可以找到這類例子，早期技術無疑就是部分文化最初的表現形式。為了狩獵、防禦、攻擊而製作的工具，還有居所及衣物，都是智力發明如何回應基本需求的好例子。這些需求首先經由諸如飢餓、口渴、極冷或極熱、不適和疼痛等自發性恆定感受的方式為人類所知，這些感受與**個體**生命狀態的管理有關，並且意味著恆定狀態出現了缺失。我們有對於食物的需求，並尋求能夠合理快速生產能量的食物來源（如肉類）；我們也有對於居所的需求，以保護自身免於受到極端氣候的影響，並為嬰兒和孩童創造安全的庇護所；我們還有捍衛自己和群體免於受到掠奪者和敵人迫害的需求。所有需求都能經由感受有效傳達，例如與親子連結及依附有關的感受，以及有關恐懼的感受。這些感受後續經由知識、理性和想像力來發揮作用，簡而言之，就是經由創造性智力來作用。同樣地，從傷口和骨折到感染的疾病狀態，主要也是經由恆定感受來檢測，並經由效用漸增的新科技來處理，而這些新科技就是歷史上後來所知的醫學。

大多數引發性感受來自所涉及的情緒，而這些情緒不僅與獨立個體相關，也與**在他人背景脈絡中的個體**有關。損失的情況會導致悲傷和絕望，而悲傷和絕望的出現則會引發同理心和同情心，進而激發出能對抗悲傷和絕望的創造性想像力。結果可能很簡單（像是做出關愛的動作，也就是以肢體接觸來提供保護），或也可能很複雜（像是一首歌或一首詩）。隨後恢復的恆定狀況則為徵召更複雜的感受狀態（如感恩和希望）以及對這些感受狀態後續進行合理闡述開啟了大道。有益的社會性形式與正面情感之間存在著密切的關聯，而兩者與負責調節壓力和發炎的一系列化學分子（例如內源性類鴉片）也有著同樣密切的關係。

在情感的脈絡之外，我們無法想像出成為醫學或任何主要藝術表現的反應起源。患者、被拋棄的情人，受傷的戰士和熱戀中的吟遊詩人都具有**感受**的能力。他們的情況與他們的感受，激發了自身以及其他參與者在個別情況下的智力反應。有益的社會化能力會獲得回報並改善恆定狀態，而激進的社會化能力則完全相反。但在這裡應該要說清楚的是，我並不是將今日的藝術局限在治療作用上。從藝術品上所獲得的樂趣仍然與它們的治療起源有關，但這種樂趣也能翱翔在增加了複雜思想和意義的新智力區域中。我也不是說，所有的文化反應都是組織良好的智力成就，必定能對原有困境產生具有效用的回應。

情緒反應與文化反應的其他（正面）例子，包括：渴望減輕他人痛苦並樂於發現減輕他人痛苦的做法；欣然尋找改善他人生活的方式，從提供物資到能夠帶來快樂的有趣發明皆有；樂於思考大自然的奧祕並試圖解決它們。這也許就是許多文化想法、工具、實踐與制度適度地以各種小團體來誕生的方式。隨著時間過去，這些反應變成了禮拜場所、知識書籍、經典小說、學習機構、原則宣言與國家憲章。

負面的部分則是，對他人施暴或來自他人的暴力產生了過度的影響。其主要原因就是因為情緒的神經裝置參與其中，這些神經裝置的發展可能在大猩猩身上達到頂峰，而其陰影後來持續籠罩在人類的處境上。

這種暴力主要來自於雄性，而且不一定與飢餓或爭奪領土的群體打鬥這類理所當然的理由相關。它可能會以雌性、幼獸以及其他成年雄性為目標。人類繼承了這些潛在的行為模式，而這些行為模式也在人類漫長歷史中產生高度的適應性，而且生物演化並沒有成功消除這些潛在暴力[6]。文化演化經由人類的創造力，實際擴展了暴力表現的範圍。佛羅倫斯傳統暴力足球（calcio

6. 男性暴力的程度與某些身體特徵相關，這可以用「威懾力」（formidability）一詞來涵蓋。請參考：Aaron Sell, John Tooby, and Leda Cosmides, "Formidability and the Logic of Human Anger," *Proceedings of the National Academy of Sciences* 106, no. 35 (2009): 15073–78.

storico），還有英式橄欖球及美式足球都是很好的例子。繼承自羅馬角鬥士競技表演的身體暴力在一些競技運動中仍然存在，並且在電影、電視與網路上的各類娛樂中不斷上演。在現代戰爭、恐怖主義和其他形式的突擊中，也出現了大量的身體暴力。至於無形的心理暴力，則出現在無限濫用的權力上，現代科技對隱私權的侵犯就是濫用權力的極佳例證。

文化的其中一項工作就是馴服暴力這頭經常出現的野獸，至今依然存活的這頭野獸也提醒我們自身的起源。塞繆爾・馮・普芬多夫（Samuel von Pufendorf）的文化定義提及了這些要點：「（文化）此一手段讓人類克服本身的原始野蠻，並經由巧妙的方式成為全人。」[7] 普芬多夫並沒有提及恆定狀態，但我相信他的話是這樣的意思：野蠻行為導致痛苦與恆定狀態動盪，而文化和文明則以減少痛苦為目標，並經由重設與限制受影響生物的進程來恢復恆定狀態。

今日，大量的文化工具與實踐最終成為對權利不滿與權利受到侵犯的回應，其不僅表現出對某些困境和情況的事實陳述，也表現出諸如充滿生氣和厭惡的強烈情緒以及後續的感受狀態。在這裡，我們發現情感和理性是社會運動的兩個組成部分。而頌揚在浴血勝仗中擊垮敵人的讚美詩和詩歌，則是此過程背後歷史的一部分。

---

7. Richard L. Velkley, *Being After Rousseau: Philosophy and Culture in Question* (Chicago: University of Chicago Press, 2002). Originally in Samuel Pufendorf and Friedrich Knoch, *Samuelis Pufendorfii Eris Scandica: Qua adversus libros De jure naturali et gentium objecta diluuntur* (Frankfurt-am-Main: Sumptibus Friderici Knochii, 1686).

從宗教信仰與道德到政治管理

早期的醫學並非用來處理人類靈魂的創傷。但我們可以合理認為，宗教信仰、道德體系和公平正義以及政治管理，主要就是針對人類靈魂的創傷，並以從創傷後果中恢復過來為目標。我認為宗教信仰的發展與個人損失的悲傷最為密切相關，這迫使人們去面對無可避免的死亡及造成死亡的無數方式：事故、疾病、他人暴行及天災，還有老死之外的任何情況，因為老死在史前時期極為罕見。但人類靈魂的許多創傷是社會空間中的公共事件所造成，而宗教信仰就是以各種方式來因應的適當反應[8]。

因暴力造成之損失與悲痛而產生的反應各式各樣，會出現什麼反應取決於主體本身，其中包括了同理心和同情心，但也包括憤怒及更多的暴力。我們可以理解這種悲傷也許適合以超人類力量的概念來抵銷，這種力量以能夠解決大規模衝突並結束高度暴力的神祇形象現身。在泛靈文化時期，人們不但會祈求神祇給予個人痛苦協助，還會祈求神祇保護個人和公眾的財產（像是農作

8. 此部分的參考文獻包括：William James, *The Varieties of Religious Experience* (New York: Penguin Classics, 1983); Charles Taylor, *Varieties of Religion Today: William James Revisited* (Cambridge, Mass.: Harvard University Press, 2002); David Hume, *Dialogues Concerning Natural Religion and the Natural History of Religion* (New York: Oxford University Press, 2008); John R. Bowen, *Religions in Practice: An Approach to the Anthropology of Religion* (Boston: Pearson, 2014); Walter Burkert, *Creation of the Sacred: Tracks of Biology in Early Religions* (Cambridge, Mass.: Harvard University Press, 1996); Durkheim, *Elementary Forms of Religious Life*; John R. Hinnells, ed., *The Penguin Handbook of the World's Living Religions* (London: Penguin Books, 2010); Claude Lévi-Strauss, *L'anthropologie face aux problèmes du monde moderne* (Paris: Seuil, 2011); Scott Atran, *In Gods We Trust: The Evolutionary Landscape of Religion* (New York: Oxford University Press, 2002).

物、家禽家畜及重要領土)。之後，在一神論文化的時期，對這類實體的信仰最終會採取單一上帝的形式，而上帝則能以正當甚至可接受的方式來解釋損失。最終，超越死亡以延續生命的希望可能會完全消除任何損失的負面影響，並為人們提供了另一種意義。

關於宗教信仰和習俗的感受和恆定動機，沒有比佛教更能清楚詳細說明的了。佛教的創始人，也就是具洞察力、見識廣博且親切達觀的王子釋迦牟尼，將苦難定義為人性的腐蝕面，並經由減少其最常見的原因來消除苦難，這原因就是：渴望以任何方式放縱享樂並且無法持續這樣享樂。釋迦牟尼提出了經由完全跳脫自我以換取存在本質體驗的救贖，也就是從追求永恆的不穩定恆定狀態中解脫，同時意識到這是種徒勞無功的追求。

全然理性也會運用警戒性感受來促成本身的貢獻。因偷竊、謊言、背叛和荒誕法紀而反覆遭遇到的痛苦事件，強力促成了行為規範的創建，而行為規範的建言與實踐則能減輕痛苦。

我看到道德規範、司法體系與政治管理的發展，從早期人類部落的平等協議開始，一直延續到青銅時代王權或希臘和羅馬帝國的複雜政府制度，這都與宗教信仰的發展密切相關，而宗教信仰與感受又有關聯，也經由感受而與恆定狀態而有所連結。神祇與最終單一上帝的出現，是一種超越人類非穩定利益的手段，也是一種尋求公正、可信和敬重之**無私**威權的手段。值得注意的是，在過去二十年間，與道德和宗教相關之神經及認知現象的研究調查，已經與感受和情緒有所連結，正如我們研究小組和強納森·海德特（Jonathan Haidt）、約書亞·格林（Joshua Greene）

以及利安・楊（Lianne Young）的研究所示。此外，馬克・強森（Mark Johnson）和瑪莎・納斯邦（Martha Nussbaum）也從道德哲學的觀點對這些發現發表了極佳的論述[9]。

宗教習俗經由恆定狀態來發展的另一個重要途徑，就是大規模威脅和災難的情況。這類例子包括：對抗主要氣候災難（洪水和乾旱）、地震、瘟疫和戰爭[10]。上述情況會引發社會動機，並形成強大的集體合作行為。恐懼、擔心與憤怒是這類災變的直接結果並會危及恆定狀態，但合作團體的支持隨後則以建設性的方式來試圖理解、證明和回應。部分回應包括了後來納入宗教習俗、

9. Martha C. Nussbaum, *Political Emotions: Why Love Matters for Justice* (Cambridge, Mass.: Belknap Press of Harvard University Press, 2013); Jonathan Haidt, *The Righteous Mind: Why Good People Are Divided by Politics and Religion* (New York: Pantheon Books, 2012); Steven W. Anderson, Antoine Bechara, Hanna Damasio, Daniel Tranel, and Antonio Damasio, "Impairment of Social and Moral Behavior Related to Early Damage in Human Prefrontal Cortex," *Nature Neuroscience* 2 (1999): 1032–37; Joshua D. Greene, R. Brian Sommerville, Leigh E. Nystrom, John M. Darley, and Jonathan D. Cohen, "An fMRI Investigation of Emotional Engagement in Moral Judgment," *Science* 293, no. 5537 (2001): 2105–8; Mark Johnson, *Morality for Humans: Ethical Understanding from the Perspective of Cognitive Science* (University of Chicago Press, 2014); L. Young, Antoine Bechara, Daniel Tranel, Hanna Damasio, M. Hauser, and Antonio Damasio, "Damage to Ventromedial Prefrontal Cortex Impairs Judgment of Harmful Intent," *Neuron* 65, no. 6 (2010): 845–51.

10. Cyprian Broodbank, *The Making of the Middle Sea: A History of the Mediterranean from the Beginning to the Emergence of the Classical World* (London: Thames & Hudson, 2015); Malcolm Wiener, "The Interaction of Climate Change and Agency in the Collapse of Civilizations ca. 2300–2000 BC," *Radiocarbon* 56, no. 4 (2014): S1–S16; Malcolm Wiener, "Causes of Complex Systems Collapse at the End of the Bronze Age," in "*Sea Peoples*" *Up-to-Date*, 43–74, Austrian Academy of Sciences (2014).

藝術實作與管理實踐的行為。戰爭形成了一個特例，因為它們可以同時促進建設性的補救措施與以暴制暴的無止境循環。荷馬（Homer）、摩訶婆羅多（Mahabharata）與莎士比亞的史詩劇作對此爭議的闡述已足矣。

無論是從安撫和慰藉的角度來看，還是從集體組織和社會化能力所帶來的好處來考量恆定狀態，宗教與恆定狀態在起源和歷史持久性上都有令人信服的連結，而後者還象徵著強大的文化篩選。我猜想，將宗教根源置於部落民族集體儀式中，而非置於個人或小群體痛苦緩解上的涂爾幹，應該會同意前述說法。正如涂爾幹所言，這類集體行為釋放了強大且有益的情緒和感受。然而，涂爾幹所述的部落民族集體行為，也許最初就是由不穩定的恆定狀態所引發。對於群體內的個體而言，恆定性的穩定結果也依然適用。

馬克思（Karl Marx）應該說過宗教是「群眾的鴉片」（雖然他的用詞並不是這樣；他是說宗教是「人民的鴉片」，「群眾」可能是後列寧時代的修正用語）。還有什麼能比「開立鴉片類藥物來治療人類疼痛和痛苦」這項概念更具恆定上的啟發呢？

馬克思在上述名言之前還寫了一段話：「宗教是受壓迫生物的嘆息，是無心世界的心靈，也是無靈魂狀態的靈魂。」這裡有趣地混合了文化心智的社會分析與探究檢視，將馬克思對宗教的屏棄與務實認定相結合，此認定即是宗教可以成為無人性與無靈魂世界的靈魂避難所。值得注意的是，要考慮到當時的馬克思不知道世界將變得如此無人性與無靈魂，尤其這還是他所啟發的那個世界。還要注意的是，幾乎所有一切皆起因於生命狀態、感受和文化反應的清楚連結[11]。

宗教信仰無論在過去或現在都造成了無人想要的痛苦、暴力和戰爭，在整個宗教歷史中充斥著這類事件。上述事實絕不會與這些信仰所具有的恆定價值有所牴觸，而這些信仰在過去就具有人類大部分的恆定價值，現在顯然仍是這樣。

最後，我要清楚說明的是，就像在藝術上的努力一樣，我不認為宗教僅僅只是治療反應。宗教信仰和習俗的最初動機與恆定狀態的補償有關，這是既合理又具可能性的事情。這種早期的企圖如何演化則是另一回事了。隨之而來的智力建構已經超出了撫慰的原定目標，在補償因素已成殘跡之下，轉而成為探索與形成意義的工具。實踐的目標則隨著人類和世界意義的哲學探索之後現身。

藝術、哲學探索與科學

藝術、哲學探索與科學運用了極為廣泛的各種感受與恆定狀態。我們如何能在想像藝術誕生的同時，卻不去想想個體為解決某種感受（藝術家本身的感受或他人的感受）引發之問題所進行的推論？我認為這就是音樂、舞蹈和繪畫的發展方式，也是最終出現的詩歌、戲劇和電影的發展方式。所有這些藝術形式都與強大的社會化能力緊密相連，因為引發動機的感受往往來自群

---

11. Karl Marx, *Critique of Hegel's "Philosophy of Right"* (New York: Cambridge University Press, 1970). 如前所述，布迪厄（Bourdieu）、杜漢（Touraine）及傅柯（Foucault）等社會科學家的觀點也能用生物學來解讀。

體，而藝術的影響也超越了個體。除了滿足最初參與其中的個人情感需求之外，從宗教儀式到準備戰爭的多種場合中，藝術對團體結構與凝聚力皆有重大影響。

音樂是感受的強大誘發者，人類則受到這類產生有益情感狀態的特定樂器聲音、形式、音調和樂曲所吸引[12]。音樂製作為多種場合和目的提供了感受，就是那種可以有效消除痛苦並提供個人及他人安慰的感受。音樂產生的感受也可用於魅惑及純粹玩樂和個人滿足上。早在大約五萬年前，人類就已經製作出了至少有五個洞的長笛。若是沒有找到有用的成效，他們為何要這麼做呢？他們為何要花費時間努力完成這些新工具，並在測試其效果後淘汰一部分並留下另一部分呢？在音樂製作的早期，他們也許已發現某些種類的樂器聲與歌聲，會產生可預期的愉悅或不愉悅效果。換句話說，由氣流聲（唱歌或吹奏發出的氣流）所引起的情緒反應，以及隨之而來的感受，也許已讓他們欣然發現到這些聲音具有安撫或誘惑的效果；而棍棒和石頭一起磨擦所產生的粗糙刺耳聲音，就不具這種效果。此外，當聲音合奏時，它們可以延長愉悅感並產生其他層面的效果，例如以適當的順序模仿物體和事件，並開始講述故事。

與聲音相關的特定情緒易感性，就類似於與顏色、形狀或表面材質相關的情緒易感性。這類刺激的物理性質構成了**整體**物件

---

12. Assal Habibi and Antonio Damasio, “Music, Feelings, and the Human Brain,” *Psychomusicology: Music, Mind, and Brain* 24, no. 1 (2014): 92; Matthew Sachs, Antonio Damasio, and Assal Habibi, “The Pleasures of Sad Music: A Systematic Review,” *Frontiers in Human Neuroscience* 9, no. 404 (2015): 1–12, doi:10.3389/fnhum.2015.00404.

的優劣象徵訊號，能表現出此物件的這種特有物理組成。這些物件始終與演化的正面或負面生命狀態相關，也就是與危險和威脅或幸福和機會有關，簡而言之，這些狀態就是快樂或痛苦的基礎。我們人類以及從生物學觀點來看是我們祖先的生物，都居住在同一個世界中，在此世界中的物體和事件，無論有無生命，都沒有情感中立。相反地，由於本身結構與行為的結果，任何物體或事件都自然而然地會對個別體驗者的生命**有利或有弊**。物體和事件對恆定狀態會有正面或負面的影響，因而引發正面或負面的感受。物體和事件的個別**特徵**，像是它們的聲音、形狀、顏色、材質、動作、時間結構等等，會經由**學習**而與整個物體／事件相關的正面或負面情緒／感受產生**關聯**，這是很自然的事。我相信，這就是某些聲音的聲學特徵如何被描述為「愉快」或「不愉快」的方式。作為物體／事件一部分的聲音特徵，獲取了**整體**事件對個人的情感意義。獨立特徵和情感價值之間的系統性連結，無須仰賴產生它的原始關聯就能持續存在，這就是為什麼我們最後會說大提琴的聲音優美而溫暖：特定聲音的聲學特性曾經是由全然不同物體所帶來的部分愉悅體驗。基於同樣的理由，來自喇叭或小提琴的尖銳聲音可能會讓人感到不愉快或恐懼。我們仰賴長期建立的關聯性，以便以情感用語對音樂聲音進行分類，其中有許多關聯性在人類現身之前就已出現，現在已成為人類標準神經設備的一部分。人類能夠探索這樣的關聯性，因為他們能對聲音進行敘述，並為聲音的組合訂定各種規則[13]。

13. From Antonio Damasio, "Suoni, significati affettivi e esperienze musicali," *Musica Domani*, 5–8, no. 176 (2017).

當人類在製作長笛時，他們也許已經可以善加使用第一種樂器「人類的聲音」，或是第二種樂器「人類的胸部」，這是一種適合打鼓的天然空腔。至於第三種樂器，則可能是實際製作出來的中空鼓。

無論是安慰還是誘惑，在涉及兩個人或一個群體所參與的公共活動（像是慶生、弔喪、豐收、計畫或宗教之類的慶典、玩樂或部落戰爭開打）中，音樂為人們提供了多層次的恆定效果，早期最可能會以層層的感受做為開始，最後則以想法做為終點[14]。音樂的普遍性與卓越持久性似乎來自一種不可思議的力量，這種力量能夠將每種心情與環境局勢融合在一起，無論是在地球上的任何地方，也無論關乎愛情還是戰爭，身在其中的個人、小群體或大群體在音樂的力量下突然凝聚在一起。音樂能如舊時代管家那般地安靜，也可以像重金屬樂團那般地響亮，音樂就以這樣的方式為全體人類所用。

舞蹈與音樂密切相關，舞蹈動作展現出與音樂不相上下的情感表達：同情、欲望，還有達成誘惑、愛情、攻擊與戰爭的極致喜悅。

對於以洞穴繪畫開始的視覺藝術而言，有關其恆定功能的例子並不難找，而在詩詞、戲劇和政治寓言中也不乏傳統口述故事的例子。這些表現常常涉及生命的管理，例如食物來源和狩獵、群體組織、戰爭、聯盟、愛情、背叛、羨慕、嫉妒，以及參與者

---

14. Sebastian Kirschner and Michael Tomasello, "Joint Music Making Promotes Prosocial Behavior in 4-Year-Old Children," *Evolution and Human Behavior* 31, no. 5 (2010): 354–64.

經常在面對問題時所運用的暴力解決方式。繪畫及非常後期發展出的文字則為人們的反思、警示、玩樂和享受提供了指標和停頓。它們試圖釐清在對抗現實上所出現的困惑。它們也協助整理與建構知識。它們提供了意義。

哲學探索和科學也是從同樣的恆定狀態發展出來。哲學和科學要回答的問題是由大範圍的感受所引發。痛苦毫無疑問是顯而易見的感受，而對於現實難題長期困惑所造成的不安與擔憂感受也是如此，這些現實難題再次包括了：氣候、洪水與地震的多變和無常、星體的運動、在植物和動物以及其他人類中所觀察到的生命週期，以及描述眾多人類個體行動的好壞行為所產生的奇怪組合。而時常造成戰爭的破壞性感受，則在科學和科技方面扮演著重要的角色。科技與科學在武器發展上的成敗，決定了對戰爭所投注的心力會獲得成效還是崩潰瓦解，這樣的事情在歷史上一再重演。

此外，還有其他感受存在，尤其是那些試圖解決宇宙謎團之過程以及預期解決方案會帶來回報所產生的愉快感受。完全相同類型的問題與同類型的恆定需求，引領不同的人類在不同的時間與地點，為自身困境想出宗教或科學上的解釋。他們的最終目的在於緩解痛苦以及降低需求。至於反應的形式和效率則是另外一個議題了。

哲學探索和科學觀察的恆定效益無窮無盡：它們顯然在醫學領域以及物理學和化學領域上，促成了我們世界長期仰賴的技術。這些技術包括對火的運用、輪子的發明、文字的發明，以及後續出現的書面紀錄（記在腦中以外的另一種方式）。同樣的情況也適用於近代的創新，這些創新產生了現代性，就是從文藝復興開始，一直到那些帝國和國家有好有壞的治理觀念，例如在宗教改革運動、反宗教改革運動、啟蒙運動以及更普遍現代性所表現出來的那些。

雖然大部分的文化成就必須歸功於專門解決各類困境的智力發明。但我們還是要注意到，即使是經由情感裝置所中介的自主恆定矯正嘗試，本身都會產生有益的生理成效。簡單的社交欲望藉由打破孤立並將個體聚在一塊，提供了改善或穩定個人恆定狀態的機會。哺乳動物互相梳理的機制就是文化現身之前出於本能安排的一個例子，其恆定效果是顯著的。從情感角度嚴謹來說，梳理提供了愉悅的感受；而在健康方面，梳理則可減輕壓力，並防止蜱蟲感染，也避免了因蜱蟲而產生的疾病。

沿著完全相同的路線並運用高度保留下來的相同神經和化學機制，由集體文化表現產生的夥伴關係引發出反應，這些反應能夠減輕壓力、產生愉悅感、提高認知的流動性，並對健康更為普遍有益[15]。

與想法發生矛盾

我們可以試著經由解決與想法相矛盾的情況以及確定矛盾的真假，來挑戰我的一般假設。舉例來說，當宗教本身會造成如此

15. Panksepp, "Cross-Species Affective Neuroscience Decoding of the Primal Affective Experiences of Humans and Related Animals"; Henning et al., "A Role for mu-Opioids in Mediating the Positive Effects of Gratitude."

多的痛苦時，我們要如何將宗教信仰視為恆定狀態呢？導致自殘或過度增肌的文化實踐又是何種情況呢[16]？

宗教信仰的議題很值得思考。宗教信仰的正面恆定效應可以從各種文獻記載來證實，它確實減少或消除了痛苦和絕望，並以不同程度的幸福和希望取而代之。這在生理上是可以證明的[17]。文獻也記載，世界上大部分人口都有著各類的宗教信仰，信徒的整體數量實際上相當穩定，甚至還繼續成長而非減少，這也顯示出文化篩選的強大。這個假設並非針對信仰的特徵、內部結構或外在結果，而僅僅只針對一項事實，那就是與宗教信仰相關的文化反應，可以減少個人或群體損失以及伴隨痛苦產生的恆定混亂。宗教信仰**也**能引發痛苦的這件事實，與此假設並不矛盾。除此之外，宗教信仰產生了其他顯著的好處，像是正面恆定效果顯著的

16. 割腕、厭食和病態服從所產生的矛盾更容易解析。人們的確會沉迷於傷害自己，這是符合文化的做法，因為它可以透過模仿來傳播，而且似乎是隨機分布的。這些現象的最佳解釋有可能涉及受影響個體的某種病態情況，而也是同個病態文化背景環境讓此情況更加惡化。同樣的情況也適用於名為增肌者的線上社群，這些人聚集在一起並鼓勵彼此消耗大量可以增肌的食物，還會彼此檢視結果，甚至產生性行為。在某種程度上，這兩個例子都符合一種老式的診斷結果：受虐狂。受虐狂的做法的確會產生愉悅感，這是一種對應到恆定狀態向上調節的情況。這樣的未來以及上調的最終成本會超過收益，恰巧與生理成癮的情況相差不遠。於是，讓歡樂屈服在依賴與痛苦之下。除了小群體之外，這種奇怪的做法不太可能被納入生物演化中或在文化篩選裡被選中。這些做法與團體竟然在今日仍然存在，這也證明了邊緣網路社群的風險。
17. Talita Prado Simão, Sílvia Caldeira, and Emilia Campos de Carvalho, "The Effect of Prayer on Patients' Health: Systematic Literature Review," *Religions* 7, no. 1 (2016): 11; Samuel R. Weber and Kenneth I. Pargament, "The Role of Religion and Spirituality in Mental Health," *Current Opinion in Psychiatry* 27, no. 5 (2014): 358–63; Neal Krause, "Gratitude Toward God, Stress, and Health in Late Life," *Research on Aging* 28, no. 2 (2006): 163–83.

社群成員關係。還有因宗教信仰與相關宗教組織而直接產生的音樂、建築和藝術也是如此。有些想法能夠促成許多具有恆定優勢的結果，而扮演著仲裁者角色的感受，將有助於這些想法的延續。文化篩選確保了相關想法與制度的採用。

某些文化工具實際上可能會造成恆定調節的惡化，甚至成為恆定失調的主因。在政治與經濟管理系統的採用上就出現了明顯的例子，有些系統最初意在對廣大社會苦難做出建設性的回應，最終卻導致人類災難。舉例來說，共產主義正是如此。共產主義這項發明以追求恆定為目標，這是無可否認的，也符合我之前的假設。但是其短期與長期的效果卻是另一回事，在某些情況下，它所造成的貧困與暴力死亡，比這些體系傳播時所發生的世界大戰還要嚴重。這是一個矛盾的例子，拒絕不公不義這個理論上有利於恆定狀態的過程，卻在無意之中導致更多的不公不義與恆定狀態的衰退。但在一般假設中，並無法保證與恆定有關的好主意一定會成功。成功首先取決於文化反應構思的良好程度，還取決於應用的環境局勢以及實際執行的特性。

這個假設明確指出，反應的成果是由產生動機的同一系統所監督，也就是「感受」。我們可以說，這種社會體系所產生的痛苦和苦難是造成其滅亡的原因。但是，為什麼需要這麼久的時間才會滅亡呢？乍看之下，是否採用這些文化反應取決於文化篩選。理想情況下，文化反應的結果受到感受的監督，且由集體來權衡考量，並經由理性與感受之間的協調來判斷其為有益或有害。但真正有益的文化篩選所認同的某些情況，在實際執行上卻可能會失敗。舉例來說，就管理和道德體系而言，若是採用民主自由的文化篩選方式，就不會強制決定是否採用某種文化回應。而在知識、推理與洞察力領域上，所採用的也是某種公平競爭的文化篩選。至於在各種共產主義和法西斯主義政權中，文化篩選過去必須等待自己的時機，現在也依然如此。

評斷

我們可以大膽地認為，我們現在所認為的真正文化是在恆定規範的引導下，以具有效社會行為這種假象的單細胞生命中悄然開始。在數十億年後，只有在文化心智運作的複雜人類生物體中，文化才稱得上名副其實，這樣的文化心智就是探索與創造性心智，其仍在同樣強大的恆定規範下運作。在文化心智的早期無心智前身與晚期興盛之間，文化心智歷經了一系列的發展，回溯這些發展也可以發現，其與恆定需求具有一致性。

首先，心智必須能夠以意像的形式表現出兩組不同的數據：個別生物體的外部世界（其中屬於社會結構的**其他**部分以顯著且相互作用方式交織展現），**以及**作為**感受**體驗的個別生物體內部狀態。這種能力運用了中樞神經系統的創新功能，能夠在神經迴路內產生位於神經迴路外之物體與事件的映射圖。這些映射圖能夠捕捉到這些物體與事件的「相似點」。

其次，個體心智須為整個生物體創造一個與兩套表徵相關的心智視角，這兩套表徵就是生物體內部的表徵以及生物體周遭世界的表徵。這個視角是由生物體根據本身的整體架構，對自身與周遭環境進行感知期間產生的意像所組成。這是主觀性的關鍵要素，而我認為主觀性就是意識的決定性組成元件。若沒有眾多個體的主觀性運作，就不可能創造出具有社會集體意志的文化，這些主觀性一開始是為了讓自身擁有優勢而運作，也就是為自身利益而運作，不過隨著利益範圍的擴展，最終就促成了群體的優勢。

第三，在我們今天所知的文化心智尚未成形但心智開始出現時，就需要經由增加令人印象深刻的新特徵來擴展心智豐富性。其中有一種立基於意像的強大記憶功能，能夠學習及回憶獨特的事實和事件，並讓這些事實和事件相互關聯；還有一種能夠將擴大想像、推理和象徵性思考的能力，其可以產生非言語性敘述；另外還有一種能將非語言意像與符號解譯成編碼語言的能力。最後一項能力為建立文化的決定性工具開創了大道，這項工具就是：同步的語言敘述。字母與文法就是這項能力的「遺傳」工具，並且促進了這項能力的發展。最終發明的書寫是創造性智力工具箱裡的最佳工具，這是一種能夠經由感受因應恆定問題和可能性的方式來驅動的智力。

第四，文化心智中還有一項被嚴重埋沒的重要工具，那就是：**遊戲**。這是一種想要參與看似無用活動的渴望，這些活動包括了移動真實世界或玩具世界的實體部分、或像跳舞或彈奏樂器那般在那個世界中移動我們的身體，以及移動心智中真實或想像的意像。想像力當然是這項功能關係密切的夥伴，但想像力卻沒有完全捕捉到「遊戲」（PLAY；潘克沙普在談論這項功能時偏愛使用大寫的形式）的自發性及其所能觸及的範圍。當你想到可以用無限的聲音、顏色、形狀或者樂高那類組裝玩具或電腦遊戲中的零件來做什麼時，請想到遊戲；當你想到單詞意義與讀音的無限可能組合時，請想到遊戲；無論你打算做什麼，當你計畫一項實驗或者細想不同的設計時，也請想到遊戲。

第五，與他人**合作**以實現明顯共同目標的能力，是人類特別發展出來的能力。合作性仰賴另一種良好發展的人類能力：共享式注意力（joint attention），這是邁克爾·托馬塞洛（Michael Tomasello）致力開拓研究的一種現象[18]。遊戲及合作本身與有利於恆定性的個別活動的結果無關。遊戲及合作會以許多愉悅感受來獎勵「遊戲者／合作者」。

第六，文化反應從心智表徵開始，卻是經由動作的恩賜而存在。動作深植於文化的過程之中。其是從發生在我們生物體內部的情緒相關動作而來，我們在生物體內部建構感受以驅動文化進行干預。文化干預通常是由情緒相關的動作所引發，也就是明顯表現在手部、聲音裝置、臉部肌肉組織（促進溝通的關鍵因素）或整個身體的動作。

最後，從生命開始到人類文化發展和文化傳遞大門的進展，只有經由另一種以恆定狀態來驅動的發展才有可能實現，那就是：標準化細胞內生命調節，並讓生命傳遞到新世代的基因裝置。

人類文化的崛起應該歸功於有意識的感受和創造性智力。早期人類或是高階文化事業（像是藝術、宗教信仰和哲學探索、道德系統和公平正義、科學等）中所需出現的正面及負面感受都缺少了最初的動力。除非**體驗**過產生痛苦的背後過程，否則這不過

---

18. Kirschner and Tomasello, "Joint Music Making Promotes Pro-social Behavior."（先前引用過的文獻）。

就是種純粹的身體狀態，是一種我們生物體規律運作的模式。這同樣適用於幸福、喜樂、害怕或悲傷。為了讓我們能夠進行體驗，與痛苦或愉悅相關的運作模式必須變成感受，這等同於說：這些運作模式必須獲得**心智**面向，而心智面向必須由心智在其中發生的生物體所擁有，因此就會變得**主觀**，簡而言之就是**具有意識**。

至於無法體驗的痛苦和愉悅機制，我的意思是**無意識**且**無主觀性**的疼痛相關機制與愉悅相關機制，明確地以未經思考的自動化方式協助早期生命調節。但是，在缺乏主觀性之下，發生這種機制的生物體並無法考量機制或結果。於是，個別的身體狀態就**無法受到檢查**。

構成人類歷史最崇高部分的大量問題、解釋、慰藉、調整、發現和發明都需要一個動機。獨自感受到疼痛與痛苦，特別是與愉快和興盛的感受產生對比時，確實能驅動心智並採取行動。當然，前提是心智中要有某種事物可以驅動，特別是在**智人**發展的時候，這些東西會以前面討論過的認知和語言能力的擴展形式出現。以最實際的方式來說，可驅動的某種事物就是可以對當下感知事物之外的東西進行思考的能力，以及能夠解讀與分析情況以了解原因及後果的能力。在悠久的歷史過程中，解讀與分析的正確性有多高並不是重點。它們顯然常常是不正確的。重點是會有一個解釋，無論正確與否，必定是由正面或負面的強烈感受驅動產生。在此基礎上，具有極度社會化的人類則可能在單獨和集體空間中，從過去不存在的反應中激發出發明。這種可驅動的心智物件不僅涉及我們當下在這裡所感測到的現實，而且與可能已經發生或已經預測會發生的現實有關。我指的是**回憶中**的現實，這種現實可經由我們的想像力產生改變，可透過每種感官類型（視覺、聽覺、觸覺、嗅覺，味覺）的連鎖記憶意像來處理，這些意像可以分割成塊並移動，有趣地重新排列組合並達成特定的目標：建構出工具、實踐和解釋。這些都與早期在智人之前出現的石器那類有限文化表現形式兼容並蓄[19]。

可驅動的東西確定了「某些人、事、物或想法」與「痛苦或歡樂開始產生」之間的關係；並讓我們意識到痛苦和快樂的直接與間接前身，並且確定了造成此情況的可能甚至適當原因。事件的規模實際上可能相當巨大，也有著同樣巨大的後果。歷史提供了這類前身的例子，例如在猶太教、佛教和儒家等主要宗教信仰體系發展之前的社會動盪，像是具破壞性的戰爭以及瓦解西元前十二世紀地中海文明的「海上民族」（Sea Peoples）恐怖主義；西元前十二世紀可能是一個有著毀滅性地震、乾旱以及經濟和政治崩壞的環境。但是在黃金軸心時代（基督教時代之前橫跨六個世紀且包含了雅典哲學和戲劇爆發的時期）文化發展的幾千年前，人類一直在發展各種社會發明，並以此回應自身的感受。這些感受並不局限於損失、疼痛、痛苦或期盼的樂趣。其中也包括了對社會群體有所渴望的反應，可將其視為大群體感受的延伸，這始於對後代、依附與核心家庭的關懷，也是向產生欽佩、敬畏和威嚴之物、人與情境靠攏的欲望。

---

19. Jason E. Lewis and Sonia Harmand, "An Earlier Origin for Stone Tool Making: Implications for Cognitive Evolution and the Transition to *Homo*," *Philosophical Transactions of the Royal Society B* 371, no.1698 (2016): 20150233.

感受激發出的發明包括了音樂、舞蹈和視覺藝術，還有儀式、魔術以及多工的忙碌神祇，人類試圖以神祇來解釋及解決日常生活中的一些難題。人類也製定了複雜社會組織的體制，從相當簡單的部落協議開始，後續進步到青銅器時期在埃及、美索不達米亞、中國等傳說王國中的文化性結構生活。

形成複雜文化發展的心智驅動物件也包括了令人吃驚的現實情況，就是有時無法確認出痛苦或愉快的前身，也找不到任何解釋，就單純只是出現痛苦或愉快，沒有任何理由，讓人難以理解。其所造成的無力感甚至絕望，也許就是人類努力背後的持續推動力，並且有助於實現和發展卓越的理念。儘管科學取得了非凡的勝利，但仍有許多奧祕存在，以至於這些力量在多數世界文化中仍然有著長久的作用。

感受聚焦在具有固定目標的智力上，增加了智力的觸及範圍，並以形成人類文化心智的方式使其變得完善。無論好壞，在某種程度上，由文化心智動員起來的感受和智力已經使得人類擺脫了基因的絕對專制，卻還是讓我們持續受到恆定狀態的專制統治。

辛苦一天的夜晚

我們都熟悉夜晚的魔力，日落轉成暮色，接續由夜晚、星星和月亮取而代之。我們人類在那些迷人的時刻聚在一起，大家聊天、喝酒、與孩子和狗玩耍、討論著剛結束一天裡的好事和壞事、爭論著家人朋友或政治的問題、計畫著明天的行程。現在我們在任何季節（包括冬季）仍會靠在火旁（無論是真正的火或是煤氣燈）從事同樣的活動，這似乎是遙遠過去所遺留下來的習慣，人們在露天星空下圍繞著簡單的營火開始傍晚複雜的文化活動。

人類會用火的時間還不到一百萬年，而且時間可能還更短，根據羅賓・鄧巴（Robin Dunbar）和約翰・高萊（John Gowlett）所述，營火晚會是個已有數十萬年歷史的行為，早在**智人**出現之前可能就已經存在了[20]。那麼，在用火上極為重要的是什麼呢？事實證明，一項集大成的驚人發展「烹飪」榮獲最高地位。火促成了烹飪的發展，讓人們可以快速食用並消化高營養的肉類，而非一次得要花費幾個小時來慢慢咀嚼蔬菜，而且咀嚼蔬菜所能獲取的能量顯然也不多。現在，身體和腦部在取得大量重要蛋白質和動物脂肪下快速成長，這有助於強化心智，以執行支撐要享用美食的大量任務。以火來烹調食物有利於在特定場所進食，減少了咀嚼食物所需的時間，並且人們在這樣的情況下可以騰出時間來進行其他活動。這就是我們在火上所發現的隱性收益：一個有利於新興活動的特殊背景環境。整個部落可以聚集在營火周圍，不僅僅只是為了烹飪和進食，也為了社交。在此之前，黑暗的到來通常會引發大腦分泌褪黑激素，最終導致睡眠。但火的亮光延緩了褪黑激素的分泌，增加了一天的可用時間。沒有人會在傍晚時分狩獵或採集，就算後來農業時代開始，也沒有人會在傍晚耕種土地。現在一天的時間延長了。這一天的工作已經完成，但是

20. Robin I. M. Dunbar and John A. J. Gowlett, "Fireside Chat: The Impact of Fire on Hominin Socioecology," *Lucy to Language: The Benchmark Papers*, ed. Robin I. M. Dunbar, Clive Gamble, and John A. J. Gowlett (New York: Oxford University Press, 2014), 277–96.

大家都還清醒未睡著，隨時可以來放鬆與修修補補。不難想像話題會繞著麻煩和成功、友誼和仇恨、工作關係或愛情關係打轉，無論談話多麼簡單，一旦智人將其發揚光大後，就沒有理由認為這些談話只會那麼簡單。有什麼時間比這更適合修補日間受損的關係或者鞏固白天建立的新關係呢？有什麼時間比這更適合來管教不守規矩的孩子並教導他們呢？想想開闊的星空，以及對於黃昏、閃爍的燈光、銀河系、在天空中移動且時常規律改變形狀的月亮，以及最終的黎明，人們是如何尋求這所有一切涵義的解答。而我們對於吟唱與舞蹈，或者是巫術的出現也不難想像了。

波莉．魏斯納（Polly Wiessner）以她在南非與布須曼人（Ju/'hoansi Bushmen）共處的當代研究為基礎，寫了一篇在火光聚會上具有說服力的文章[21]。她提到，尋找食物的白天工作一旦結束，火的亮光就開啟了有效利用黃昏時段的管道，像是對話、講述大量的故事、當然還有八卦以及修補在白天辛苦工作中人為損壞的東西，以及鞏固在小群體中的社會地位。

下一次當你坐在火旁享受時，問問自己，為什麼人類仍然希望在現代家庭中建造像火爐這類經常沒什麼用處的老式物件呢？答案可能是火爐仍然能如其過去那般，以豐富的文化方式運作，而人們認為火爐是種潛在優勢環境的想法仍會產生適時鼓舞人心的期待感。就稱之為魔法吧。

---

21. Polly W. Wiessner, "Embers of Society: Firelight Talk Among the Ju/'hoansi Bushmen," *Proceedings of the National Academy of Sciences* 111, no. 39 (2014): 14027–35.

第十一章

醫學、永生與演算法

現代醫學

要在大多數人類文化實踐中慢慢收集與恆定狀態有關的事物並不困難，但最明顯有關的事物莫過於醫學了。從幾千年前正式登場開始，整個醫學實務一直是修復生病過程、器官和系統的一項練習，有時也與魔法和宗教有所連結，最終還與科學和科技緊緊相繫。

醫學相關科學和科技目前的發展全景很廣泛，目標範圍一路從傳統保守到天馬行空皆有之。在傳統保守的這一端，由於近期科學和科技的進步，讓藥理學或手術工具得以發展，進而讓我們能夠適度了解疾病，並從中找出治療方法。其中，傳染病的歷史就是一個很好的例子。曾經肆虐的致命感染已因抗生素或疫苗（或兩者）的發展而受到控制。不過由於新傳染媒介的出現或原傳染媒介產生巨大變化，導致這場戰鬥永遠不會結束；原傳染媒介的巨大變化通常是抗生素治療所造成的結果，其致病力與新傳染媒介不相上下。然而，導正這些情況的新興方法所創造出來的傳奇永遠不會結束。大自然具有適當的防禦性和迴避性，但醫學也不乏獨創性或持久性。舉例來說，若病原是來自某種昆蟲物種所帶有的危險病毒，目前已經可以改造昆蟲的基因體以阻止其攜帶病毒。由於發現了可以在基因體內成功進行改造的 CRISPR-Cas9 技術，造就了這項極近期的全新大膽可能性[1]。當然，沒有任何事情能夠保證被阻撓的病毒不會突變來因應基因上的阻斷，並經由增強本身的惡質程度來挑戰所面臨的新障礙。事情就這樣展開。恆定狀態知道如何進行貓捉老鼠的遊戲，有時我們也一樣。

運用同樣的新興技術，讓我們能夠以消除某些遺傳疾病為目的來改造人類基因體。這是另一項值得讚揚並具有潛在價值的努力，但這並不是件容易的事，因為大多數對人類造成困擾的遺傳疾病不是只由一個麻煩的基因所引起，而是由數個甚至很多個基因所引發。基因通常成群運作，有點像是惡質抵押借貸。要保證人為介入的結果不會產生危險與不必要的影響，是一件說起來簡單做起來困難的事情。

更有問題的是一些醫學上的非傳統發展，例如為保障良好智力和身體特質或阻止和消除死亡而進行的基因改造。這裡也一樣，人為介入的目標是人類的生殖細胞系（germ line），經由前面提到的大膽新興技術即可進行這些人為介入。

在執行前述人為介入計畫時，有些嚴肅的議題需要納入考慮。在實作層面上，操縱遺傳物質所涉及的重大風險，迄今為止似乎尚未得到妥善解決。更基本的是，就嚴謹的生物學以及社會文化、政治與經濟方面來看，修補自然演化過程對於人類的未來有著不可預見的後果。如果目標是要消除一種產生痛苦並且根本

---

1. Jennifer A. Doudna and Emmanuelle Charpentier, "The New Frontier of Genome Engineering with CRISPR-Cas9," *Science* 346, no. 6213 (2014): 1258096.

無益的疾病，那麼就有充分理由繼續。「以不造成傷害為優先」是醫學的經典訓誡，這項訓誡若有被謹慎遵守，人們就該贊成修補。但若不是以疾病治療為前提呢？要基於什麼樣的理由，以基因工具而非智力訓練來提升自身記憶能力或智力水平的嘗試才具有正當性？那麼關於眼睛顏色、膚色、五官容貌、身高等身體特徵呢？還有左右男女性別比例又如何呢？

這些可以說都是「表面」的改變，整容手術已有幾十年的歷史了，這種手術幾乎沒有造成傷害，還有很多滿意的顧客。（如果我們把紋身、穿孔、割禮等等也包括在內，那麼實際上已有數千年的歷史了。）但是我們可以將臉部拉皮和其他類似的整容手術與人為介入基因體相比嗎？這種介入甚至不限於原先所設定的目標人士。在這一點上，未來的父母是否有權決定子女的身體或智力組成呢？父母試圖確保或避免的究竟是什麼？對於一個正在發展中的人來說，面對自己的運氣，並將意志力與自身天賦或天生缺陷相結合以確立自己的命運，這有什麼問題嗎？當一個人獲得有利的天賦，以克服發展惡運或以適度運用的方式來塑造個人特質，這又有什麼錯呢？目前就我看來，完全沒錯，雖然讀過這篇文章的一位同事抱怨我太過安於接受自身的缺陷（我知道我不夠高），而且我的態度讓我成為斯德哥爾摩症候群的犧牲者，所謂的斯德哥爾摩症候群就是人質對綁匪變得友好的情況。對此，我願意聽取對立的論點，也願意改變我的看法。

在人工智慧和機器人技術方面也有重要的發展，其中一些也被徹底刻寫在掌控文化演化的恆定規範中。從感知和智力到運動表現，人類認知的完善，都是由古老恆定狀態所驅動的具體實踐。想一想閱讀用的眼鏡、雙筒望遠鏡和顯微鏡、助聽器、枴杖和輪椅就知道，或是想一想計算器和字典也一樣。人工器官和義肢也不是什麼新鮮事物，陰暗的一面還有讓奧運選手和環法自行車賽冠軍陷入諸多麻煩的體能促進劑。除了競賽，使用可以加速運動或提高智力表現的策略和設備幾乎毫無問題。

人工智慧在醫學診斷上的應用非常具有前景。診斷疾病與解讀診斷程序是醫學的基本，它們仰賴模式的辨認。機器學習程式則是常用於模式辨認上的工具，也取得了可靠和值得信賴的結果[2]。

與某些目前考量的遺傳介入方式相比，人工智慧在整個領域中的發展更為有利並具有潛在價值。最可能和最直接的例子就是義肢強化裝置的完成，這些裝置不僅可以補足喪失的功能，還可以加強並擴大人類的感知。相關例子包括了視障者植入人工視網膜，以及經由自我驅動的心智事件，也就是經由想要移動肢體的意圖來控制義肢的發展。這兩個例子都是當前的現況，並在不久的將來會更為完善。它們構成了人機混合世界的重要項目，其有益的應用包括了為半身或四肢癱瘓的意外受害者提供外骨骼；外骨骼其實就是第二義肢骨骼，架在癱瘓肢體周圍並固定在脊柱處。這些義肢由外部操作員或患者所啟動的電腦來動作。電腦實際上可以經由患者想要移動的**意志**來引導，亦即利用取得與移動意志相關的腦部電訊號來進行[3]。我們正邁向創造出活體生物和人

2. Pedro Domingos, *The Master Algorithm: How the Quest for the Ultimate Learning Machine Will Remake Our World* (New York: Basic Books, 2015).

造工程物件混合體的康莊大道，這種混合體類似於科幻小說所偏愛的半機器人。

永生

伍迪・艾倫曾經開玩笑說，他希望自己不會死去以達成永生的目標。他不知道有一天，遠離死亡的想法不會僅僅只是個笑話而已。人類現在已經認為這可能會成真，並朝著這個目標悄悄努力。有什麼不可以的呢？若確實有可能讓壽命無限延長，人們應該放棄這個選項嗎？

這個問題的實際答案很明顯。這應該值得一試，只要人們無須面對也許還有其他計畫的造物主，並且過著品質良好的永生生活，沒有癌症和癡呆症這類年紀大了就經常會發生的疾病就可以。這個計畫的大膽程度讓人吃驚，它所隱含的自負也是。但是，一旦冷靜下來（再次陷入斯德哥爾摩症候群的坑中），你會說，很好，但讓我問些問題。從短期及長期的觀點來看，這樣一

3. Krishna V. Shenoy and Jose M. Carmena, "Combining Decoder Design and Neural Adaptation in Brain-Machine Interfaces," *Neuron* 84, no. 4 (2014): 665–80, doi:10.1016/j.neuron.2014.08.038; Johan Wessberg, Christopher R. Stambaugh, Jerald D. Kralik, Pamela D. Beck, Mark Laubach, John K. Chapin, Jung Kim, S. James Biggs, Mandayam A. Srinivasan, and Miguel A. Nicolelis, "Real-Time Prediction of Hand Trajectory by Ensembles of Cortical Neurons in Primates," *Nature* 408, no. 6810 (2000): 361–65; Ujwal Chaudhary et al., "Brain-Computer Interface-Based Communication in the Completely Locked-In State," *PLoS Biology* 15, no. 1 (2017): e1002593, doi:10.1371/journal.pbio.1002593; Jennifer Collinger, Brian Wodlinger, John E. Downey, Wei Wang, Elizabeth C. Tyler-Kabara, Douglas J. Weber, Angus J. McMorland, Meel Velliste, Michael L. Boninger, and Andrew B. Schwartz, "High-Performance Neuroprosthetic Control by an Individual with Tetraplegia," *Lancet* 381, no. 9866 (2013): 557–64, doi:10.1016/S0140-6736(12)61816-9.

個計畫會對個人和社會造成什麼樣的後果？什麼樣的人性概念可以傳達出人類在追求永生上所做出的努力？

就基本的恆定狀態而言，永生是完美的，是大自然夢寐以求之永生夢想的實現。恆定的早期狀態就是這樣促進當下存在的生命，並在不知不覺中將生命推向未來。確保未來生命的計畫外工具包括了遺傳裝置的出現。在我們的未來場景中，永生將成為人生企業的終極舞台，而永生終將藉著人類創造力而達成的這項事實，也因此更令人好奇與讚嘆。實際上，當人們認定創造力本身就是恆定狀態的結果時，永生自然而然地就會出現了。不過這有什麼缺點嗎？並非所有自然發生的事物都很美好，但也不應該讓自然事物不受控制地運行。

由感受驅動的恆定狀態其最強大動力，就是發現死亡無可避免以及這項發現所產生的痛苦，而永生卻消除了這項最強大的動力。我們應該擔心失去這種動力嗎？我們當然應該擔心。有人會主張，恆定過程中的備份動力，可能也會藉由死亡預兆以外的因素，讓我們得以持續感受到疼痛和痛苦以及快樂。但真是這樣嗎？我們可以想像，一旦我們的永生願望得以實現，那麼距離徹底消除疼痛和痛苦還會遙遠嗎？那快樂怎麼辦？我們能否留下快樂並將地球轉變成樂園呢？或者快樂也會離我們遠去，讓我們進入殭屍的世界？我有時會想，身在這種世界中的永生聖騎士，對活著這件事其實已經不在意了。

這些似乎都不會很快發生，儘管不是因為缺少了可敬未來學家和具遠見者的嘗試。舉例來說，超人類主義（transhumanism）背後的關鍵想法，就是人類心智可以被「下載」到電腦中，進而保證其永恆生命的概念[4]。這在當前是一個讓人難以置信的景象。它揭示了關於生命真正意義的有限概念，也透露出對真正建構人類心智體驗的條件缺乏了解。超人類主義者實際上要下載的內容是什麼仍是個謎。那肯定不會是他們的心智體驗，至少不是符合大數人用以解釋自身意識心智的那類心智體驗，因為這些體驗需要我之前所提到的設備和機制。本書的一個關鍵想法是，心智是由身體和腦部的相互作用所產生，而不是單獨由腦部所產生。這樣一來，超人類主義者是不是也要計畫下載身體呢？

我對未來的大膽場景抱持開放的態度，也會哀悼科學幻想的失敗，但我無法真正想像出超人類概念的後續發展狀況。代碼和演算是計算科學和人工智慧中的兩項基本概念，將這兩項概念應用在生命系統上時顯然會有所限制，釐清這些限制的原因也許就能對問題本質有最佳解釋，這也是我現在要談到的問題。

以演算的說法來解釋人類

二十世紀科學的一項非凡發展就是，發現物理結構和思想交流可在運用代碼的演算基礎上進行組合。遺傳密碼運用了核酸符號系統，協助活體生物把來自其他活體生物的基礎元件組合起來並引導自身的發展；就像語言同樣為我們提供了字母表，讓我們可以運用這些字母組合成無限的字詞，用來為無數物體、行為、關係和事件命名，語言也提供了規範字詞排序的文法。我們也因

4. Ray Kurzweil, *The Singularity Is Near: When Humans Transcend Biology* (New York: Penguin, 2005); Luc Ferry, *La révolution transhumaniste: Comment la technomédecine et l'uberisation du monde vont bouleverser nos vies* (Paris: Plon, 2016).

此能夠建構出敘述事件過程或解釋想法的句子與故事。在演化的這方面，自然界生物體的組合與溝通交流的組成在許多方面都仰賴演算和編碼，而計算的許多方面以及人工智慧和機器人的整體產業也都仰賴演算和編碼。但是這個事實引發了一個決定性的概念，那就是自然界生物體可能會以某種方式被歸納成演算法。

人工智慧、生物學甚至是神經科學的世界都醉心於這種概念。雖然未經驗證，但人們可以接受「生物體就是演算法，身體與大腦也是演算法」的說法。因為我們可以人為編寫演算法，並將它們與自然版本的演算法加以連接，也就是說，可以將它們混合在一起。這項事情促成了被稱為奇異點的一部分。這種說法不只是接近奇異點，奇異點根本就在當中。

這些用法和想法在科技與科學界已經獲得些許認同，也成為文化趨勢的一部分，但它們並不完全符合科學。就人類的認知來看，它們未達標準。

認為活體生物就是演算法，是極具誤導性且嚴格來說還是錯誤的說法。演算法是用以建構特定結果之步驟所需的公式、配方及列項。包括人類在內的活體生物是根據演算法建構而成，並利用演算法來運作本身的遺傳裝置。但它們本身**並不是**演算法。活體生物是演算法參與其中所產生的結果，並會展現出某些特質，那是主導生物體組成結構的演算法不一定會具體說明的特質。最重要的是，活體生物是組織、器官和系統的集合，其中每個組成細胞都是由蛋白質、脂肪和醣類所製成的脆弱活體。它們**不是**幾行代碼；它們是明顯感受得到的東西。

活體生物就是演算法的想法，助長延續了一個錯誤觀念，那就是無論活體或人造物，建構生物體所使用的基質都毫不相關。這意味著演算法運作的基質沒有相關性，而且其運作的背景環境也不相關。在當前使用的「演算法」一詞背後，似乎潛藏了背景環境與基質各自獨立的概念，雖然演算法本身不具有或也不應該有這樣的含義。

根據目前的使用情況，將相同的演算法應用於不同的基質和新的背景環境中，大概會獲得相似的結果。然而，卻找不出為什麼它會這樣的理由。基質在這裡具有重要價值。我們生命的基質是一種特定的系統性化學，是熱力學的僕人，也是恆定狀態的規範。就我們所知，基質是說明我們自身意義的關鍵。為什麼？讓我用三個理由大致說明。

首先感受現象學揭示了，人類感受源自生命運作及其化學和內臟成分的多維互動式意像。感受反映出這些運作的**品質**和其未來的**可行性**。我們能想像出產生自不同基質的感受嗎？這是有可能的，雖然沒有理由可以說這種可能存在的感受會與人類的感受相似。但我可以想像得出一種由人造基質所產生的「類似」感受之物，只要它們能夠反映出產生感受之裝置本身的內部「恆定狀態」，並且能夠傳達此裝置運作的品質和可行性。但在缺乏感受實際用於展現地球上生物狀態的那項基質時，沒有理由期望這種感受能夠與人類或其他物種的感受相媲美。

我也可以想像在銀河系的某處出現了生命，那裡的不同物種也具有感受，在那裡的生物體遵循著類似於我們的恆定規範，並運用著生理上與我們有所不同的活基質來產生另一種版本的感受。這些神祕物種對其本身感受的體驗，在形式上與我們的感受類似，雖然不是完全一樣，因為基質就不是完全相同。如果你改變了感受的基質，就改變了互動式意像形成的內容，所以也改變了感受。

簡而言之，基質確實具有重大價值，因為我們所指的心智過程就是對這些基質的心智描述。現象學具有重大意義。

有大量的證據顯示，我們有能力設計出可以智能化操作的人造生物體，其智能甚至超越人類生物的智力。但是沒有證據顯示，這種專為智能而設計的人造生物體只因具有智力行為就能產生感受。與生俱有的感受在演化過程中出現，它們為幸運擁有感受的生物體做出了生死攸關的貢獻，所以這些感受就被保留了下來。

奇特的是，純粹的智力過程非常適合以演算法來解釋，而且這顯然不用仰賴基質來運作。這就是為什麼精心設計的人工智慧程式可以擊敗西洋棋冠軍、在圍棋上表現出色，以及能夠成功駕駛無人車的原因。然而，迄今為止沒有證據顯示，光靠智力過程本身就能建構出讓我們成為獨特人類的基礎。相反地，智力和感受過程必須在功能上相互聯繫，以便產生類似於活體生物（特別是人類）運作的東西。在此最重要的是，要回顧本書第二部分所討論之情緒過程與感受間的重要區別；情緒過程指的是與情感有關的行為程序，而感受就是生物體的心智體驗狀態，其中也包括了由情緒所產生的心智體驗狀態。

為什麼這點如此重要？因為在具有心智的生物體中，道德價值來自於由化學、內臟及神經程序所運作的獎勵和懲罰過程。獎勵和懲罰過程所產生的結果正是快樂和痛苦的感受。人類文化以藝術、宗教信仰、公平正義和公平管理的形式所頌揚的價值，是在感受的基礎上打造而成。一旦我們去除形成痛苦與其反面（快樂與興盛）的現有化學基質，也就移除了我們現有道德體系的自然基礎。

當然，人工系統可以依據「道德價值」來建立運作機制。然而，這並**不**意味著這些裝置就包含這些價值的基礎，也不意味著這些裝置可以獨立建構它們。「行為」的出現並不能保證生物體或裝置能「在心智上體驗到」這些行為。

以上所述都不意味著，活體生物以感受為基礎的更高階功能是難以理解的，或是經不起科學研究的檢視。它們當然是容易理解的，而且也會繼續保持這樣的特性。我也不反對運用演算法的概念來將神祕事物帶入論點中。但除非另有說明，否則對活體生物的調查需要考量到現存基質和生成過程的複雜性。這些區別的含義絕非沒有價值，因為我們所預期的醫學新時代，也就是前面討論過的醫學新時代，將會經由基因工程和半人半人工混合體的創造，讓延長人類生命變得可行。

其次，「演算法」一詞所展現的可預測性和靈活性，並不適用於人類行為和心智的更高範疇。人類有意識感受的大量出現，確保了自然演算法的執行可以被創造性智力所阻止。對於心中魔鬼或天使試圖強加在我們身上的衝動作為，人類自由意志所能做的抵抗實為有限。但事實仍然是，我們在許多情況下還是可以採取行動來應付這類善惡衝動。絕大部分的人類文化歷史都在敘述人類對抗自然演算法的故事，而我們用以對抗的工具就是自然演算法未能預測到的發明。換言之，即使我們豁出去了，大方宣告人腦就是「演算法」，人類所做的事情也無法「演算」，我們也不一定會被預言說中。

人們可以主張說，自然演算法的偏離接續又會打開一個演算上的說法。這是正確的，但重點仍然在於，「初始」的演算法並沒有創造出所有的行為。感受和思考運用自身大量的自由度貢獻出一份心力。如果是這樣，那麼採用演算的說法能帶來什麼好處？

第三，接受了人類演算法這樣的說法，意味著我們會以某種簡化論的立場來看待上述問題（基質與背景環境獨立無關、還有靈活性和可預測性），這常讓善良的人貶低科學和科技，並且為已逝去的時代哀悼，在那個時代中，哲學因充滿審美敏感度以及對痛苦和死亡的人性化反應而完整，這樣的哲學讓人類猶如站在所有物種的肩膀上，凌駕於一切之上。我相信我們不應該因為一個科學計畫在解釋人類的說法上有些問題，就去否認科學計畫的優點或阻礙它的進行。我的觀點更為簡單。想要解釋人類，卻提出可能會降低人類尊嚴的說法（即使不是有意這麼做），並不能促進人類發展。

對相信我們正進入「後人文主義」歷史階段的人們而言，促進人類發展已不是重點；在「後人文主義」階段，大多數人類對社會已經不再有用處。在烏瓦爾・哈拉瑞（Yuval Harari）所描繪的畫面中，當人類不再需要打仗（網路戰爭即可為他們做到這一點），也因自動化而失去工作後，其中多數人就會衰亡。歷史將屬於那些因獲得永生（或至少極為長壽）而勝利的人，也屬於能從這種安排中持續受益的人。我之所以說是「受益」而非「享受」，是因為我認為他們的感受狀態會變得模糊不清。[5] 哲學家尼克．博斯特羅姆（Nick Bostrom）則提供了另一種想像，非常聰明且具有破壞性的某種機器人將會實際接管世界並結束人類的苦難[6]。無論哪種情況，未來的生命與心智都被認為至少會有部分依賴「電子演算法」，而電子演算法則以人工模擬了「生化演算法」目前所做的事。此外，從這些思想家的視角來看，人類生命在本質上與所有其他物種生命不相上下的這項發現，破壞了人文主義的傳統平台（所謂的人文主義就是：認為人類優於其他物種且與眾不同的一種想法）。這顯然就是哈拉瑞的結論，但若是這樣，這必定是錯誤的。人類與所有其他物種都共同享有生命過程的許多面，但人類在數種特質上確實截然不同。人類的痛苦和歡樂範疇是人類所獨有，這要歸功於回憶中之感受所產生的共鳴，無論這份回憶來自過去還是來自建構出的預期未來[7]。也許哈拉瑞只是想利用他所著的《人類大命運》（*Homo Deus*）寓言書嚇唬我們，並且希望我們還來得及做點什麼。這樣的情況我們也認同，我當然也希望能做點什麼。

我要再次指責這些反烏托邦的想像：它們窮極無聊。來自阿道斯．赫胥黎（Aldous Huxley）《美麗新世界》（*Brave New World*）[8] 中的反烏托邦，還有其中所信奉的那種愉悅生活，讓人感到多麼沮喪。這類新式想像呈現出如路易斯．布紐爾（Luis

5. Yuval Noah Harari, *Homo Deus: A Brief History of Tomorrow* (Oxford: Signal Books, 2016).
6. Nick Bostrom, *Superintelligence: Paths, Dangers, Strategies* (Oxford: Oxford University Press, 2014).
7. Margalit, *Ethics of Memory*.
8. Aldous Huxley, *Brave New World* (1932; London: Vintage, 1998).

Buñuel）在《泯滅天使》（*The Exterminating Angel*）所塑造角色那樣的反覆及乏味。我特別偏愛希區考克在《北西北》（*North by Northwest*）中所展現的危險和智慧。卡萊・葛倫（Cary Grant）設法解決每一項挑戰，用計打敗主要反派角色詹姆斯・梅森（James Mason），並贏得伊娃・瑪麗・桑特（Eva Marie Saint）的芳心。

機器人為人類所用

幸運的是，在人工智慧和機器人不斷擴展的世界中，當前的許多努力都不是為了創造出人型機器人，而是為了那些能夠以稱職且經濟的方式盡可能迅速**執行**我們人類任務的裝置。這裡著重的焦點在於智能行為程序／程式。程序／程式不會產生感受，更不用說有意識的體驗，但這都不重要[9]，我有興趣的是機器人的「感測能力」，而非它的「感受」。

想要建造能夠成為我們得利助手或同伴的人型機器人，是非常合理的想法。如果人工智慧和工程能把我們帶到那裡，為什麼不去試試呢？倘若這些人造工程生物受到人類監督、倘若它們無法取得自主權並反抗我們、倘若我們並沒有方法編寫讓機器人能夠毀滅世界的程式，為什麼不去試試呢？還需補充說明的是，有些黑暗面與未來機器人並無太大關聯，倒是與未來人工智慧程式有關，這些人工智慧程式確實有造成世界末日的潛力，需要我們留心注意。儘管如此，與網路戰爭的實際風險相比，實

9. George Zarkadakis, *In Our Own Image: Savior or Destroyer? The History and Future of Artificial Intelligence* (New York: Pegasus Books, 2015).

體工程機器人對我們進行欺壓的風險仍然極小。不要期待史丹利．庫柏力克（Stanley Kubrick）電影《2001 太空漫遊》中的機器人哈爾（HAL）的孫子，有一天會出現並接管五角大廈，倒是不妨預期出現一批邪惡人士占領五角大廈。

這種科幻場景比以往任何時候都還要強大的原因在於，智能遊戲程式明顯成功擊敗了西洋棋和圍棋的冠軍。不過這類科幻場景不太可能發生，原因在於這類人工智慧程式所展現的這種智能雖然很壯觀，卻是名副其實的「人為製造」，與人類實際心智過程的相似部分實為有限。這種人工智慧程式只有單純的認知能力，並沒有情感，這意味著它們「聰明」心智中的智能化步驟無法與先前的感受或是伴隨發生或預測出來的感受相互作用。在沒有感受的情況下，它們所希望擁有的人性中會消失很大一部分，因為就是我們人類的感受讓我們擁有弱點，這對體驗個人痛苦和快樂以及對他人痛苦和快樂產生同理心至關重要，總而言之，這對奠定道德和正義的絕大部分以及組合構成人類尊嚴的要素極為重要。

談到活生生的人型機器人並發現它們沒有感受時，我們正在談論的不過是個荒謬不存在的神話。人類擁有生命，也擁有感受，而這些機器人都沒有。

不過，情況還可以更加微妙。藉由將決定生命開始的恆定狀態內建在機器人之中，我們可以讓機器人貼近具有生命的過程。雖然要維持這類機器人的效能要付出高額代價，但沒有理由不能實現。這包含了以工程建造出一個試圖滿足某些內建類恆定調節參數的「身體」。這個想法的開端可以追溯到機器人的先驅專家格雷・沃爾特（Grey Walter）[10]。

然而，感受的問題仍然難以處理。機器人專家通常將假笑、哭臉、噘嘴等等猶如玩具般的行為內建其中來取代感受。於是就產生了某些如動畫表情符號般的結果。我們現在談的確實算得上是種木偶。這些行為並不是由機器人的內部狀態所驅動，而是單純由設計師決定寫入機器人的程式來驅動。就情緒即是行為程序／程式來看，機器人的行為也許類似於情緒，但那並不是具有動機的情緒。我們仍然很容易對這樣的機器人信以為真，完全相信它們是有血有肉的生物。人們在想像玩具和玩具娃娃背後是有生命的童年中成長，並對此帶著殘存的認同。如果背景環境正確，我們可以輕鬆融入木偶的世界。事實上，我從來沒有遇到過一個我不喜歡的機器人，它們「看起來」也都喜歡我。

如果機器人生氣勃勃的模樣不算是情緒，那麼它們當然不是感受，就我們所知，感受是種身體狀態的心智體驗，也就是實際上意味著主觀的心智體驗。問題在此開始惡化：要有心智體驗，我們就需要心智，而且不只是心智而已，是要**擁有意識**的心智。要擁有意識，就要具有主觀體驗，我們就非常需要在第九章所描述的兩個要素：**我們自身生物體的個人視角和個人感受**。我們可以在機器人身上做到這些嗎？嗯，我們能做到其中一部分。我認為一旦我們認真面對問題，就相對容易在機器人身上建立視角。但另一方面，要建立感受，則需要一個活生生的身體。具有恆定特質的機器人將是朝著此方向邁出的一步，概略的身體幻影

10. W. Grey Walter, "An Imitation of Life," *Scientific American* 182, no. 5 (1950): 42–45.

與某些身體生理學的模擬可以做為所有類似感受之物（更不用說人類感受）的基質，但關鍵在於其程度。這是一個具開放性的重要研究問題，我們需要研究調查。

假設我們在此方向有所進展，那麼我們也許會有觸及感受的可能性，而且接著感受之後，還能觸及某種類似於人類智慧（在這種情況下我可以看到大數據處理所產生的直覺）的可能性，以及人性化行為的可能入口，這些人性化行為完整包含了風險預測、脆弱感、情感依附、歡樂、低落、智慧、人類評判的失敗與榮耀等等行為。

對所謂的人型機器人而言，即使沒有感受，要玩許多類型的遊戲並贏得遊戲，或像機器人哈爾在《2001 太空漫遊》中那樣談話，或者作為對人類有用的同伴，並不困難，儘管**需要**機器人作為同伴的社會前景讓人有些不寒而慄。在自駕車和自駕卡車奪走人們的生計後，會沒有足夠的無業人員來完成這些工作嗎？我可以看到人型機器人預測天氣、操作重型機械，甚至可能轉而反抗我們。但是，這需等到它們具有**真正**的感受之後，在那之前，人性的模擬就只是一種模擬而已。

回到非永生的有限生命上

在等待著前景看好且被大肆吹捧的奇異點之際，我們不妨認真處理世界各地最大醫療問題中的兩個：藥物／毒品成癮和疼痛控制。在闡述人類文化上，這些受到鑽研的問題始終無法得到合理滿意的解決方案，這就非常清楚展現出感受與恆定狀態的核心地位。人們可以譴責販毒集團、大型製藥公司和不負責任的醫生造成藥物／毒品成癮持續存在。他們當然應該受到譴責。我們可以責怪網路，讓聰明的知識分子能夠從合法的非成癮處方成分中調配出會成癮的毒品。但所有這些指責都錯失了一個重點：自古以來，成癮就與掌控基本恆定過程的分子有關，也與整套鴉片受體有關。好的、壞的還有介於兩者之間的感受，與這些受體中所發生的事情緊緊相繫，而這些感受接續又反映出我們生命在取用任何藥物／毒品之前的美好進展。我們的感受所仰賴的是古老且體驗豐富的分子和受體。它們已經存活了數億年，狡猾且作用力強大。它們產生了合於本性的顯著專橫感受。藥物／毒品會破壞使用者的身體和心理健康，達到與恆定目標完全相反的情況。在人們擔心自己會被下載到電腦中的同時，對那些患有慢性疼痛症候群或藥物／毒品成癮的不幸人士（通常是兩者皆有）而言，前述分子和受體還在持續殘害他們的腦部和身體。

第十二章

人類當前的處境

事物的模糊狀態

在晴朗的冬日早晨站在加利利海的邊緣，離拿撒勒的耶穌對信眾講道的迦百農猶太會堂（Capernaum synagogue）只有幾步之遙，我把思緒從羅馬帝國早已遠去的困境轉移到人類當前處境的危機。這場危機很有趣，因為雖然世界各地的局勢各不相同，但它們引發了憤怒和抗爭的類似反應，並且都訴求獨立和走向專制；這樣的危機也讓人沮喪，因為它根本不該發生。人們曾經希望，至少最先進的社會已經不會受二次大戰的恐怖與冷戰的威脅所影響，並且會找到合作的方式來逐步平和地克服複雜文化所面臨的一切問題。但現在回想起來，人們不該那麼自滿。

當前可能是最適合生存的時代，因為我們沉浸在讓生活更加舒適便利的驚人科學發現和輝煌技術成果中；因為現有的知識量與取得知識的容易度都創歷史新高，而且經由實際旅行、電子通訊，以及在科學、藝術和貿易上的各種國際合作協議，人類在全球範圍內的互連程度也創下歷史新高；因為診斷、處理甚至治癒疾病的能力不斷擴大，而且人類壽命明顯持續延長，因此在西元二〇〇〇年之後出生的人們，在樂觀看待下，平均壽命可能至少會達到一百歲。我們在不久之後會乘坐自駕車遊歷四方，這省下我們的力氣，也拯救了我們的生命，因為我們就不會在某些情況下發生致命的事故。

然而，為了認定我們的時代就是最完美的時代，人們需要分散注意力，更不用說冷漠看待窮苦人類同胞的困境。儘管科學與科技能力從未達到如此之高的程度，但大眾幾乎不花時間閱讀小說或詩歌，而小說或詩歌卻仍然是獲得進入人生喜劇和人生劇場最可靠且最有回報的方式，並讓我們有機會思考自己是誰或可能是誰。人們顯然沒有時間可以花費在只探討「存在」的這個非實際議題上。就世俗及宗教所謂的靈性來看，頌揚現代科學與科技以及從中獲益最多的部分社會，似乎在靈性上破產了。從它們毫不在意地接受了有問題的金融危機（二〇〇〇年的網際網路泡沫化、二〇〇七年的次貸風暴和二〇〇八年的銀行破產）來看，它們似乎在道德上也破產了。有趣的是（或許也沒那麼有趣），假設我們可以相信個別的測量結果，那麼從我們時代的顯著進步中獲益最多的社會，其幸福程度不是持平就是向下滑落。[1]

在過去的四、五十年間，最先進社會的一般大眾在幾乎沒有

1. 伊比鳩魯（Epicurus）和伯特蘭．羅素（Bertrand Russell）應該會很高興知道他們對人類幸福的哲學思慮並未被遺忘。Epicurus, *The Epicurus Reader*, eds. B. Inwood and L. P. Gerson (Indianapolis: Hackett, 1994); Bertrand Russell, *The Conquest of Happiness* (New York: Liveright, 1930); Daniel Kahneman, "Objective Happiness," in *Well-Being: Foundations of Hedonic Psychology*, eds. Daniel Kahneman, Edward Diener, and Norbert Schwarz (New York: Russell Sage Foundation, 1999); Amartya Sen, "The Economics of Happiness and Capability," in *Capabilities and Happiness*, eds. Luigino Bruni, Flavio Comim, and Maurizio Pugno (New York: Oxford University Press, 2008); Richard Davidson and Brianna S. Shuyler, "Neuroscience of Happiness," in *World Happiness Report 2015*, eds. John F. Helliwell, Richard Layard, and Jeffrey Sachs (New York: Sustainable Development Solutions Network, 2015).

反抗之下，接受了為適應商業電視和廣播的娛樂模式而逐漸轉變的新聞和公共事務處理方式。較不先進的社會也毫無困難地跟著接受這樣的情況。幾乎所有的公益媒體皆轉變為營利事業，這進一步降低了資訊的品質。儘管一個正常運作的社會必須關心促進公民福利的社會管理方式，但「人們每天應該花個幾分鐘，盡力了解政府和公民的困難和成功」這樣的理念不只是過時，還幾乎消失了。至於「我們應該重視且認真了解這些事情」的這種理念，現在則成為異類觀念。廣播和電視將每一個管理問題變成「一個故事」，故事的「形式」和娛樂價值變得比實質內容更為重要。當尼爾・波茲曼（Neil Postman）在一九八五年寫下《娛樂至死：演藝界時代的公共對談》（*Amusing Ourselves to Death: Public Discourse in the Age of Show Business*）一書時，他做了一個準確的分析，卻不知我們在死前將承受如此多的苦難[2]。公共教育資金的緊縮以及公民準備措施的可預期衰退則讓問題更加惡化，以美國為例，因為一九八七年廢除了一九四九年頒布的公平原則（Fairness Doctrine，公平原則要求公共電台需經過核准以公平誠實的方式來呈現公共事務）而讓問題加劇。由於印刷媒體的沒落以及數位化通訊和電視近乎全面性的優勢崛起讓情況更加嚴重，造成人們對無關黨派的公共事務完全缺乏詳細知識，也逐漸放棄對事實冷靜反應與明辨是非。人們應該小心避免對過去的時代言過其實。並不是每個人都非常有教養、能夠反思與明辨是

2. Neil Postman, *Amusing Ourselves to Death: Public Discourse in the Age of Show Business* (New York: Penguin, 2006). 並見：Robert D. Putnam, *Our Kids* (New York: Simon & Schuster, 2015).

非；也不是每個人都對真理和崇高精神抱持敬意，更不用說尊重生命了。儘管如此，目前重要公眾意識的瓦解仍然是個問題。根據識字能力、教育水平、公民行為，精神抱負、言論自由、司法權利、經濟地位、健康和環境安全等等的評估結果，可預期到人類社會的分崩離析。在這種情況下，要鼓勵公眾促進和支持一個有關公民價值、權利和義務卻毫無協商餘地的共同理念，更是難上加難了。

因為新媒體的驚人進步，公眾有機會比以往更詳細了解經濟背後的事實，還有地方和全球政府的狀況及自身所在的社會狀況，這毫無疑問是強化自主能力的一項優勢；此外，網際網路提供了傳統商業或政府機構之外的思考方式，這是另一項潛在優勢。另一方面，公眾卻也普遍缺乏時間和方法來將大量資訊轉化為合理實用的結論。還不只如此，管理資訊集散的公司以一種讓人半信半疑的方式來協助公眾：資訊的流動由公司的演算法所引導，接續還以符合各種金融、政治和社交利益的偏差方式來呈現，更不用說迎合用戶的口味，好讓這些公司能夠在自身娛樂地盤的輿論中持續經營。

平心而論，人們應該承認過去智慧的聲音（經驗豐富與深思熟慮的編輯在報紙、廣播和電視節目發出的聲音）也帶有偏見，其對於社會運作方式有偏愛的特定觀點。然而某些情況下，這些特定觀點能由特定哲學或社會政治觀點來確立，人們也可以贊同或抵制這些觀點所得出的結論。但今日一般大眾沒有這樣的機會。每個人都經由自己應用程式完整的便攜式設備直接進入這個世界，並受到鼓勵發揮自身最大程度的自主權。人們沒有什麼動機去了解他人的異議，更不用說接納了。

對那些訓練有素能對歷史進行具批判性及見識性思考的世界公民而言，新式通訊世界是項恩賜。但對那些受到娛樂和商業生活世界所引誘的公民，又是如何呢？他們在很大程度上受教於一個由負面情緒波動主宰的世界，在這個世界中，解決問題的最佳方式主要與短期的自身利益有關。這些人真的該受到苛責嗎？

公共和個人資訊幾乎可以即時地大量傳播交流，這是顯而易見的好處，但矛盾的是，卻也減少了反思這些資訊所需的時間。對現有知識洪流的管理往往需要對事情的好壞與可能性加以快速判斷，這可能會助長對社會和政治事件的兩極化意見。大量的事實讓人精疲力竭，驅使人們退縮到既有的信仰和意見上，通常也就是那些人所屬組織的信仰和意見上。而讓狀況更加惡化的是，無論多麼聰明和有見識，我們自然就會傾向抗拒改變我們的信仰，儘管有相反的證據出現。我們研究所的研究結果證實了上述論點在政治信仰上的情況，但我猜想這種狀況適用於從宗教和正義到美學的廣泛信仰上。這項研究顯示，對改變的抗拒與情緒易感性和理性相關大腦系統的矛盾關係有關，如負責產生憤怒的系統。[3] 我們會建造某種自然的避難所來抵禦矛盾的資訊。世界各地的不滿選民未能在投票所現身。在這種氛圍下，虛假消息和事後真相的傳播變得更加容易。喬治．歐威爾（George Orwell）曾經以蘇聯為本所描述的那種反烏托邦世界，當前已經回歸重現於

---

3. Jonas T. Kaplan, Sarah I. Gimbel, and Sam Harris, "Neural Correlates of Maintaining One's Political Beliefs in the Face of Counter-evidence," *Nature* Scientific Reports 6 (2016).

不同的社會政治環境中。通訊速度及其所加快的生活節奏也可能導致文明程度下降，這從公共對談的急躁與城市生活增加的無禮行為都可以察覺到。[4]

從單純的電子郵件通訊到社交網絡等等，電子媒體令人上癮的特質一直是個不受重視卻重要的議題。這種成癮經由各種電子設備將人們的時間和注意力從周遭的直接體驗上轉移到中介體驗上。上癮增加了資訊量和處理資訊量所需時間之間的誤差。

伴隨著網絡和社交媒體的普遍使用而產生的隱私侵害，確實監控了每一個人的行為和想法表達。不僅如此，從公共安全所需到徹底濫用的各類監控現在已經成為現實，在絕對不會受罰的情況下，政府和私營部門執行這類監控。監控造就了間諜活動，甚至造就了超級強權的間諜活動，也是千年來一直伴隨我們的固定活動，聽起來光榮而幼稚。監控甚至能成為各類科技公司為了高額利潤所做的買賣。不受限制取用私人資訊的情況正被利用於產生令人尷尬的醜聞，即便該主角應該沒有犯罪。於是造成了政治候選人的沉默退縮，以免自己與個人政治活動被私人醜聞所摧毀。這已成為影響現在公共管理的另一項重要因素。在世界科技最為先進的大部分地區中，大小醜聞都會影響選舉結果，並且加劇公眾對政治當局和專業精英日益增長的不信任。在已面臨貧富不均以及因失業與戰爭而造成人民流離失所等重大問題之下，社會已經變得近乎失控。迷失方向的選民帶著懷舊或憤怒不滿的情

4. Sherry Turkle, *Alone Together: Why We Expect More from Technology and Less from Each Other* (New York: Basic Books, 2011); Alain Touraine, *Pourronsnous vivre ensemble?* (Paris: Fayard, 1997).

緒緬懷著神話般美好的過往。然而懷舊之情寄託錯了地方，而憤怒也常常被誤導。它們反映出對大量事實的有限理解，這些事實由各種媒體所提供，主要用於娛樂及推廣特定社會、政治和商業的利益，並在此過程中取得巨大的財富報酬。

大型公眾力量與企業及政府力量之間的關係日益緊張；公眾力量似乎比過往任何時候都更有見識，但沒有時間或工具來判斷和解釋資訊，而企業及政府力量則控制了資訊，並知道公眾的一切資訊。如何解決最終所造成的衝突目前則尚未明朗。

此外，這裡還存在其他風險。相較於冷戰時期強權控制下的核武和生物武器，當前涉及這類武器的災難性衝突所帶來的實質風險也許更高。另外恐怖主義的風險和新增的網路戰爭風險，還有抗生素具抗藥性的感染風險，也都是真實存在。我們可能會將這一切擔憂都歸咎於現代性（modernity）、全球化、貧富不均、失業、教育缺乏、娛樂過多、多樣性以及數位化通訊疾速且無所不在的特性上。但無論什麼原因，失控社會的前景依然相同。

曼紐爾．卡斯特爾（Manuel Castells）調整了這種黯然的觀點，卡斯特爾是通訊技術的頂尖學者，也是重要的社會學家，他的研究成果對理解二十一世紀文化中的權力鬥爭至關重要。舉例來說，他認為經由揭開主要民主國家的不當與腐敗管理現象，數位化媒體其實已經為管理打開了有希望且健全有深度的重塑大道。目前我們尚未看到美好的結果。對卡斯特爾而言，在與民主相容的情況下重組人類力量仍然可能。而對於昔日是否真出現過媒體、教育、公民行為與管理問題較今日少的神話時代，卡斯特爾也抱持懷疑態度。自由民主國家存在著需要盡速解決且不可拖延的合理危機。網際網路與更普遍的數位化通訊應扮演利多於弊的正面角色[5]。

頌揚對人權的普遍認同以及對人權侵犯的日益關注，都相當的重要。思考人類核心特質的種子在世界各處都是一樣的，也都源起於一個成功播種的全體共同祖先。比起過往任何時候，我們當前都更能普遍接受人類具有追求幸福和維護自身尊嚴的同等權利。二次大戰後，聯合國通過了《世界人權宣言》，這是我們最接近理想但迄今仍是不成文的一份國際法，它賦予所有人相同的權利；在世界某些地區侵犯這些權利的行為，可以視為反人類罪（crimes against humanity）提交國際法庭審理。人類對他人具有義務，也許有一天人類也會對其他生物物種和自己所誕生的星球承擔義務。這是真正的進步。正如阿馬蒂亞・森（Amartya Sen）、奧諾拉・奧尼爾（Onora O'Neill）、瑪莎・納斯邦（Martha Nussbaum）、彼得・辛格（Peter Singer）和史蒂芬・平克（Steven Pinker）等人所指出的，人們關心的範圍明顯擴大了。[6] 但為什麼我們正在目睹達成這些進步的體制分

5. Manuel Castells, *Communication Power* (New York: Cambridge University Press, 2009); Manuel Castells, *Networks of Outrage and Hope: Social Movements in the Internet Age* (New York: John Wiley & Sons, 2015).
6. Amartya Sen, "The Economics of Happiness and Capability"; Onora O'Neill, *Justice Across Boundaries: Whose Obligations?* (Cambridge: Cambridge University Press, 2016); Nussbaum, *Political Emotions*; Peter Singer, *The Expanding Circle: Ethics, Evolution, and Moral Progress* (Princeton, N.J.: Princeton University Press, 2011); Steven Pinker, *The Better Angels of Our Nature: Why Violence Has Declined* (New York: Penguin Books, 2011).

崩離析呢？為什麼人類的進步以類似過去的紊亂方式再次出錯了呢？生物學可以協助我們解釋原因嗎？

文化危機背後是否存有生物學？

我們能以生物學來說明前述那種狀態的意義嗎？為什麼人類周期性的抹去他們所獲取的（至少一部分）文化成果呢？理解人類文化心智的生物學基礎並非就能獲得完整的答案，但也許有助於我們解決這個問題。

事實上，從我所概述的生物學視角來看，人們對文化成果的一再失敗應該不會感到驚訝。原因在此：基本恆定狀態的生理根本原理及其關注的焦點，在於個別生物體本身範圍內的生命。在這種情況下，基本恆定狀態維持著某種狹隘狀態，聚焦在由人類主觀性所設計和建造的聖殿，也就是「自我」上。它或多或少可以擴大到家庭和小群體中。還可以根據環境和協商的結果，進一步擴大到總體收益和權力前景平衡良好的更大群體中。但是，在我們個別生物體內所發現的恆定狀態並不會**自發性地**關注極大群體，尤其是異質群體，更不用說整個文化或文明了。期望不和諧的大型人類群體能產生**自發性**的恆定和諧狀態，不過是緣木求魚罷了。

不幸的是，「社會」、「文化」和「文明」往往被認為是單一的大型活體生物。在許多方面，它們被設想為個別人類生物體的擴大版，是同樣受到持久和興盛這兩個目標所驅動的一個整體。我們當然可以如此比喻它們，但實際上很少會是這樣。社會、文化和文明通常是零零碎碎的，由獨立的「生物體們」並排組成，每個生物體或多或少都有著參差不齊的邊界。自然恆定狀態傾向於只執行與**每個**獨立文化生物體有關的運作。堅定文明努力的目標在於某種程度的整合及有利的優勢環境，若沒有這些努力所產生的反向作用力，而放任生物體自行其事，那麼這些文化生物體顯然無法合作。

生物學的實例可更清楚地顯示出這種區別。正常情況下，我們個人生物體內的循環系統與神經系統不會爭奪主導權，心臟與肺臟也不會為了顯示哪個比較重要而決鬥。但這種和平的安排並不適用於一個國家內的社會團體，也不適用於因地緣關係而形成政治聯盟的國家。相反地，它們經常會發生鬥爭。社會群體之間為了權力而產生的衝突和鬥爭，是文化不可或缺的組成。為了先前問題而採用了由情感所驅動的解決方案，有時甚至可能就是衝突的原因。

對於掌控大自然**個別**生物體恆定狀態的規則而言，明顯的例外就是像惡性癌症和自體免疫疾病這類嚴重的情況；若不進行控管，這類疾病不僅會攻擊其所在生物體的其他部分，還會對生物體產生實際破壞。

在不同地理環境和各自歷史的不同觀點上，人類團體已發現了最複雜成熟的文化生命調節。種族以及文化認同（人類的基本特徵）的多樣性，就是這些不同文化調節自然產出的結果，而且多樣性也有豐富所有參與者的傾向。然而，多樣性之中卻也包含了衝突的起點。它加深了群體內外的隱憂，促進了敵對意識，並使得一般管理解決方案更難以達成及實施，而在全球化和文化交互孕育的時代更是如此。

強制將文化同質化並非這個問題的解決方案，這在現實中不但難以實現也不受歡迎。認為只有同質化才能使社會更易於管理的觀點，忽視了一項生物學的現實：在同一族群內的每個個體，在情感和性情上會有所不同。部分原因可能在於，這種差異與某些管理類型的獨特偏好具有一致性，也與道德價值的不同利益具有一致性，我認為喬納森・海特（Jonathan Haidt）的研究也有這樣的含義[7]。唯一有希望解決問題的合理辦法中包含了文明的重要成果，這些成果經由教育而使多個社會能夠設法圍繞管理的基本需求展開合作，儘管這些社會還是存在著大小差異。

只有在情感和理性之間進行大規模的明智協商，才能獲得成功。但只要付出非凡的努力，就一定能保證成功嗎？我會說答案是否定的。除了個人利益與大小群體利益間調解困難所產生的衝突之外，還有其他不和諧的來源。我指的是源自每個人內部的衝突，也就是在個體內部，正面情愛動力與負面異質且具自我毀滅性衝動之間所發生的衝突。佛洛伊德在生命的最後幾年看到了納粹主義的獸性，以此印證了他對「文化可以馴服他認為存在於我們每個人中之惡毒死欲（death wish）」的懷疑。佛洛伊德早些時候開始在名為《文明與缺憾》（*Civilization and Its Discontents*；一九三〇年出版，並於一九三一年修訂）的文集中統整了他的理由[8]。但是沒有什麼比他與愛因斯坦的通

7. 請參見 Haidt, *Righteous Mind.*
8. Sigmund Freud, *Civilization and Its Discontents: The Standard Edition* (New York: W. W. Norton, 2010).

信內容更好的論述了。愛因斯坦於一九三二年寫信給佛洛伊德尋求建議，看看如何能夠避免他認為會緊隨第一次世界大戰發生的致命衝突。佛洛伊德在他的回信中清楚殘酷地描述了人類的處境，並向愛因斯坦哀嘆道，有鑑於當時的強權，他無法提供任何好的建議、沒有可以協助的地方、也沒有解決方案，他覺得很抱歉。[9] 這裡要先指出的是，佛洛伊德之所以悲觀的主要原因在於人類有瑕疵的內部狀態。他主要歸咎的不是文化或特定群體，而是人類。

一直以來，佛洛伊德所謂的「死欲」仍然是人類社會失敗背後的重要因素，儘管我會以較不具神祕性和詩意的字詞來描述它。正如我所看到的那樣，這個因素是人類文化心智結構的組成部分。在當代的神經生物學術語中，佛洛伊德的「死欲」對應到一組特定負面情緒的過度觸發，還有其後續崩壞的恆定狀態以及它們對個人和群體人類行為所造成的驚人浩劫。這些情緒是第七章和第八章所討論之情感裝置的一部分。我們知道幾種「負面」情緒實際上是恆定狀態的重要守護者。這些情緒包括了悲傷難過、驚慌恐懼以及厭惡。生氣則是種特例；它一直保留在人類情感的工具箱中，因為在某些情況下它可以讓對方退縮，讓生氣的主體取得優勢。但即便生氣可以取得優勢，代價卻容易過高，特別是當它升級為憤怒和暴行時。生氣是說明負面情緒本身的優勢在演化中持續減弱的好例子。由各種羞

9. Albert Einstein and Sigmund Freud, *Why War? The Correspondence Between Albert Einstein and Sigmund Freud,* trans. Fritz Moellenhoff and Anna Moellenhoff (Chicago: Chicago Institute for Psychoanalysis, 1933).

辱和怨恨引起的羨慕、嫉妒和輕視也是。人們普遍認為，這類負面情緒的出現是我們動物情緒的回歸，但這對許多動物而言是種不必要的侮辱。這樣的評估有部分是正確的，但尚未開始捕捉到問題的陰暗本質。例如在人類身上，原始貪婪、生氣與輕視的破壞性，是造成從史前時代以來人類對其他人類做出難以置信之殘酷行為的原因。這確實在許多方面類似於我們猿類親戚的殘忍行為，牠們以撕裂對手的身體而聞名，無論狀況真是如此或只是推測，但是人類精益求精的作法卻讓情況更加惡化。黑猩猩從來不會把別的黑猩猩釘在十字架上，但是羅馬人發明了釘死於十字架的刑罰並將人類釘在十字架上。設計新的酷刑和殺人方法需要人類的創造發明。豐富的知識、扭曲的推理以及人類掌握科技和科學的無限力量，助長了人類的怒氣和惡意。今日，惡意破壞他人行為的人顯然比過去要來得少，這就表示我們已經有了一些進步。但少數人握有的大規模破壞潛力卻從未如此強大。當佛洛伊德在《文明》（*Civilization*）一書第七章開頭問自己為何動物沒有文化鬥爭時，他也許正努力思考著這項事實？他沒有回答自己的問題，不過動物顯然缺乏進行文化鬥爭的智力工具。但人類不一樣。

惡性衝動在人類社會中的存在程度，以及其對公眾行為的影響程度，在人群中的分布並不平均。首先來談談性別差異[10]。男性

10. Janet L. Lauritsen, Karen Heimer, and James P. Lynch, "Trends in the Gender Gap in Violent Offending: New Evidence from the National Crime Victimization Survey," *Criminology* 47, no. 2 (2009): 361–99; Richard Wrangham and Dale Peterson, *Demonic Males: Apes and the Origins of Human Violence* (Boston and New York: Houghton Mifflin Company, 1996); Sell, Tooby, and Cosmides, "Formidability and the Logic of Human Anger."

因保有祖先狩獵和為領域而戰的社會角色，所以仍然比女性更容易使用身體暴力，女性也可能會使用暴力，但顯然大多數男性是因為個人因素而使用暴力，女性就不是全都這樣了。在兩種性別上都可以發現許多促成性別差異的情感。

還有他因素會約束因衝動（無論好壞）所產生的行為。舉例來說，這取決於個人的性情，後續則取決於驅力與情緒部署在個體內的方式，而這又通常是諸多因素所造成的結果，這些因素包括：遺傳、早期生活的發展和體驗，以及家庭結構和教育佔有一席之地的歷史和社會環境。性情的表達甚至還受當前社會環境和氛圍的影響[11]。合作策略一直是人類生物構造中由恆定狀態所驅動的那部分，這意味著解決衝突及衝突傾向的起點就在人類群體中。然而，似乎可以合理假設，有益的合作與破壞性競爭之間的平衡，在很大程度上取決於文明的約束力，也取決於公平民主的代議制度。文明的控制力接續又取決於知識、洞察力、與在教育、科學和科技進步上的些許智慧，以及對宗教和世俗人文主義傳統的調整。

除了這類文明的堅定努力成果之外，具有不同文化認同和相關於心理、身體和社會政治特徵的個體所組成的群體，將難以經由既有方式獲得他們所需或所想之物。一旦這些群體凝聚成為一個界線模糊的實體，就會是群體中由恆定驅動的生物構造自然而

11. Zivin, Hsiang, and Neidell, "Temperature and Human Capital in the Short- and Long-Run"; Butke and Sheridan, "Analysis of the Relationship Between Weather and Aggressive Crime in Cleveland, Ohio."

然要促成的情況。除了經由一個群體對另一群體或其他數個群體的專制控制之外，防止或解決破壞性鬥爭的唯一方式就是參與合作，這是種證明人類社會處於最佳文明狀態的明智衝突協商。

此類合作成果的展現也需要管理階層對期待受益的個體負責，同時也需要受過教育的公民能夠執行成果並監督結果。我注意到，乍看之下，我們談到管理時，似乎離開了生物領域。但事實並非如此。**管理成果所需的漫長協商過程必然鑲嵌在情感、知識、推理和決策的生物學之中。人類無可避免地會陷入情感裝置及其理性調節之中。這是無法跳脫的處境。**

撇開過去的成功，文明成果在今日取得成功的可能性有多大？可能在某種情況下，它根本不會成功，因為我們用於發明文化解決方案的工具，也就是感受和理性的複雜相互作用，受到個人、家庭、文化認同群體和大型社會生物體等這些不同區域相互衝突的恆定目標所破壞。在我們這個版本的困境中，人類某些獨特行為和心理特徵上的前人類古老生物起源，被認為是文化周期性失敗的原因。這是一種去除不了的原罪，其特徵滲入並破壞用以解決人類衝突的方案及其應用。

當前的文化解決方案或其應用或兩者一同，都無法從其生物根源中獨立出來，這無可避免地打擊了我們某些最佳且最崇高的意圖。再多的跨世代教育成果都無法導正這種情況。薛西弗斯（Sisyphus）因為傲慢受到懲罰，被迫把一塊大石頭推上山頂，卻只能眼睜睜看著它滾落下來並再重新推上山去。我們將如同薛西弗斯那般，一再地被拉扯下來。

精通人工智慧和機器人領域的歷史學家和哲學家們，已對失敗場景清楚地補充說明[12]。正如前一章所提，他們認為科學和科技的進步會降低人類的地位與人性；他們預言超級生物的出現；他們也預測在未來的生物體中沒有感受或意識的存在。這些反烏托邦想像背後的科學存在爭議，這些預測可能不太準確。但即便預測是準確的，我也沒有理由在不反抗的情況下就默然接受這個版本的未來。

在另一種版本的場景中，則因跨越多個世代的持續文明努力，讓合作最終具有優勢地位。在許多方面，儘管二十世紀發生了致命的人類災難，但在人類歷史上還是出現了許多正面的發展。我們終究廢除了奴隸制度，這是數千年以來普遍的文化習俗，今日我們很難想像一個理智的人會捍衛奴隸制度。然而，柏拉圖、亞里斯多德和伊比鳩魯這些讓我們欽佩不已的人，他們所在文化先進的雅典，大約十五萬人口裡只有三萬人是公民，其餘都是奴隸[13]。撇除異想天開與衰退趨勢不談，人們付出了關注，也取得了進步。

從教育的最廣義來說，它就是向前邁進的明確大道。以創造健康和豐富社會環境為目標的長期教育計畫需要凸顯道德和公民行為，並鼓勵經典的道德品項——誠實、善良、同理和同情、感恩、謙虛。它還應該要重視超越管理生命立即需求的人類價值。

對於他人的關懷以及最近對非人類物種和地球的關注，顯

12. Harari, *Homo Deus*; Bostrom, *Superintelligence*.
13. Parsons, "Evolutionary Universals in Society."

示人們日益認知到人類的困境，甚至意識到生命和環境上的特殊處境。一些統計數字也顯示出某些暴力形式的減少，雖然這樣的趨勢也許不會持續。在這樣的局勢下，人類野蠻本性中最糟糕的部分也許已經被馴服了，只要給予文化時間，文化最終將有效控制野蠻和衝突，這確實是個美好前景。我們在社會文化空間之中的文化進展過了頭，以致與在基本生物層級上經過數十億年演化所達到近乎完美的恆定狀態極不一致。有鑑於演化需要大量時間來最佳化恆定運作，人們怎麼能夠期待在只有幾千年的人類共同處境下，如此多樣的各種文化群體能夠調和彼此的恆定需求？雖然當前的自由民主政體面臨了危機，這樣的局勢產生了暫時的挫折，但仍有希望取得一些進展。

這並不是人性的黑暗面與光明面第一次在我們眼前出現對比。在十七世紀中葉時，傳統上我們認同霍布斯（Thomas Hobbes）認為人類是孤獨、討厭且粗暴的觀點。一個世紀之後，我們所普遍認同的盧梭（Jean-Jacques Rousseau）人性觀點，則相反地認為人類溫和高貴，且在人生旅途初始時純真無瑕。儘管盧梭最終意識到社會腐蝕了人類的純真無瑕，但這兩種觀點都沒有捕捉到全貌。[14] 大多數人實際上都可能是野蠻、殘酷、狡猾、自私、高尚、愚蠢、無辜和可愛的。儘管有人嘗試過，但沒有人能夠同時表現出所有這些特質。當代學術研究對人性光明面或黑暗面的觀點仍舊完整如昔。我之前提到的，關於我們對人類生命尊嚴的體認有所提高並且可能取得進展的論點，被週期性失

14. Thomas Hobbes, *Leviathan* (New York: A&C Black, 2006); Jean-Jacques Rousseau, *A Discourse on Inequality* (New York: Penguin, 1984).

敗的現實所抵消。這就是哲學家約翰．格雷的立場，他是未被感化的悲觀主義者，他認為進步是種幻想，是啟蒙運動神話信徒所發明的誘人歌曲。[15] 啟蒙運動確實有其黑暗且不光明的一面，這也是馬克斯．霍克海默（Max Horkheimer）和狄奧多．阿多諾（Theodor Adorno）在二十世紀中葉所認知到的事情 [16]。

儘管如此，在當前危機中仍懷抱著希望的具體原因在於，迄今為止，「教育無法造就人類渴望的更佳處境」這項懷疑所造成的陰影之所以無法消散，只是因為還沒有任何教育計畫的持續程度、時間長度與範圍廣度足以用來驗證。

尚未解決的衝突

無論是懷抱著希望的混亂情景，或是絕望的混亂情景，我們都無法決定哪個情況最有可能發生。因為未知數太多了，數位化通訊、人工智慧、機器人技術與網路戰爭的終極結果都握有關鍵的王牌。科學與科技的優勢可以增進我們的未來，因為它們潛力非凡，但科學與科技也可能給我們帶來厄運。在此同時，人們會偏好哪種的情景，則與其陽光或黑暗的性格有很大的關係。問題在於，面對如此多的混亂和不確定性，即便是人原本的性情，也容易會在陽光與黑暗之間搖擺不定。在此之際，我們可以沉著解

---

15. John Gray, *Straw Dogs: Thoughts on Humans and Other Animals* (New York: Farrar, Straus and Giroux, 2002); John Gray, *False Dawn: The Delusions of Global Capitalism* (London: Granta, 2009); John Gray, *The Silence of Animals: On Progress and Other Modern Myths* (New York: Farrar, Straus and Giroux, 2013).
16. Max Horkheimer and Theodor W. Adorno, *Dialectic of Enlightenment: Philosophical Fragments* (Stanford, Calif.: Stanford University Press, 2002).

決問題，並得出以下結論。

人類的處境包含兩個世界。其中一個世界是由大自然賦予的生命調節規則所組成，並由痛苦和愉悅的無形之手拉動這個世界的弦線。我們意識不到這份規則或規則的基礎；我們只能意識到由規則所產生的結果，也就是某些我們稱之為痛苦或愉悅的結果。我們對規則的訂定無能為力，也就是說，我們無法影響痛苦和愉悅強大力量的存在，就跟我們不能改變恆星運動或防止地震一樣。我們對天擇亙古以來建立在情感裝置上的運作方式也無能為力，這種裝置在很大程度上掌控了以限制痛苦和提高愉悅為基準的社會和個人生活，它主要是以個人層面為考量，只有少部分會考量到他人，即便對於同一群體內的成員也是如此。

然而還有另一個世界存在。我們可以確實經由創造生命管理的文化形式來彌補基本差異，進而克服強加給我們的處境。其造就了我們對內部與周遭世界的持續發現，以及我們在內部記憶和外部紀錄中積累知識的非凡能力。這裡的情況是不一樣的。我們對知識進行反思，清楚地思考知識，聰明地運用知識，並且對大自然的規則的發明了各種回應。我們的知識有時會讓我們對大自然強加的處境做些努力，諷刺的是，我們的知識也包括了發現到我們無法修改的生命管理規則。而文化和文明就是我們賦予這些努力所累積成果的名字。

要處理大自然強加的生命管理和我們發明的反應間之鴻溝非常困難，以至於人類的處境往往像齣悲劇，不那麼常見到喜劇。發明解決方案的能力是個巨大恩典，但容易失敗且代價相當高昂。我們可以稱之為自由的負擔，或者更確切地說，是意識的負擔[17]。如果我們對處境**渾然不知**，也就是若沒有**主觀感受到**我們的處境，我們就不會在意。但是，一旦主觀性驅使我們去**在意**，並負責回應我們的處境，我們就會讓過程偏向將我們所知的個人利益留給自己，包括留給我們最親近人士所組成的圈子，而且幾乎不會擴展到我們的文化群體上。這個行為至少部分破壞了我們的努力，並且實質破壞了全球文化體系不同點上的恆定狀態。不過，這裡還有一個可能的補救辦法，那就是：控制我們自身利益的持續追求，以便能對更廣泛的恆定狀態做出努力。東方哲學長期以來就一直在思考這個目標，而亞伯拉罕諸教（Abrahamic religions；主要指的是猶太教、伊斯蘭教及包括天主教、基督教和東正教在內的基督宗教）則以限制某些自我利益為目標。基督教甚至超越了寬恕和救贖，並且在這個過程中強調同情和感恩。社會最終能否經由世俗或宗教手段，成功引進一種聰明並有良好回報的利他主義形式，以取代現在盛行的自我中心（self-absorption）呢？要達到這樣的成果需要付出什麼樣的努力呢[18]？

人類處境的特殊性就來自這種奇怪的組合。一方面，我們從未親手設計過需求及風險這類的生命規格，也從沒設計過痛苦、愉悅、欲望和生殖衝動等驅動力旺盛的生命規格，這些生命規格來自遠古時代的非人類祖先，牠們的智力有限或甚至不存在，牠們對自身處境也無法有任何實質了解。牠們的命運和

17.「意識的負擔」（the burden of consciousness）是個專門應用在大部分意識作用的術語。我們認為這個用法來自於：George Soros, *The Age of Fallibility: Consequences of the War on Terror* (New York: Public Affairs, 2006).

18. 在這個問題上有本專書值得一讀：David Sloan Wilson, *Does Altruism Exist? Culture, Genes, and the Welfare of Others* (New Haven, Conn.: Yale University Press, 2015).

物種的命運都掌控在自身生物天賦的運勢上，尤其是那些用於解析自身並主要掌控自身行為的基因。牠們的命運會傳遞給牠們的後代，也會用於解析後代，或也可能不會，因而導致其物種消失。另一方面，拜逐漸擴大的認知資源所賜，我們人類已經擁有額外能力可用於解析造成我們好壞感受體驗的情況，並且還能以更具創造性的多樣方式對情況做出反應，而這些方式可都不是直接來自基因的指示。這些具創造性的多樣方式可以被文化、歷史這類的非基因媒介立即傳播，這些媒介還會對這些方式進行篩選，其活躍程度不下於對基因的篩選。這就是人類文化重大演化的新奇之處，至少能暫時拒絕基因遺傳絕對掌控我們命運的可能性。當我們拒絕按食慾或性慾來行動，或抑制懲罰他人的衝動，或者當我們遵循的想法與自然傾向（像是恣意生產或浪費自然資源）相反時，我們可以直接以意志力抵抗我們的遺傳指令。同樣嶄新的事實還有，我們可以經由口述和書寫傳統來傳承文化發展，進而創造了歷史發展的外部紀錄，並為反思和理論化開啟了大道。這帶來了驚人的後果。今日，生命、基因與文化背後的物理和化學力量，每一種都受到篩選過程大量相互作用的影響。

儘管有壯觀的新奇事物，儘管在科學、科技和知識反思上有所進步，但我們用於了解自己在宇宙中定位的能力不僅不完全，也不夠格，我們想掌控自然的能力也一樣。至於在反擊苦難和擴展興盛上，我們的力量不但有限，而且也不穩定。像是道德規範、宗教、管理模式、經濟學、科學與科技、哲學體系以及藝術等等人類為了確保良好生活而激發出的裝置，已經獲得無可置疑的幸福成果。然而數不清的苦難、破壞和死亡也來自其中某些相同的裝置，因為它們與既簡單又複雜但不會思考的恆定調節相衝突。人們屢次輕率斷定自己已經達致一個穩定和理性的時代（不公正和暴力被永遠禁止的時代），卻只發現到嚴重不公所造成的恐怖以及戰爭，甚至挾帶更強大的力量回歸。

這就是場悲劇，二千五百年前的雅典劇場就完美捕捉到這一點，劇中人物所遭遇的麻煩大多不是由他們自己所引發，而是由善變的外在力量所造成，那種力量神聖、無法控制且無可避免。伊底帕斯在不知情下殺死了自己的父親，也無從得知他的新婚妻子伊俄卡斯忒（Jocasta）實際上是他的母親。他如同盲人般盲目地執行這些行動，最終也成為盲人。他是被迫如此的。

人類的處境到十六世紀時幾乎沒有什麼不同，莎士比亞當時在《馬克白》、《奧賽羅》、《科利奧蘭納斯》、《哈姆雷特》和《李爾王》中對意外且致命情緒的描寫，極有深度地回歸這種悲劇精神。唯有《亨利四世》和《溫莎的風流娘們》中法斯塔夫（Falstaff）如輓歌般苦甜參半的角色，才能溫和抵消這些悲劇。約翰・法斯塔夫（John Falstaff）帶著遺憾及懷舊的情緒，思考著他在軀體上感受到的所有煩惱和歡樂。藉著交替出現的悲劇和喜劇，法斯塔夫不只闡釋了他的處境，也闡釋了我們的處境。

有趣的是，在十九世紀時，經由戲劇與音樂結合而回歸希臘悲劇背景的大型歌劇，也回到了同樣的悲慘主題上，而且是反擊這些悲慘主題的喜劇上。威爾第（Verdi）寫出了驚人版本的《馬克白》和《奧賽羅》，並留下一則鼓舞人心的正面註記為其職業生涯畫下句點，這個註記就是一整部獻給莎士比亞之法斯塔夫的歌劇，其中有效略去了法斯塔夫悲傷失敗的原因，並以快樂的終曲做為結束。對人類處境單一的視角及論述，過去從不曾存在，當前也還沒出現，即使當人類生活在世界的同一地區，並且共享大略相當的興衰史，情況也一樣。人類的差異性大行其道。[19]

從戲劇的角度來看，我們的整體情況已經移動了一個等級，從悲劇轉為帶有愉悅喜劇式插曲的平淡戲劇。我們本身的決定與其對抗力量之間的平衡顯然已經移動，而且對我們有利。不過，我們經常為自已不曾創造出的不幸付出代價，或為犯下我們不希望犯下的錯誤付出代價。

現有的廣泛人性知識以及規劃出比過去更人性化智能策略的可能性，讓我們抱持一絲希望，而這也是在過去追求與未來嘗試之間的一項巨大差異。這種態度會認同「理性應該主宰一切的觀念單純就是種愚蠢的想法，只是理性主義最糟糕過度作法所殘存的行為」這樣的理念，但也會抵制「我們應該無須經由知識和理性篩選，就要認同善良、同情、憤怒或厭惡等情緒的建議」這樣的想法[20]。它會促進感受和理性的有效合作，並著重於滋養情緒和抑制負面情緒。最後，它會拒絕人類心智等同於人工智慧創作的這項概念。

19. 威爾第於一九八三年寫下《法斯塔夫》。距此不久的十年前，從未試過將愛與死亡分開的理察．華格納（Richard Wagner），仍深陷在多神教的混亂中。華格納在人類處境上最具光明面的劇作是具有救贖意味的《帕西法爾》（*Parsifal*）。

20. 保羅．布魯姆（Paul Bloom）對同理的限制條件就與這種想法有關。Paul Bloom, *Against Empathy: The Case for Rational Compassion* (New York: HarperCollins, 2016).

儘管可能沒有治癒生命的方法，但在我們等待文明努力取得成果之際，也許還有短期的補救措施。舉例來說，我們可以為全體人類暫時提供審慎追求快樂並避開痛苦的方法。這需要維護人類的尊嚴，並尊重人類生命絕不妥協的神聖價值；它還需要一套能夠超越立即恆定需求的目標，並同時鼓舞和提升心智，讓其投射到未來之中。有鑑於人性變化的速度與其高度多樣性，要在社會結構中實行這種補救措施並不容易。

對幸福的策略性追求，就像自發性差異一樣，也是立基於感受之上。這種追求背後的動機，也就是生命中的問題弊病及分量相當的愉悅事物，都無法在沒有感受下加以想像。由於要對抗痛苦與理解欲望，所以無論好壞的感受皆會聚焦於智力上並賦予其目的，還會協助創造出調節生命的新方法。感受和擴展的智力形成強大的神奇力量。這份力量經由文化工具**試圖**維持恆定的狀態以解放人類，讓人類不會持續受制於本身基本的生物裝置。當人類在不起眼的洞穴裡唱歌和發明長笛，並（在我的想像中）吸引及撫慰有需求的他人時，他們就達到了這個新的成就。同樣的情況也發生在當人們在山上擁護摩西成為上帝戒律的代表時、當人們以佛陀之名想像出極樂世界時、還有當人們藉由孔子的名義提出道德規範時，以及當人們以柏拉圖、亞里斯多德和伊比鳩魯的角色開始向豎耳傾聽的雅典同胞解釋要如何過上好的生活時。人們工作從未完成。

沒有感受的生命無須治療。具有感受但無法檢視的生命得不到治癒。感受起航了，並協助引導了千艘的智力船艦一同前進。

十三章

事物的奇怪順序

本書書名是根據兩項事實來命名。第一項事實是，某些昆蟲物種早在一億年前就發展出一系列的社會行為、實作及工具，當我們將其與人類社會相似的事物對應比較時，可以合理地稱其為文化。第二項事實是，甚至在更早的數十億年前左右，單細胞生物也已展現出符合人類社會文化行為層面的社會行為。

這些事實必定與傳統觀念有所牴觸。傳統觀念認為：像社會行為這樣能夠改善生命管理的複雜事物，只會從已演化生物的心智中發展出來，不一定要是人類，但此生物需足夠複雜且足夠近似人類才能產生必要的複雜性。我所提到的社會特徵，早就出現在生命的歷史上，在生物圈中大量存在，無須等到任何類似人類的生物在地球上出現。這個順序確實很奇怪，至少可以說是匪夷所思。

仔細觀察就可以發現這些有趣事實背後的細節，我們傾向於跟人類智慧及成熟度有合理聯想的那種成功合作行為就是一個例子。不過，合作策略不必等到明智成熟的心智出現才能形成。這樣的策略可能與生命本身一樣古老，而且不會比兩個細菌間締結互惠協定的策略更加出色，那是一個頑強新興細菌想要接管另一個更大更成熟細菌的情況。兩個細菌間的戰鬥以平手收場，其中頑強的細菌成為成熟細菌的附屬合作夥伴。而真核生物這種具有細胞核和粒線體等複雜胞器的細胞，可能就是在生命的談判桌上以這種方式誕生。

上述故事中的細菌沒有心智，更不用說擁有聰明的心智了。那個頑強細菌的行為**像是**它認為：「當我們無法戰勝它們時，不妨加入它們。」另一方面，成熟細菌的運作則好像它正思考著：「我可以接受這個侵略者，只要它給我一些東西。」不過，當然兩個細菌都沒有**思考**任何事情。沒有涉及心智反思，沒有對先前知識的明顯考量，也沒有奸詐、狡猾、善良、公平競爭或外交調解。問題的方程式是在盲目的情況下解決，並在過程**之中**以下至上的方式推行，回顧起來是個對雙方都可行的選項。這個成功的選項是因應恆定的必要需求而塑造出來，除了以詩詞的意境來解讀外，這並非魔術。在與物理化學相關的環境脈絡中，它包含了應用於細胞內生命過程的具體物理和化學限制。值得注意的是，演算法的概念適用於這種情況。成功存活的生物其遺傳裝置確保了此一策略會保留在後代的功能選項之中。如果這個選項無法發揮作用，它會進入演化的大墳墓，而我們就永遠都不會知道這項事實了。

合作的有趣過程並非獨立無外援。拜安裝在細胞膜上的化學探針所賜，細菌能夠感測到其他細菌的存在，並經由這些探針的分子結構區別出那是同伴還是陌生細菌。這是我們感官知覺的一個簡單前身，比起立基於意像的聽覺或視覺，更接近我們的味覺及嗅覺。

這些順序奇怪的出現揭開了恆定狀態的深層力量。經由反覆的試驗自然而然地篩選出可用的行為解決方案來解決生命管理中的一些問題，讓難以撼動的恆定規範得以運作。這些生物在不知不覺中搜尋及檢視牠們所在環境的物理現象及自身範圍內的化學物質，也在不知不覺中對生命的維持及興盛提出了至少可行且往往是良好的解決方案。令人驚嘆的是，在生命形式混亂演化的某些其他點上，當這些生物於其他時刻遇到相當的問題狀況時，也會發現同樣的解決方案。它們會趨向特定的解決方案、趨向類似的計畫、趨向某種程度的必然性，這些都是由活體生物結構和環境以及其與環境相關性所造成的傾向，此傾向明顯仰賴恆定狀態。所有這些都讓人聯想到達西·湯普森（D'Arcy Wentworth Thompson）關於生長和形態（如細胞、組織、蛋、殼等等形式和結構）的著作[1]。

合作演變成為競爭的雙胞胎兄弟，這有助於篩選出最具生產力策略的生物體。結果就是，當我們今天犧牲某些個人利益進行合作，並稱之為利他行為時，卻發現這些合作策略其實並非發明自我們人類心中的善意。這個策略很奇怪地早就出現了，現在已經是個老掉牙的東西。「現代化」合作確切的不同之處在於，遇到以無私或自私的方式都能解決的問題時，我們現在可以經由心智的處理過程來思考及**感受**，並且至少有一部分會刻意選擇我們能夠有效運用的方法。我們可以有所選擇。我們可以公開支持利他行為並承受伴隨而來的損失，或也可以阻擋利他行為，這樣至少在一段時間內不會失去任何東西，不過也可能無法獲利。

---

1. D'Arcy Thompson, "On Growth and Form," in *On Growth and Form* (Cambridge, U.K.: Cambridge University Press, 1942).

利他行為的問題，完全就是區別早期「文化」與發展完善之文化的極佳切入點。利他行為的起源是盲目的合作，但利他行為在家庭和學校的解析和教導下可以是經過審慎思考的人類策略。正如同情、欽佩、敬畏與感恩這些仁慈且有益的情緒一樣，利他行為可在社會中受到鼓勵、鍛煉、訓練和實踐。或許也可能不會。沒有什麼能夠保證利他行為一定可行，但它就是種在有意識下，可經由教育來取得的人類資源。

在起源與成熟發展文化之間的另一個對比例子，可在利益的概念中找到。細胞尋求利益其實已有很長一段時間，我的意思是控制細胞的新陳代謝，好讓細胞產生正向的能量平衡。那些確實成功存活的細胞善於產生正向的能量平衡，也就是善於產生「利益」。但是就文化而言，利益是自然且普遍有益的這項事實並**不一定**就會帶來好處。文化可以決定什麼時候自然事物是有益的及其有益的程度，也可以決定什麼時候它們並不具好處。貪婪與利益一樣自然，但貪婪在文化上並不具好處，這與戈登．蓋克（Gordon Gekko）著名的主張相反[2]。

高等官能中出現順序最為奇怪的可能是感受和意識。認為「我們所知感受這類心智精煉產物，若非單單來自人類，就是來自演化中的最先進生物」這樣的想法不能說沒有道理，但就是不

2. Howard Gardner, *Truth, Beauty, and Goodness Reframed: Educating for the Virtues in the Twenty-First Century* (New York: Basic Books, 2011); Mary Helen Immordino-Yang, *Emotions, Learning, and the Brain: Exploring the Educational Implications of Affective Neuro science* (New York: W. W. Norton, 2015); Wilson, *Does Altruism Exist?*; 以及先前引用過的馬克．強森（Mark Johnson）論文。

正確。同樣的狀況也適用於意識。主觀性是意識的標誌，是擁有自己心智體驗並賦予這些體驗一種個人視角的能力。普遍的觀點仍然認為，除了精密複雜的人類之外，任何生物都不可能出現主觀性。更加不正確的是，人們經常以為，像感受和意識這種精益求精的過程，必是中樞神經系統裡最現代化且最符合人演化結構所運作的結果，也就是優越大腦皮質運作的結果。對此類事情感興趣的公眾實際上偏好的就是大腦皮質，研究心智的著名神經科學家與哲學家也是這樣，當代科學家積極追求的「意識之神經相關性」也專注在大腦皮質上。不僅如此，它還聚焦於產生想像的過程上。想像也是心智哲學家精挑細選的過程，用以做為他們有關心智體驗、主觀性和討論感受性參考物的基礎。

然而，這個普遍性看法在各方面都錯了。就我們所知，感受和主觀性仰賴具有中央結構的神經系統先出現，但沒有理由可以證明負責運作的就是大腦皮質。相反地，位於大腦皮質下的端腦神經核及腦幹神經核才是支持感覺及其延伸之感受性的關鍵結構，感受性是我們對意識所理解的其中一部分。就意識而言，我所討論的關鍵過程中只有兩個可能主要得仰賴大腦皮質，這兩個過程為：身體幻影視角的建構以及整合體驗的處理過程。此外，感受和主觀性的出現根本不是最近的事情，更不用說專屬於人類了。它很可能早在寒武紀時期就已經出現。不只所有脊椎動物可能是具各種感受的有意識體驗者，大量的無脊椎動物可能也是，就脊髓和腦幹來看，這些無脊椎動物的中樞神經系統設計與人類相似。社會性昆蟲以及腦部設計非常不同的迷人章魚可能也具有這樣的能力。

無可避免的結論就是，感受和主觀性是古老的能力，無須仰賴高等脊椎動物（更不用說人類）的複雜大腦皮質才能首次登台亮相。這樣的認定雖奇怪，但事情還會變得更加奇怪。在遠比寒武紀還要早的時期，單細胞生物體就已經可以經由防禦及穩定的化學和物理反應來對本身的傷口做出反應（所謂的物理反應就是如退縮之類的動作）。而這些反應實際上就是情緒反應，是後來演化過程中於心智上以感受來表現的那類行為程序。奇特的是，即使是取得視角的過程也可能有個非常古老的起源。單一細胞的感測和反應有個隱含的「視角」，也就是這個特定「個別」生物體本身的視角，但這個隱含視角並沒有再次呈現在另一個映射圖中。隱含視角可能是主觀性的原型，一種在某一天就明確出現在具心智生物體中的原型。我要強調的是，這些早期的過程是如此出色，它們全然就是與**行為**（聰明有效行動）相關的過程。據我所知，它們與心智或體驗無關，也就是它們沒有心智、沒有感受、也沒有意識。我對於能從微生物世界獲得更多啟示抱持非常開放的態度，但我並不預期也從未預期過，我們很快就能讀懂微生物的現象學[3]。

3. Colin Klein and Andrew B. Barron, "Insects Have the Capacity for Subjective Experience," *Animal Sentience* (2016): 100; Peter Godfrey-Smith, *Other Minds: The Octopus, the Sea, and the Deep Origins of Consciousness* (New York: Farrar, Straus and Giroux, 2016). 關於非人類行為和認知能力的問題，我的立場與弗蘭斯．德瓦爾（Frans De Waal）、雅克．潘克沙普和越來越多的生物學家和認知科學家一致。正如其他部分所指出的，人類無須削弱其他動物的能力來展現自己優越的地位。另一方面，雖然我承認最早的物種具有大量的智力行為，但我也假設了能夠良好運用智力並不代表具有意識，我在這點上與亞瑟．芮伯（Arthur Reber）的看法不同。此外，由史蒂文．哈納德（Steven Harnad）所編輯的期刊《動物感知》（*Animal Sentience*），是個有關這些問題知識的優秀新興論壇。

簡而言之，集合組成我們感受及意識的東西，是以逐漸增加的方式，沿著不同的演化歷史路線**不規則地**形成。我們可以在單細胞生物體、海綿及水螅、頭足類動物和哺乳動物的社會及情感行為中發現如此多的共同點，這為不同生物的生命調節問題提供了共同的根源，也提出了共同解決方案：遵循恆定規範。

在恆定充分**擴展**的歷史中，神經系統的出現極為重要。神經系統為映射圖和意像開啟了大道，也為「相似」的結構表徵開啟了大道，這件事最為深層的含義就是：**徹底轉變**。即便神經系統無論在過去還是現在都不是獨立運作、即便神經系統主要效力的目標是更大的訴求（在複雜生物體中維持具生產力及持久恆定狀態的生命），神經系統還是徹底轉變了。

上述想法將我們帶向心智、感受和意識出現的奇怪順序中另一個重要部分，一個微妙且容易錯過的部分。它與「**神經系統的任何部分或整個腦部都不是心智現象的唯一製造者和提供者**」此一概念有關。單憑神經現象不太可能產生心智諸多方面所需的功能性背景，但可以確定的是，單憑神經現象也**不**可能產生感受。生物體神經系統和非神經結構之間緊密的雙向相互作用是必要條件。神經和非神經的結構及過程，不僅是相連的互動夥伴，也是**連續**的互動夥伴。它們並不是像手機晶片那樣互傳訊號的分離實體。簡單來說，腦部和身體都位在心智能夠運作的同一個境界中。

一旦我們以新的方式來理解「身體和腦部」的關係，就可以開始有效處理哲學和心理學的無數問題了。從雅典開始的牢固二元論，經過笛卡兒的解放，抵擋了史賓諾莎的猛烈抨擊，已經在計算科學上被充分利用，然而這是個已經過時的觀點。現在則需要一個新觀點將生物學整合進來。

沒有什麼比我職業生涯初始的心智和腦部間之關係概念更加不同的了。我二十歲時開始閱讀沃倫·麥卡洛克（Warren McCulloch）、諾伯特·維納（Norbert Wiener）和克勞德·夏農（Claude Shannon），由於命運的轉折，麥卡洛克很快就與諾曼·格施尚溫德（Norman Geschwind）成為我的第一位美國導師。那是個為科學打下基礎且令人振奮的時代，也為神經生物學、計算科學和人工智慧的非凡成功開啟了大道。然而，回想起來，它對於人類心智的外觀及被感受到的樣子，幾乎沒有提供任何實質的觀點。那麼，有鑑於各個理論都將神經元活動的枯燥數學描述與生命過程熱力學分隔開來，這又是如何做到的呢？布林代數在創造心智上有其局限性[4]。

不必等到大腦皮質在人類或其他生物上出現，能夠善加利用大腦皮質的能力就已經存在，那就是能夠檢視活體生物內眾多系統運作的能力，也是能根據生物體過去歷史和當前表現來預測這些運作未來的能力。換句話說，我正在談論的就是監測，這是個我刻意使用的字眼。

---

4. 在近來關於心智與身體問題的論文中，胡思薇（Siri Hustvedt）表達了同樣的看法。Siri Hustvedt, *A Woman Looking at Men Looking at Women: Essays on Art, Sex, and the Mind* (New York: Simon & Schuster, 2016).

當我描述我們周邊神經系統的結構和功能時，我曾提到，由於神經系統和生物體具有驚人的連續性和交互作用性，因而讓神經纖維得以「穿梭」在我們身體的每個部位，並將所有局部運作狀態報告給脊神經節、三叉神經節以及中樞神經系統神經核。簡而言之，從某種意義上說，神經纖維是生物體廣大區域的「檢視者」。順帶一提，巡視我們身體所有區域，並尋找需要防範入侵細菌和病毒的免疫系統淋巴細胞也是「檢視者」。脊髓、腦幹和下視丘中的許多神經核帶有對收集資訊做出反應的神經知識，並據此採取所需的防禦行動。此外，大腦皮質可以詳細檢查先前的大量相關數據，並預測接下來會發生的事情；它們甚至還能有效預測內部功能的不當動向。正如我們已經看到的，這些有效預測顯然就是感受，它是混合來自身體某些區域或甚至是全身的即時數據所產生的複雜心智體驗[5]。

近來，被視為現代科技發明的大數據及其預測能力，已經成為電腦科學和人工智慧領域的熱門話題。但是，如上所述，當腦部（不單只是人腦）在神經高階層級維持恆定狀態時，腦部長期以來就一直是「大數據」的掌舵手。舉例來說，我們人類憑直覺知道某個爭議的結果時，就是充分利用了我們的「大數據」支持系統。我們運用了存在記憶中的過往監測資訊，也運用了能夠進行預測的演算法。

值得注意的是，現代政府、社交媒體巨頭和獵人頭公司的非凡監測和專業能力，只是大自然最初未付費專營權的最新用戶。我們不能因為大自然發展出有效的恆定監測系統就怪罪大自然，

5. Seth, "Interoceptive Inference, Emotion, and the Embodied Self."

但相反地，我們可以質疑和評判那些只為了強化權力和貨幣價值就徹底改變監測準則的政府和公司。質疑和評判是合法的文化業務。

所有這些文化相關事物出現的順序確實很奇怪，幾乎不符合人們的第一個猜測。不過，還有一些受人歡迎的例外。人們會期望哲學探索、宗教信仰、真正的道德體系和藝術在演化的後期出現，並在人群中普及。它們做到了，所以也成就了它們現在的樣子。

當我們將這種順序奇怪的出現納入考量時，就能更加看清局勢了。對於生命的大半歷史，特別是在三十五億年左右或更長的時間裡，眾多動植物物種展現出對周遭世界豐富的感測和反應能力，也展現出具有智力的社會行為，並累積了使它們能存活得更有效率或更為長久或兩者兼具的生物裝置，以將生命興盛的祕訣傳承給後代。它們的生命所顯現的，只是心智、感受、思考和意識這些官能的**前身**，而非官能本身。

這裡缺少的是，能夠展現生物體外部**以及**內部真實物體與事件相似性的能力。讓意像與心智世界物質化的狀態大約是在五億年前開始出現，而人類心智出現的時間甚至更接近現在，可能只有幾十萬年而已。

早期類似形式的表徵出現，產生了基於不同感官形式而來的意像，並為感受和意識開啟了大道。後來，符號表徵出現並涵括代碼和文法，顯然也為文字、語言和數學開啟了大道。接續出現的是立基於意像的記憶、想像、反思、探索、辨別和創造等等的世界。而文化正是它們主要的表現形式。

儘管不是那麼容易，但存活於現在的生命與其文物及文化習俗，還是可以跟過去的生命相連結，那是在「感受和主觀性」以及「文字與決策」都還未出現的過去時代。這兩組現象之間的連線則遊走在一個複雜的迷宮中，很容易就會轉錯方向並迷路。不過，人們處處都可以發現引導自己的線繩，也就是愛瑞雅妮（Ariadne）的線繩[6]。而生物學、心理學和哲學的任務是就是讓線繩連續。

人們時常會害怕，更多的生物學知識會將具有複雜心智及意志的文化生命降級成無心智的自動化生命。我認為情況並非如此。首先，更加深入的生物學知識實際上產生了極驚人的不同影響：讓文化與生命過程之間的聯繫日益加深。其次，文化諸多方面的財富和原創性並未減少。第三，關於生命以及關於我們與其他生物共有之基質及過程的更深入知識，不會降低人類在生物學上的特殊地位。值得重申的是，人類的優越地位是毋庸置疑的，其超越了人類與其他生物所共有的一切，並源自於人類獨特的方式，那是經由對個人與集體的過去記憶以及對可能未來的想像，來放大人類痛苦與快樂的獨特方式。從分子到系統等等在生物學上所增加的知識，都強化了人文主義的計畫。

這裡值得再重申一次的是，在解釋人類目前行為的說法上，

---

6. 譯注：愛瑞雅妮是古希臘時期的公主，她在忒修斯要進入迷宮打怪前交給他一球線繩和一把魔劍，讓他可以先把線繩的一端繫在迷宮入口的廊柱上，再放線進入迷宮尋找怪物。忒修斯在與怪物激烈搏鬥並用魔劍誅殺怪物後，就循著線繩走出迷宮。因此愛瑞雅妮的線繩就被引申為脫困的方法。

偏好自主文化影響的說法與偏好基因天擇影響的說法之間絕對沒有衝突，這兩種影響皆以不同的比例和順序發揮自身的作用。

雖然本章對能夠協助我們解釋人性的能力和官能之出現，已致力重新排序，但我還是運用傳統生物學與傳統演化的思考模式，來解釋事件修正過程中出現的意外奇怪情況，也嘗試了以較不傳統的方式來解釋的心智、感受和意識這類現象。在這種情況下，或許有必要再補充兩點意見。

首先，在新興且強大之科學研究發現的統御下，陷於不成熟的認定和解析當中是極自然的事，這些不成熟的認定和解析會被時間無情地拋棄。雖然我隨時都可以捍衛我目前在感受、意識與文化心智根源的生物學觀點，但我知道這些觀點可能在不久之後就需要修正。再來，我們顯然可以有些信心地談論活體生物的特徵和運作及其演化，我們顯然也能夠定位出約一百三十億年前時的宇宙起點。然而，對於宇宙的起源和意義，我們並沒有任何令人滿意的科學解釋，簡而言之，沒有任何關於我們所有一切的理論。這點醍醐灌頂地提醒了我們，現有努力成果多麼的微小及短暫，而我們需要更為開放的胸襟來面對未知的事情。

誌謝

撰寫一本書是個長期規劃和反思的過程，但是當一個人需要坐下來寫作時，寫書的那一天就到了。我試圖鮮明記住每一本書的這個時刻以及書寫當下的情況。我也試圖回到彷彿揭開書中所寫重點的那些記憶。就本書而言，那一天發生在普羅旺斯，在我們朋友溫加羅夫婦（Laura and Emanuel Ungaro）的家中，就在我與溫加羅先生談論特定創傷如何常是促成個人創作的這個議題之後。我們談論著尚・惹內（Jean Genet）的一本有趣著作《賈科梅蒂的畫室》（*L'Atelier d'Alberto Giacometti*），這是畢卡索認定為藝術創作有史以來的最佳著作。惹內說：「美麗源自每個人各自擁有的獨特創傷，無論是隱藏還是外顯」，這段話與「感受是文化過程中之關鍵角色」的想法有極佳連結。我就此開始盡心投入寫作之中，一年後，在一模一樣的情況下，我記得自己向另一位朋友尚巴蒂斯特・黃（Jean-Baptiste Huynh）解釋我的初稿。

我在法國其他地方寫了本書的前而部分，就在芭芭拉・古根漢（Barbara Guggenheim）和伯特・菲爾茲（Bert Fields）的家中。我要感謝所有這些朋友，他們以及他們所創造出的地方如此自然地為我提供靈感。

我也要在這裡發表一份有關書名的免責聲明。有幾個人在第一次聽到書名時就問我，這是否與米歇爾・傅柯（Michel

Foucault）有關。雖然我知道他們是因為傅柯寫了本法文版原名為《詞與物》（*Les Mots et les Choses*）但英譯版書名卻是《事物的秩序》（*The Order of Things*）的著作才會這樣問，但我的書與傅柯並無關聯。

我的智囊團是南加大的文學、藝術暨科學朵爾塞夫學院。我們腦部與創造力研究所的多位同事都有足夠的耐心閱讀整篇手稿，並詳細討論其中的幾個段落。我從他們的意見中獲益良多，我對他們皆由衷感謝，其中更要感謝金森・曼、馬克斯・亨寧（Max Henning）、吉爾・卡瓦略（Gil Carvalho）和強納斯・卡普蘭（Jonas Kaplan）。此外，莫爾塔扎・德赫加尼（Morteza Dehghani）、阿薩勒・哈比比（Assal Habibi）、瑪麗・海倫・伊莫蒂諾一楊、約翰・蒙特羅索（John Monterosso）、雷爾・卡恩（Rael Cahn）、海爾德・阿勞霍（Helder Araujo）和馬修・薩克斯（Matthew Sachs）幾位的看法、評論及鼓勵，對我也都極為重要。

其他諸多學科的同事們也同樣慷慨提出了許多寶貴的建議。感謝幾年來一直伴我想法發展的出色學者曼紐爾・卡斯特爾，以及史蒂文・芬克爾、馬可・維爾維吉（Marco Verweij）、馬克・強森（Mark Johnson）、拉爾夫・阿道夫斯（Ralph Adolphs）、卡梅羅・卡斯蒂略（Camelo Castillo）、雅各・索爾（Jacob Soll）與查爾斯・麥肯納（Charles McKenna）。非常謝謝他們出色且有智慧的學術建議。

還要謝謝凱思・巴文斯托克（Keith Baverstock）、弗里曼・戴森、瑪格莉特．李維（Margaret Levi）、蘿絲．麥達莫（Rose McDermott）、霍華德．加德納（Howard Gardner）、珍．伊塞（Jane Isay）和瑪麗亞．德索薩（Maria de Sousa）等同事貼心地閱讀部分手稿或協助回答特定問題。

最後，要感謝一些深具耐心的朋友閱讀本書的數個版本並給予評論。他們還聆聽了我在準備前言這個始終令人頭痛的問題上所思考的想法。謝謝喬麗．格雷厄姆（Jorie Graham）、彼得．薩克斯（Peter Sacks）、彼得．布魯克（Peter Brook）、馬友友和班奈特．米勒（Bennett Miller）。

本書所依據的許多研究都是在馬塞斯基金會（Mathers Foundation）與貝格魯恩基金會（Berggruen Foundation）的支持下才能有所成果。馬塞斯基金會幾十年來在支持生物研究方面堪稱典範；而貝格魯恩基金會的主席尼可拉斯．貝格魯恩（Nicolas Berggruen）則一直對人類事務充滿好奇心。我很感謝兩個基金會對我的信任。

萬神殿書社的丹．法蘭克（Dan Frank）給了我博學明智且溫和冷靜的意見，他是面對岔路卻無法抉擇時所需的良師益友。我對他由衷感謝。我也要謝謝法蘭克辦公室的貝西．沙莉（Betsy Sallee），感謝她貼心的協助。

麥可．卡里索（Michael Carlisle）是我三十多年來一直非常親近的朋友，他擔任我的經紀人也有二十五年了。他有完美的專業及一顆善良的心。我非常感謝他與他在墨水池文學經紀公司（Inkwell）的團隊，特別是團隊中的艾利西斯．赫爾利（Alexis Hurley）。

我非常感謝丹妮斯·中村（Denise Nakamura），她對細節的重視，還有可靠的程度及耐心都堪稱典範。我也要感謝辛希亞·努滋（Cinthya Nunez）讓腦部與創造力研究所的行政辦公室運行順暢，隨時都準備好馬上迎接問題。這份稿子在很大程度上要歸功於他們的奉獻。我還要感謝萊恩·韋加（Ryan Veiga），他為我輸入部分手稿，並協助我準備好參考書目。

最後我一定要說的是，漢娜讀了我寫的所有內容，也是我的最佳（其實我的意思是最壞）評論人士。所有想得到的地方都有她的貢獻。我總是試圖說服她列名共同作者，不過仍然徒勞無功。當然，我最要感謝的就是她了。

國家圖書館出版品預行編目資料

事物的奇怪順序：神經科學大師剖析生命源起、感受與文化對人類心智發展的影響/ 安東尼歐.達馬吉歐（Antonio Damasio）著；蕭秀姍譯. -- 二版. -- 臺北市：商周出版：家庭傳媒城邦分公司發行, 2025.04
面；　公分. --（科學新視野；146）
譯自：The strange order of things : life, feeling, and the making of cultures
ISBN 978-626-390-465-1 (平裝)

1.CST：神經學

415.9　　　　114001815

科學新視野 146

事物的奇怪順序（修訂版）：神經科學大師剖析生命源起、感受與文化對人類心智發展的影響

編　　著／安東尼歐・達馬吉歐（Antonio Damasio）
譯　　者／蕭秀姍
編輯協力／神經科專科醫師孔勝琳
企劃選書／黃靖卉
責任編輯／黃靖卉

版　　權／吳亭儀、江欣瑜
行銷業務／周佑潔、林詩富、吳淑華、賴玉嵐
總 編 輯／黃靖卉
總 經 理／彭之琬
事業群總經理／黃淑貞
發 行 人／何飛鵬
法律顧問／元禾法律事務所　王子文律師
出　　版／商周出版
115 台北市南港區昆陽街 16 號 4 樓
電話：(02) 25007008　傳真：(02)25007759
E-mail：bwp.service@cite.com.tw
Blog：http://bwp25007008.pixnet.net/blog
發　　行／英屬蓋曼群島商家庭傳媒股份有限公司 城邦分公司
115 台北市南港區昆陽街 16 號 8 樓
書虫客服服務專線：02-25007718；25007719
服務時間：週一至週五上午 09:30-12:00；下午 13:30-17:00
24 小時傳真專線：02-25001990；25001991
劃撥帳號：19863813；戶名：書虫股份有限公司
讀者服務信箱：service@readingclub.com.tw
城邦讀書花園：www.cite.com.tw
香港發行所／城邦（香港）出版集團有限公司
香港九龍土瓜灣土瓜灣道 86 號順聯工業大廈 6 樓 A 室；E-mail：hkcite@biznetvigator.com
電話：(852) 25086231　傳真：(852) 25789337
馬新發行所／城邦（馬新）出版集團 Cite (M) Sdn. Bhd.
41, Jalan Radin Anum, Bandar Baru Seri Petaling,
57000 Kuala Lumpur, Malaysia.
Tel: (603) 90563833　Fax: (603) 90576622　Email: services@cite.my

封面設計／廖韡
排　　版／芯澤股份有限公司
印　　刷／中原造像股份有限公司
經 銷 商／聯合發行股份有限公司
電話:(02)2917-8022　傳真（02）2911-0053
地址:新北市231新店區寶橋路235巷6弄6號2樓

■ 2018 年 9 月 4 日初版一刷
■ 2025 年 4 月 1 日二版一刷
定價 380 元

Printed in Taiwan

 ISBN 978-626-390-465-1

商周出版

廣告回函
北區郵政管理登記證
北臺字第000791號
郵資已付，免貼郵票

104　台北市南港區昆陽街16號2樓

英屬蓋曼群島商家庭傳媒股份有限公司城邦分公司　收

請沿虛線對摺，謝謝！

商周出版

書號：BU0146X　　書名：事物的奇怪順序（修訂版）　編碼：

請於此處用膠水黏貼

商周出版

讀者回函卡

線上版讀者回函

感謝您購買我們出版的書籍！請費心填寫此回函卡，我們將不定期寄上城邦集團最新的出版訊息。

姓名：________________ 性別：☐男 ☐女

生日：西元________年________月________日

地址：________________

聯絡電話：________________ 傳真：________________

E-mail ：

學歷：☐ 1. 小學 ☐ 2. 國中 ☐ 3. 高中 ☐ 4. 大學 ☐ 5. 研究所以上

職業：☐ 1. 學生 ☐ 2. 軍公教 ☐ 3. 服務 ☐ 4. 金融 ☐ 5. 製造 ☐ 6. 資訊

☐ 7. 傳播 ☐ 8. 自由業 ☐ 9. 農漁牧 ☐ 10. 家管 ☐ 11. 退休

☐ 12. 其他________________

您從何種方式得知本書消息？

☐ 1. 書店 ☐ 2. 網路 ☐ 3. 報紙 ☐ 4. 雜誌 ☐ 5. 廣播 ☐ 6. 電視

☐ 7. 親友推薦 ☐ 8. 其他________________

您通常以何種方式購書？

☐ 1. 書店 ☐ 2. 網路 ☐ 3. 傳真訂購 ☐ 4. 郵局劃撥 ☐ 5. 其他______

您喜歡閱讀那些類別的書籍？

☐ 1. 財經商業 ☐ 2. 自然科學 ☐ 3. 歷史 ☐ 4. 法律 ☐ 5. 文學

☐ 6. 休閒旅遊 ☐ 7. 小說 ☐ 8. 人物傳記 ☐ 9. 生活、勵志 ☐ 10. 其他

對我們的建議：________________

____

____

請於此處用膠水黏貼